高等医药院校新形态教材

供医学影像技术、临床医学等相关专业使用

超声检查技术

（第 2 版）

主　　编　赵汉学

副 主 编　陈雨娜　何彩云

编　　者　（按姓氏汉语拼音排序）

陈雨娜　商丘医学高等专科学校

董　莹　南阳医学高等专科学校

范秀萍　首都医科大学附属北京同仁医院

何彩云　肇庆医学院

李文一　济南护理职业学院

武宇轩　周口职业技术学院

徐雪莹　滨州职业学院

张　君　北京卫生职业学院

张玉艳　广东江门中医药职业学院

赵汉学　首都医科大学附属北京同仁医院

编写秘书　范秀萍

科学出版社

北　京

内 容 简 介

本教材为高等医药院校新形态教材。本教材共 19 章，包括绪论，超声诊断的物理基础和原理，多普勒血流成像技术，超声诊断基础，正常心脏超声，心脏疾病超声，肝脏超声，胆道超声，胰腺超声，脾脏超声，胃肠超声，腹膜后间隙、肾上腺超声，泌尿系统超声，男性生殖系统超声，妇科超声，产科超声，血管超声，浅表器官超声，肌肉、骨关节系统超声。在编写模块上，设置了"案例""链接""医者仁心"等栏目，此外还增设了数字化资源，丰富教学内容，便于师生使用。本教材在编写过程中力求体现职业教育的特点，注重内容的规范性、新颖性和实用性。

本教材可供医学影像技术、临床医学等相关专业使用。

图书在版编目（CIP）数据

超声检查技术 / 赵汉学主编 . —2 版 . —北京：科学出版社，2024.6
高等医药院校新形态教材
ISBN 978-7-03-077998-4

Ⅰ . ①超… Ⅱ . ①赵… Ⅲ . ①超声波诊断 – 高等职业教育 – 教材
Ⅳ . ① R445.1

中国国家版本馆 CIP 数据核字（2024）第 031967 号

责任编辑：谷雨擎 / 责任校对：周思梦
责任印制：师艳茹 / 封面设计：涿州锦晖

科 学 出 版 社 出版
北京东黄城根北街16号
邮政编码：100717
http://www.sciencep.com

北京九州迅驰传媒文化有限公司印刷
科学出版社发行 各地新华书店经销
*
2019年1月第 一 版 开本：850×1168 1/16
2024年6月第 二 版 印张：17 3/4
2024年6月第九次印刷 字数：537 000
定价：99.80元
（如有印装质量问题，我社负责调换）

前　言

党的二十大报告指出："培养造就大批德才兼备的高素质人才，是国家和民族长远发展大计。"教材是教学内容的重要载体，是教学的重要依据、培养人才的重要保障。本次教材修订旨在贯彻党的二十大报告精神和党的教育方针，落实立德树人根本任务，坚持为党育人、为国育才。

为贯彻《"十四五"职业教育规划教材建设实施方案》等文件精神，落实教育部最新《高等职业学校专业教学标准（试行）》课程建设的工作要求，满足职业院校不断增长的对教育数字化转型的改革需求，契合高等职业院校教学资源共建、共享的发展理念，科学出版社组织编写了此套教材。

《超声检查技术》在编写过程中力求体现职业教育的特点，既要关注现代科学技术发展的前沿知识及现代超声检查技术所处的水平，又要兼顾职业教育的实际情况。编写力求言简意赅，注重学生实践技能的培养。本教材依据超声检查技术教学大纲要求，参考和借鉴了各层次超声医学专业书籍及国内外最新的行业规范和指南，剔除了过时的理论知识，编写力求体现内容的规范性、新颖性和实用性。本教材系统介绍了超声检查技术在现代医学领域的应用及其价值，内容涵盖超声基础原理、检查方法、典型病例、鉴别诊断、临床价值等；范围包括心血管、腹部脏器、浅表器官、肌肉骨关节、妇科、产科及超声新技术等。

由于编写水平有限，教材中可能存在不足之处，恳请使用本教材的广大读者批评、指正。

编　者
2023 年 10 月

配 套 资 源

欢迎登录"中科云教育"平台，**免费**数字化课程等你来！

本系列教材配有图片、视频、音频、动画、题库、PPT课件等数字化资源，持续更新，欢迎选用！

"中科云教育"平台数字化课程登录路径

电脑端

- ● 第一步：打开网址 http://www.coursegate.cn/short/06L1H.action
- ● 第二步：注册、登录
- ● 第三步：点击上方导航栏"课程"，在右侧搜索栏搜索对应课程，开始学习

手机端

- ● 第一步：打开微信"扫一扫"，扫描下方二维码

- ● 第二步：注册、登录
- ● 第三步：用微信扫描上方二维码，进入课程，开始学习

PPT课件，请在数字化课程中各章节里下载！

目　　录

第1章　绪论　/ 1
第1节　超声检查技术的内容、特点与局限性　/ 1
第2节　超声医学发展简史　/ 2
第3节　超声检查的临床应用　/ 2

第2章　超声诊断的物理基础和原理　/ 4
第1节　超声成像的物理基础　/ 4
第2节　人体组织对超声的作用　/ 6
第3节　超声对人体组织的作用　/ 8
第4节　超声显示方式及其意义　/ 9
第5节　超声伪像　/ 10

第3章　多普勒血流成像技术　/ 13
第1节　多普勒效应　/ 13
第2节　脉冲波多普勒　/ 14
第3节　连续波多普勒　/ 14
第4节　高脉冲重复频率多普勒　/ 14
第5节　彩色多普勒　/ 14
第6节　彩色多普勒技术使用要点　/ 15
第7节　正常多普勒血流特征　/ 17

第4章　超声诊断基础　/ 18
第1节　超声诊断仪的使用　/ 18
第2节　超声检查方法及图像方位识别　/ 21
第3节　超声回声的描述与声像图分析　/ 27
第4节　超声检查报告规范　/ 30

第5章　正常心脏超声　/ 32
第1节　心脏解剖概要　/ 32
第2节　心脏超声检查概述　/ 34
第3节　二维超声心动图　/ 36
第4节　M型超声心动图　/ 39
第5节　多普勒超声心动图　/ 41

第6节　心脏功能的测定　/ 43

第6章　心脏疾病超声　/ 46
第1节　后天获得性心脏病　/ 46
第2节　先天性心脏病　/ 60

第7章　肝脏超声　/ 67
第1节　肝的解剖概要　/ 67
第2节　肝脏超声检查方法和正常超声表现　/ 67
第3节　肝脏占位性病变　/ 71
第4节　肝脏弥漫性病变　/ 78

第8章　胆道超声　/ 81
第1节　胆道系统解剖概要　/ 81
第2节　胆道系统超声检查方法和正常超声表现　/ 81
第3节　胆囊疾病　/ 83
第4节　胆管疾病　/ 89

第9章　胰腺超声　/ 93
第1节　胰腺解剖概要　/ 93
第2节　胰腺检查方法和正常超声表现　/ 93
第3节　胰腺疾病　/ 95

第10章　脾脏超声　/ 100
第1节　脾脏解剖概要　/ 100
第2节　脾脏超声检查方法和正常超声表现　/ 100
第3节　脾脏疾病　/ 101

第11章　胃肠超声　/ 106
第1节　胃肠解剖概要　/ 106
第2节　胃肠超声检查方法和正常超声表现　/ 106

第 3 节　胃肠疾病　　　　　　　/ 109
第 12 章　腹膜后间隙、肾上腺超声　/ 116
　第 1 节　腹膜后间隙超声　　　　/ 116
　第 2 节　肾上腺超声　　　　　　/ 121
第 13 章　泌尿系统超声　　　　　/ 125
　第 1 节　泌尿系统解剖　　　　　/ 125
　第 2 节　肾脏、输尿管、膀胱超声
　　　　　　检查方法和正常超声表现　/ 127
　第 3 节　肾脏疾病　　　　　　　/ 129
　第 4 节　输尿管疾病　　　　　　/ 136
　第 5 节　膀胱疾病　　　　　　　/ 137
第 14 章　男性生殖系统超声　　　/ 141
　第 1 节　男性生殖系统解剖概要　/ 141
　第 2 节　前列腺超声　　　　　　/ 142
　第 3 节　阴囊、睾丸超声　　　　/ 145
第 15 章　妇科超声　　　　　　　/ 151
　第 1 节　盆腔器官解剖概要　　　/ 151
　第 2 节　盆腔器官超声检查方法　/ 154
　第 3 节　正常子宫及卵巢超声表现　/ 156
　第 4 节　子宫疾病　　　　　　　/ 159
　第 5 节　卵巢疾病　　　　　　　/ 167
　第 6 节　盆腔炎性肿块　　　　　/ 175
第 16 章　产科超声　　　　　　　/ 177
　第 1 节　常规产前超声检查方法　/ 177
　第 2 节　正常妊娠超声表现　　　/ 178
　第 3 节　胎儿生长发育的监测　　/ 186
　第 4 节　异常妊娠超声　　　　　/ 188
　第 5 节　妊娠滋养细胞疾病　　　/ 194
　第 6 节　胎盘、脐带异常　　　　/ 196
　第 7 节　胎儿先天性畸形　　　　/ 200
第 17 章　血管超声　　　　　　　/ 205
　第 1 节　颈部血管　　　　　　　/ 205

　第 2 节　四肢血管　　　　　　　/ 212
　第 3 节　腹膜后大血管　　　　　/ 218
第 18 章　浅表器官超声　　　　　/ 223
　第 1 节　眼部超声　　　　　　　/ 223
　第 2 节　甲状腺超声　　　　　　/ 231
　第 3 节　乳腺超声　　　　　　　/ 239
　第 4 节　浅表淋巴结超声　　　　/ 245
第 19 章　肌肉、骨关节系统超声　/ 252
　第 1 节　肌肉、骨关节系统解剖概要　/ 252
　第 2 节　肌肉、骨关节系统超声检查
　　　　　　方法及正常超声表现　　/ 252
　第 3 节　肌肉、骨关节系统常见疾病　/ 254
实训　　　　　　　　　　　　　　/ 260
　实训一　超声诊断仪的使用　　　/ 260
　实训二　正常心脏超声检查　　　/ 261
　实训三　心脏常见疾病的超声检查　/ 262
　实训四　肝脏超声检查　　　　　/ 263
　实训五　胆道超声检查　　　　　/ 264
　实训六　胰腺超声检查　　　　　/ 264
　实训七　脾脏超声检查　　　　　/ 265
　实训八　胃肠超声检查　　　　　/ 266
　实训九　腹膜后间隙、肾上腺超声
　　　　　　检查　　　　　　　　　/ 267
　实训十　泌尿系统超声检查　　　/ 268
　实训十一　男性生殖系统超声检查　/ 269
　实训十二　子宫及附件超声检查　/ 270
　实训十三　产科超声检查　　　　/ 271
　实训十四　颈部血管超声检查　　/ 272
　实训十五　甲状腺及浅表淋巴结超声
　　　　　　检查　　　　　　　　　/ 273
　实训十六　肌肉、骨关节超声检查　/ 274
主要参考文献　　　　　　　　　　/ 276

第**1**章
绪 论

超声医学是近半个世纪发展最为迅速的一门医学影像学分支，它以处理超声波在人体内所产生的各种回声信息为基础。这些携带有信息的回声信号经过接收、放大等处理后，以不同形式将图像呈现在显示器上，通过分析声像图表现，并结合人体组织器官的解剖、生理、病理和临床医学知识，对疾病做出诊断。

第 1 节 超声检查技术的内容、特点与局限性

（一）超声检查技术的内容

1. 解剖学检查 二维和三维超声检查可清晰地显示脏器的位置、形态和断层解剖等信息，同时可显示病变的位置、病灶的数量、回声的高低、几何形态、有无包膜等超声特征，还可以通过变换体位、做呼吸运动，动态观察病变有无活动度及其与邻近组织的关系。

2. 血流动力学检查 应用多普勒技术动态显示心脏和血管内血液的流动状态，用于判断血流的方向和性质，定量测量血流动力学指标，如血流速度、跨瓣压差、加速时间等。此外，最新的超声造影技术还可用于实时观测组织内的微循环变化和灌注情况。

3. 功能性检查 结合应用二维和多普勒超声检查技术，可以对特定器官和结构进行功能性测量。如心脏收缩和舒张功能的超声评估，胆囊收缩功能的超声评估，以及胃、膀胱排空功能的超声评估。

4. 介入性超声 是指以临床诊断和（或）治疗为目的，以超声作为介入手段的超声应用，包括超声引导下各种穿刺活检、药物注射治疗及物理治疗，也包括术中超声、经阴道超声检查、经食管超声检查、经直肠超声检查和血管内超声检查等。

（二）超声检查技术的特点

1. 安全性 为无创伤性检查方法，临床应用范围广。

2. 准确性 二维图像质量优，可检出毫米级病灶；多普勒超声可用于血流动力学定性、定向评估。

3. 经济、便捷性 费用低廉，设备占用空间小，可移动，特别适用于床旁危重患者和突发情况超声评估。

4. 实时动态、可重复性 具有实时、多切面、多角度动态评估优点。如患者病情需要，可在短时间内重复超声检查，评估病变变化情况。

5. 沟通便捷性 检查者与受检者面对面，检查者可及时了解受检者临床信息，有助于做出正确诊断。

（三）超声检查技术的局限性

1. 超声难以穿透骨骼和含气组织，在成人颅脑及肺组织应用受限。

2. 超声成像显示范围相对较小，整体观不如计算机体层扫描（CT）、磁共振成像（MRI）。

3. 超声检查有高度的操作者依赖性，诊断能力与操作者的经验和能力密不可分，此外，仪器质量对诊断也有一定的影响。

4.病变声阻抗差不大，不引起反射，声像图上难以识别病变，易导致漏诊情况发生。

第2节 超声医学发展简史

将超声波技术应用于医学领域最早可追溯到20世纪40年代，距今已有80余年的历史。1942年，奥地利神经病学医生达西科（Dussik）是最早将超声波应用于医学领域的人员之一，当时他使用安装在头部两侧的两个换能器，通过测量A型超声波传输波形，他发现使用这种技术可检测出颅内肿瘤和颅内其他病变。1951年英国怀尔德（Wild）和里德（Reid）应用A型超声进行组织定征，用以区别人体正常组织与疾病组织，获得了肿瘤、乳腺癌的反射波回声图像。1952年怀尔德（Wild）和里德（Reid）首次构建B型扫描装置，用于检查患者乳腺，获得二维灰阶断面图像。同年英国妇产科医生唐纳德（Donald）首次将超声技术用于妇产科，并且首次使用胎儿双顶径评估胎儿生长发育情况。1953年埃德勒（Edler）和赫兹（Hertz）等在A型超声的基础上发展出M型超声，用于记录体内结构的运动曲线，如心脏瓣膜和心壁的运动曲线。1965年卡勒甘（Callagan）首先应用多普勒（Doppler）法检测胎心及某些血管疾病。1971年博姆（Bom）首先报道实时超声显像仪，它是最早真正用于检查诊断心脏病的实时超声显像仪。20世纪70年代脉冲波多普勒与二维超声结合成双功能超声显像，能选择性获得取样部位的血流频谱。20世纪80年代以来，超声诊断技术不断发展，应用数字扫描转换成像技术，图像的清晰度和分辨率进一步提高。脉冲与连续频谱多普勒联合应用，进一步提高了诊断的准确性。彩色多普勒技术能实时地获取正常及异常血流的直观图像，它的出现不仅在诊断心脏瓣膜疾病与先天性心脏疾病方面显示了独特的优越性，而且可以用于检测大血管、周围血管与脏器血管的病理改变，在临床上具有重要的意义。20世纪90年代以来，三维超声成像、实时三维超声成像、组织多普勒成像技术、超声造影、组织弹性成像、斑点追踪等新技术相继涌现，这些技术已在临床诊疗中发挥越来越重要的作用。

🔗 **链 接** 三维超声 ————————————————————————

超声检查技术经历了A型、M型、B型、彩色多普勒超声几个阶段。三维超声成像技术的研究始于20世纪70年代，由于成像慢和使用复杂限制了其在临床上的使用。近年来随着计算机技术的飞速发展，三维超声成像取得长足进步，已经进入临床应用阶段。

三维超声的显示方法分为：①表面成像，主要显示感兴趣结构的立体形态、表面特征及空间关系。②透明成像，主要显示实质脏器内部结构的三维成像，如血流分布情况等。三维超声的技术优势：①三维超声成像技术能直接显示脏器的三维解剖结构；②可对三维成像的结果进行重新断层分层，能从传统成像方式无法实现的角度进行观察；③可对生理参数进行精确测量，对病变位置精确定位。

第3节 超声检查的临床应用

本教材是供医学影像技术专业和临床医学专业学生学习的超声检查技术教材。本课程的主要任务是学习超声诊断学的基础和原理，掌握超声检查的常用方法和技巧，依照人体器官的解剖学特点，掌握脏器正常声像图表现，并能够依据临床表现结合声像图特点进行常见疾病的系统分析，做出准确诊断，并完成诊断报告的规范化书写。

超声检查技术学习的原则有以下几点。

1. 坚持理论与实践相结合的原则 首先要掌握扎实的专业技术知识，在学习过程中要经常复习和密切联系影像解剖学、病理学等医学基础课程，掌握身体各部位、各不同切面包含的脏器及其相互关系；各脏器各切面的正常声像图特点；各种常见病的病理组织形态方面的改变及其在声像图上的特征性表现。在基础专业理论知识学习的同时，还应注重基本技能的实践与训练。临床超声诊断的正确性和有效性很大程度上取决于技术人员的操作水平，实践出真知，通过体模练习及同学之间的上机操作，学习掌握超声检查的基本技能；熟悉各脏器的标准切面；并对多发、常见病做出检查和基本诊断。

2. 坚持超声与临床相结合的原则 超声诊断学既是医学影像学的一个分支，亦是临床诊断的一部分，而临床医学诊断是一个完整的系统过程，超声检查只是系统中的一个环节，需要与临床密切结合。在进行超声检查前，要充分了解检查目的及有关临床资料，例如：①病史、症状、体征；②相关实验室检查结果；③相关影像学检查结果等。在超声检查的结论中，要少用和慎用肯定性结论，多做方向性提示。总之，要坚持"临床视角看超声，超声视角为临床"的正确理念。除此之外，还要充分了解超声技术对相关疾病的临床作用与价值，准确把握好定位，做到"有所为，有所不为"。

3. 坚持主观与客观相结合的原则 超声检查结论是通过客观上的图像表现与主观上的分析判断得出的。超声图像是超声结论的关键依据，超声的检查者（超声图像的获得与采集）又是超声结论的判断者；超声检查过程是观察识别、判断分析的过程，该过程是主客观紧密联系而互动的过程。因此容易产生"主观制造"的"假阳性"和"主观遗漏"的"假阴性"等临床误判问题。为避免和减少误判的发生，教学实践学习中要坚持正确的思维方法，从循证医学角度出发，去伪求真，养成科学、严谨、细致、规范的工作作风。

4. 坚持医术与医德学习相结合的原则 医术技能的培养是通过规范化培训和操作获得的，并在实践中不断地提高；良好医术离不开高尚的医德支撑。因此，在超声教学实践中要学习并掌握医学伦理、心理、法律、人际交往等人文知识，牢固树立起全心全意为人民服务的人生理念与奋斗目标。

超声检查技术课程分为系统学习和毕业实习两个阶段。系统学习应包括教学大纲所规定的课堂讲授和与其相对应的临床示教、课间实践；毕业实习是在上级医师指导下进行实际操作，直接为患者服务，并通过实践提高自身的超声诊断能力。

（赵汉学）

第2章
超声诊断的物理基础和原理

第1节　超声成像的物理基础

一、超声波概述

超声波在自然界中很常见，自然界中的蝙蝠和海豚就是利用超声波的反射功能来判断物体远近。现代超声医学也是利用超声波的反射性质进行超声医学诊断。当发射超声波进入人体内，遇到组织器官会产生反射，收集反射波的影像，分析判断，即可了解组织器官的形态结构，进行超声医学诊断。

超声波是指振动频率＞20 000Hz超过人耳听力上限的声波。一般医学诊断用超声波的频率为1～40MHz，最常用的是2.5～5.0MHz。超声波是一种机械波，在固体中可以以纵波形式传播，也可以以横波形式传播。医疗诊断用的超声波是纵波。

（一）超声波的分类

1. 根据质点振动方向分类　如果质点的振动方向和声波的传播方向相垂直，这种波被称为横波。如果质点振动方向与声波传播方向相平行，这种波被称为纵波。在液体和气体中因不存在切变力，故不存在横波，只有纵波。声波的本质是力的作用。横波是由于切变力的作用产生的，而纵波是由于压力或拉力的作用产生的，纵波可以在固体、液体、气体中传播。在医学超声成像中主要应用纵波，它是通过激励电压迫使探头晶片做厚度方向的振动，对人体组织施加压力或拉力而产生的。纵波在人体中传播时，使有的部位质点密集，有的部位质点稀疏，密集与稀疏交界的部位产生的声压最大。

2. 根据波阵面的形态分类　在某一时刻，介质中相位相同的各点所组成的面被称为波面。声波在介质的传播过程中，形成的波面有无数个，最前面开始的一个波面即波源，最初振动状态传播的各点组成的面被称为波阵面。波面有各种各样的形态，波面是平面的波称为平面波，波面是球面的波称为球面波。

3. 根据发射超声的类型分类　发射超声可分为连续波和脉冲波两种。连续波目前仅在连续波多普勒超声仪中使用；A型多普勒超声仪、M型多普勒超声仪、B型多普勒超声仪及脉冲波多普勒超声仪均采用脉冲波。

（二）超声波的基本物理量

1. 波长（λ）　是指在波的传播方向上，质点完成一次振动波所传播的距离，单位为mm。

2. 频率（f）　是指单位时间内质点完成一个振动过程的次数，单位是Hz。1Hz=1/s，1MHz=1 000 000Hz。

3. 声速（c）是指超声波在介质中的传播速度，即单位时间内声波在介质中的传播距离，单位为m/s。声速反映了振动传播的快慢。医学超声常用介质声速由快至慢：骨骼＞肌肉＞脂肪＞肾＞肝＞血液＞生理盐水＞水＞空气。

波长、频率、声速之间的关系

$$c = \lambda \cdot f \text{ 或 } \lambda = \frac{c}{f} \tag{2-1}$$

4. 声阻抗（Z） 介质中任意点的密度 ρ 与该点处声波的传播速度 c 之积为此介质在该点处的声阻抗，以 Z 表示，即 $Z=\rho c$。它是表示介质声学特性的一个重要物理量。声阻抗的变化将影响超声波的传播。声阻抗是采用反射回波法进行超声诊断的物理基础。

声阻抗的单位是瑞利（Rayl）。

$1\text{Rayl}=1\text{dyn} \cdot \text{s/m}^3=1\text{g/}（\text{cm}^2 \cdot \text{s}）$

$1\text{kg/m}^3 \times 1\text{m/s}=1\text{kg/}（\text{m}^2 \cdot \text{s}）=10\text{g/}（\text{cm}^2 \cdot \text{s}）=10\text{Rayl}$

5. 声场 超声波在弹性介质中传播时，介质中充满超声波能量的空间区域，称为声场。

不同的超声波声源及不同的传播条件将形成不同的声场。对于超声医学诊断，被超声扫查的范围，实际上只是声场的一部分。超声波在传播时与人体组织相互作用的结果决定声场的状态。探头发出超声波后，超声波呈狭窄的圆柱形分布，其直径与探头压电晶片的大小相接近，有明显的方向性，称为超声束。

近超声源处的超声束呈狭窄的圆柱形，直径略小于探头压电晶片的直径，此区域称为近场。在远离声源处，超声束扩散变宽，称为远场。在远场区，虽然声强分布均匀，但因声束的扩散角，声束开始发散，逐渐增宽。声束除了中心的主瓣外，在主瓣旁边还有许多旁瓣。通常，把主瓣与第一旁瓣间没有辐射声波的方向与声束轴线的夹角 θ 称为半发射角或扩散角，表示超声束的集中程度。显然，声束的主瓣限定在 2θ 内，θ 角越大，声束发散越严重；θ 角越小，声束越集中且方向性越好（图2-1）。

声束的扩散角 θ 的正弦与波长 λ 及晶片半径 α 的关系

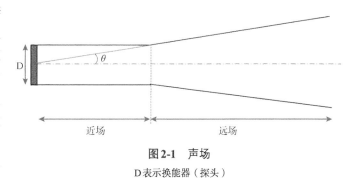

图2-1　声场

D表示换能器（探头）

$$\sin \theta \approx 0.61 \frac{\lambda}{\alpha} \tag{2-2}$$

二、超声波特性

超声波属于声波的范畴，具有声波的一般共性，如必须通过弹性介质进行传播，在液体、气体和人体软组织中的传播方式为纵波（疏密波），具有反射、折射、衍射和散射特性，以及在不同介质中（空气、水、软组织、骨骼）分别具有不同的声速和不同的衰减等。

（一）束射特性（方向性）

超声波传播时像光线一样，通常遵循几何声学的原则，一是在均匀介质中以直线传播。二是遇到两种不同介质的分界面时就会发生反射和折射。但是，如果物体尺寸很小（如血液中的红细胞），超声波的波长与此物体的尺寸相当甚至还要大时，就会发生散射和绕射现象。束射特性或方向性是诊断用超声首要的物理特性。现代超声诊断利用大界面反射原理，能够清楚显示体表和内部器官的表面形态与轮廓，利用无数小界面散射的原理，能够清楚显示人体表层至内部器官、组织复杂而且细微的结构。

（二）衰减特性

声波在介质中传播声能随距离增加而减弱，即为衰减。衰减与超声传播距离和频率有关，超声频率很高，衰减显现特别显著。人体中的蛋白质成分是衰减的主要因素，不含蛋白质的水，几乎可以视为无衰减。

（三）超声分辨力

超声分辨力是指超声在人体软组织中传播时，显示器上能够区分声束中两个细小目标的能力或最小距离。其受多种因素的影响，包括超声波的频率、脉冲宽度、声束宽度（聚焦）、声场远近和能量分布、探头类型和仪器功能（如二维图像中像素多少、灰阶的级数等）。主要包括空间分辨力和对比分辨力。

1. 空间分辨力 主要与声束特性有关。大致可分为3类（图2-2）。

（1）轴向（纵向）分辨力 指在声束长轴方向上区分两个细小目标的能力。它与波长λ有密切关系。频率越高（波长越短），则轴向分辨力越好；相反，超声脉冲越宽，轴向分辨力越差。

理论上，轴向分辨力为λ/2，由于受到发射脉冲持续时间的影响，实际分辨力为理论值的5～8倍。例如，5MHz探头在软组织中的波长为0.3mm，其轴向分辨力理论值为0.15mm，但实际分辨力约为0.5mm；3～3.5MHz探头的实际分辨力约为1.0mm。

（2）横向分辨力 与探头厚度方向上声束宽度和曲面的聚焦性能有关。在聚焦最佳区的横向分辨力最好。目前腹部常用的线阵、凸阵探头，通常采用声透镜聚焦。在其聚焦区宽度一般<2mm。

（3）侧向分辨力 与线阵、凸阵探头长轴方向上扫描声束的宽度有关。通常采用相控聚焦，聚焦声束越细，侧向分辨能力越好。在聚焦区，3～3.5MHz探头侧向分辨力应在1.5～2.0mm。

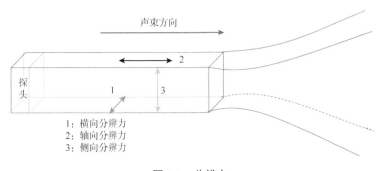

图2-2 分辨力

2. 对比分辨力 是指在灰阶或亮度上分辨不同目标的能力，主要取决于系统的信噪比和像素大小。信噪比越高，像素数越大，则灰阶越多，对比分辨力越高，声像图层次越丰富。

此外，还有细微分辨力（宽频带和数字化声束处理）、时间分辨力（单位时间成像速度即帧频）等。

第2节 人体组织对超声的作用

当人体两种组织的声阻抗差别达到1‰以上时，在两组织的界面上便会产生回声反射，形成图像中的回声显像，从而区分两组织。人体内软组织及脏器结构的声阻抗差构成了大小、疏密不等和排列各异的声学界面，这些界面形成了超声波分辨组织结构的声学基础。超声诊断仪就是利用人体组织对超声波的反射作用，从超声反射波中获得医学诊断信息。

一、反射与折射

超声波在介质的传播过程中，由于不同介质的声阻抗（Z_1、Z_2）不同，可能发生反射和折射现象。人体软组织的声阻抗值差别较小，但软组织与空气及骨之间的声阻抗值有很大差别。不同介质的接触面构成声学界面，其声阻抗差大于0.1%，即可对入射的超声波发生反射。

声学界面的线度大于声波的波长，称为大界面；小于波长称为小界面。所以，所谓大界面和小界面是相对入射声波的波长而言的。

当遇到大界面时，一部分超声波能量从界面处反射，称为反射，反射波称为回声；另一部分超声波能量进入另一介质继续传播，但方向改变，称为折射。

超声波反射性能受到介质特性阻抗的影响。界面反射是超声波诊断的基础，只要有0.1%的声阻抗差异，就会发生反射（图2-3）。

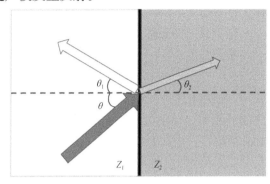

图2-3　反射与折射
θ_1：反射角；θ_2：折射角

反射定律：入射角等于反射角，即$\theta=\theta_1$。

折射定律：入射角的正弦与折射角的正弦之比等于超声波在入射与折射介质中声速之比，即

$$\frac{\sin\theta}{\sin\theta_2}=\frac{c}{c_2}$$

式中，θ为入射角；θ_2为折射角；c为入射介质中的声速；c_2为折射介质中的声速。

二、散射与绕射

入射超声波在传播过程中，遇到障碍物的界面不大（障碍物大小与波长相近似）或小界面（障碍物大小明显小于波长），超声波与障碍物相互作用后，会使得一部分超声波偏离原来的行进方向传播，这种现象称为超声波的散射和绕射。两者的主要区别如下。

1. 发生散射的条件为障碍物的大小明显小于波长，发生绕射的条件为障碍物的大小与波长相当。

2. 发生散射时小障碍物又将成为新的声源，并向四周各个方向发射超声波；发生绕射时，超声波仅绕过障碍物的边缘行进。根据散射发生的条件，散射时探头接收到的散射回声强度与入射角无明显关系。大界面上超声波的反射回声幅度较散射回声幅度大数百倍，所以，利用超声波的反射只能观察到器官、病变的轮廓，而利用超声的散射才能显示器官、病变内部的回声变化。

波长越长，绕射现象越显著；波长越短，绕射现象越不明显。绕射现象在超声医学诊断疾病时也是常常遇到的。绕射现象比较复杂，它与障碍物的大小、超声束直径的粗细直接相关。因绕射不产生反射，影响分辨力，为提高分辨力可用频率高的超声波探头。

人体中能够发生超声波散射的物体主要有血液中的红细胞和器官内部的微小组织结构，微小组织结构的大小与超声波波长比较接近或较之更小。超声波的散射对形成软组织的二维超声图像起着重要作用，医用超声主要是通过散射进行图像处理和诊断。

三、衰　减

衰减是超声波的一个重要物理特性。由于声能的吸收、超声束在远场的扩散和在界面上的反射与折射等，声能在介质中随传播距离的增加而逐渐减弱，这种现象称为衰减。

导致超声波衰减的因素包括超声波的扩散、散射和吸收。超声强度分散是由于超声波在传播过程中发生反射、折射及散射等现象，从而使原来传播方向上的超声强度减弱。在这种情况下，超声波的总能量并没有减少，而只是将能量分散到其他方向。超声波吸收的多少则与超声波的探头频率，介质的黏滞性、导热性，温度，传播距离等因素相关。

影响超声波衰减的因素包括超声频率，温度，介质的黏滞性、导热性，传播距离等，超声波在人体正常组织中的衰减规律：骨骼＞肌肉＞肾＞肝＞乳腺＞脂肪＞血液。

超声衰减的表达：

超声强度（I_0）与其超声波穿透介质距离（x）的关系为

$$I_x=I_0e^{-2\alpha x}$$

式中，I_x 为距离声源 x 点的超声强度；I_0 为声源处的超声强度（$x=0$ 处的超声强度）；x 为测定点与声源之间的距离，单位为 cm；e 为自然对数的底；α 为衰减系数，通常把 1MHz 频率的超声波在介质中传播 1cm 距离后，超声波能量的损失称为衰减系数，单位为 dB/（MHz·cm）。

第 3 节　超声对人体组织的作用

一、超声生物效应

超声生物效应是指一定强度的超声波（由辐照声强和辐照时间两个因素决定）在生物体内传播时，通过它们之间一定的相互作用机制（机械生物效应、热生物效应）致使生物体的功能和结构发生变化。超声对人体组织的作用包括以下效应。

（一）机械生物效应

产生机械生物效应的原因是超声波声束穿过组织引起其膨胀或收缩。具有临界值（阈值）现象，即当超声波声能输出超过一定数值之后才可能发生，随着组织的不同，其临界值也不相同。通常认为机械生物效应的潜在发生率随着超声波声压的增加而增加，随着超声波频率的增加而下降。

（二）空化现象

空化现象是指在强超声传播时会出现一种类似雾状气泡的现象。空化现象的产生取决于许多因素，如超声波的压力和频率、声场（聚焦或散焦、脉冲波或连续波）、组织及界面的状态和性质。机械生物效应作用的绝大部分即空化作用，其牵涉组织内微气泡的形成、扩大、振动和萎陷。

（三）热生物效应

热生物效应即当组织暴露于超声能量之中，其温度上升的现象。产生热生物效应是因为生物组织在超声波机械能的作用下，由于黏滞吸收，部分声能换成热能。若在某一特定局部能量堆积超过其热能散发的能力，该局部的温度就会上升，温度上升的值与超声声能、接触面积及该组织的热物性有关。

（四）高强聚焦超声

高强聚焦超声（HIFU）对生物组织有强大的破坏作用。利用其热凝固和杀灭肿瘤的作用，以用于肿瘤灭活治疗；利用其强烈机械震荡作用可以用于碎石治疗。HIFU 的治疗频率为 0.8～2.4MHz，焦域声强范围为 5000～25 000W/cm²。

二、超声对成人人体组织的影响

治疗剂量的超声强度对人体组织有着不同程度的损伤，损伤的程度与频率和辐射的时间有关。超声对组织的损伤与探头的构造也有一定关系，如矩阵探头，此类探头相当于一个微型计算机，其内有数十个微波束形成器（芯片），芯片需要通电，电流就会产热，使用时间过长可能会对人体组织产生损伤。

应用最低的有效辐射量原则是诊断用超声波仪器使用的指导性原则：超声检查时，应以尽可能低的能量输出获得必需的临床诊断信息，也就是在能够获得诊断图像的同时尽可能少地暴露在超声波之下，从而将超声波对使用者的生物效应减至最小。诊断用超声波的生物效应阈值尚未确定，超声医学工作者有责任对患者接受的总能量加以控制，还必须兼顾患者在超声波下的暴露时间和诊断图像的质量。为了保证诊断图像的质量并限制暴露时间，超声诊断仪提供了在超声检查过程中可操纵的控制键，以使检查结果最优化。目前使用的简单的B型超声成像设备的声功率，一般不产生有害的温度升高现象。因此，它在致热方面无禁忌证，包括经阴道和经腹壁及内镜超声的应用。某些多普勒诊断仪在无血液灌注的实验条件下，可引起有显著生物学作用的温升效应。将声束照射时间尽可能缩短，可使升温作用降至最小。输出功率也可调节，应用最低输出功率。动物实验研究清楚表明，小于38.5℃可以广泛地使用，包括产科应用。

第4节　超声显示方式及其意义

（一）超声诊断仪的基本构造

超声诊断仪的基本构造如图2-4所示。

（二）超声诊断仪的工作原理

医学超声波的工作原理与光的传播有一定的相似性，即将超声波发射到人体内，当它在人体内遇到界面时会发生反射及折射，并且在人体组织中可能被吸收而衰减。因为人体各种组织的形态与结构不相同，其反射与折射及吸收超声波的程度也就不同，可通过仪器所反映出的波形、曲线或影像的特征来辨别它们。再结合解剖学、

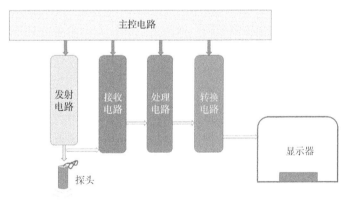

图2-4　超声诊断仪的基本构造

生理学与病理学的改变，便可诊断所检查的器官是否存在病变。人体结构对超声而言是一个复杂的介质，各种器官与组织，包括病理组织有它特定的声阻抗和衰减特性。因而构成声阻抗上的差别和衰减上的差异。超声射入人体内，由表面到深部，将经过不同声阻抗和不同衰减特性的器官与组织，从而产生不同的反射与衰减。这种不同的反射与衰减是构成超声图像的基础。

人体器官表面有被膜包绕，被膜同其下方组织的声阻抗差大，形成良好界面反射，超声图像上出现完整而清晰的周边回声，从而显示出器官的轮廓。根据周边回声能判断器官的形状与大小。

目前使用的超声诊断仪都是建立在回波的基础上，其物理基础便是人体内的声阻抗值是不同的，当声波穿过不同的组织器官时其回声产生相应的变化，将接收到的回声根据回声强弱用明暗不同的光点依次显示在荧光屏上，则可显示出人体的切面超声图像，可提取各种诊断信息。

1. 常用的脉冲回声法

（1）A型超声 为振幅调制，属于一维波形图，以超声的传播和反射时间为横坐标，以反射波幅为纵坐标，以波的形式显示回声图。超声根据产生波幅的高低、多少、疏密来诊断疾病。由于它是应用英文"amplitude"（振幅）来描述，因此习惯用第一个字母A来称它为A型超声（A超）。目前临床应用较少，可应用于脑中线、眼球、胸腔积液、心包积液、肝脓肿的探测。

（2）B型超声 简称B超，又称二维超声或灰阶超声。它是应用断面图像来诊断疾病，目前应用范围最广泛。由于它是应用英文的"brightness"（即亮度或灰阶）来诊断疾病，因此习惯称之为B型超声。B型超声优点：断面图像能看到病变或肿物的部位，测量大小，观察边缘、回声强度等。B型超声已基本取代A型超声，同时B型超声又是其他超声诊断的基础。M型、频谱多普勒、彩色多普勒血流成像均需在B型超声的二维图像基础上获取。

（3）M型超声 M型超声诊断仪是以亮度调制强弱的辉度调制仪，它显示体内的界面与探头（即体表）之间的距离，随时间变化的曲线来诊断疾病，又称为M型超声心动图。它与A型超声相类似，也为一维显示，但它是动态的一维显示，M型超声常常和心电图、二维超声、彩色多普勒超声联合应用来诊断疾病。多用于心脏检查，可了解心脏前后方向结构层次、测量心脏前后径及厚度、观察运动轨迹及测量心功能。

2. 常用的差频回声法

D型超声即多普勒超声，它是1842年由奥地利人多普勒（Doppler）发现，并以他的名字命名的。多普勒超声包括频谱多普勒及彩色多普勒血流成像（彩色多普勒）等，可无创观察人体血流及组织速度、方向等。频谱多普勒分为脉冲波多普勒和连续波多普勒。

（1）脉冲波多普勒：探头为单晶片，工作期单方向发射超声，停止期接收回声信号，显示一维频谱信号。接收器设选通门，进行检查区域的设定。可与二维超声结合，测量小容积血流，但不能检测高速血流。采用距离选通，可以选择不同的检查深度，用于多个目标的检查。

（2）连续波多普勒：探头为双晶片，一个单方向发射超声，一个单方向接收回声信号，显示一维频谱信号。对声束方向上所有的血管内血流都能获得回声，且对血流速度没有限制，但不能区分远近距离的血流信号。检查目标运动速度没有限制，不具备距离选通能力，不能选择检查深度，用于单个目标的检查。

（3）彩色多普勒血流成像 其原理与脉冲波多普勒相同，采用选通门进行多通道多点采样，显示二维频谱信号目标速度，大小以灰阶表示，方向以颜色编码表示，通常红色表示朝向探头方向流动的血流，蓝色表示背离探头方向流动的血流，亮度表示血流的速度。常用来显示心脏和血管切面图，以分析血流方向、速度和性质等。

第5节 超声伪像

超声伪像是指超声显示的断层图像与其相应解剖断面图像之间存在的差异。这种差异表现为声像图中回声信息特殊的增添、减少或失真。伪像在声像图中十分常见。理论上讲几乎任何声像图上都会存在一定的伪像，只是伪像在声像图上表现的形式和程度上有差别而已。识别超声伪像极为重要。一方面可以避免伪像可能引起的误诊或漏诊；另一方面还可以利用某些特征性的伪像帮助诊断，提高对某些特殊病变成分或结构的识别能力。

超声伪像的产生主要由于超声束固有的物理性质、人体声学界面的复杂性和超声仪器技术的限制。常见的灰阶超声伪像有以下几种。

一、混　　响

混响由超声波垂直发射到平整的界面而形成，超声波在探头与平滑大界面之间来回反射，出现等距离的多条回声，其回声强度渐次减少，出现多次反射。多次反射使回声延续出现的现象称为混响伪像。混响的形态呈等距离多条回声，回声强度依深度递减。较弱的混响，多见于膀胱前壁与胆囊底部，强烈的混响多见于含气的肺和肠腔表面，产生强烈的多次反射伴有后方声影，俗称"气体反射"。

识别混响伪像的方法有以下几种。

1.适当侧动探头，使声束勿垂直于胸壁或腹壁，可减少这种伪像。

2.加压探测，可见多次反射的间距缩小，减压探测又可见间距加大。

总之，将探头适当侧动，并适当加压，可观察到反射的变化，从而识别混响伪像。

二、振铃效应

振铃伪像也被称为"内部混响""彗星尾"，出现于体内两个非常接近的强反射体之后。如体内很小的金属异物、气体、结晶体等，其后产生很长的强回声，似"彗星尾"状。振铃伪像可以帮助超声医生识别体内的异物或发现液体内的积气，具有很高的敏感度和特异度。振铃效应在胃肠道内（含微气泡和黏液）相当多见。

三、镜面伪像

声束遇到深部平滑镜面（膈-肺界面）时，在回声的上、下两侧，出现两个相同的回声图像，如两个病灶或两个肝实质图像。表浅的为实像，较深的为伪像。伪像是膈肌将超声波反射到病灶或肝实质，这些结构的反射回声经过膈肌再次反射回探头所致。

从肋缘下向上扫查右肝和膈肌时，若声束斜射到声阻抗差很大的膈-肺界面时全反射，会发生镜面伪像。通常在声像图中，膈下出现肝实质回声（实像），膈上出现对称性的"肝实质回声"（伪像）；若膈下肝内有一肿瘤或囊肿回声（实像），膈上对称部位也会出现一个相应的肿瘤或囊肿回声（伪像）。声像图上的虚像总是位于实像深方（经过多途径反射形成）。如果膈-肺界面（全反射条件）消失如右侧胸腔积液时，只能显示膈下肝实质和膈上的胸腔积液，镜面伪像不可能存在。

四、声　　影

声影是指在超声扫描成像中，当声束遇到强反射（如含气肺）或衰减程度很高的物质（如瘢痕、结石钙化）声束完全被遮挡时，在其后方回声显著减少或消失的声像图表现。如结石后方几乎呈无回声。声影会掩盖后方组织的成像，但能够提示病变的强反射或高衰减特征，提供有益的诊断信息。边界清晰的声影对识别瘢痕、结石、钙化灶和骨骼很有帮助，边缘模糊的声影常是气体反射或彗星尾征的伴随现象。主要原因一是见于结石、瘢痕、软骨等衰减系数很大的介质；二是见于声阻抗差很大的界面如骨骼、气体等；三是发生全反射的界面如囊肿的侧壁声影。

五、棱镜伪像

产生棱镜伪像的原因是声束遇到两种相邻、声速不同的组织所构成的倾斜界面时，折射使透射的声束发生方向改变，造成界面回声在声像图上的位置偏移，亦称折射伪像。如经腹壁横切面扫查时可能形成两个腹主动脉伪像；早孕子宫在下腹部横断扫查时，宫内的单胎囊可能出现重复胎囊伪像，从而误诊为"双胎妊娠"。此时，将探头方向改为矢状断面扫查，上述"双胎囊"伪像消失。

六、后方回声增强

当介质声衰减值低于假定声衰减值时，由于其后声强的增加，出现后方回声增强，如囊肿后壁及其后方组织回声显著增强。在超声扫描成像中，当声束通过声衰减甚小的器官组织或病变（如胆囊、膀胱、囊肿）时，其后方回声增强（超过同深度的邻近组织的回声）。这是距离增益补偿（DCG）对于衰减很少的液体仍在起作用的缘故。利用显著的后方回声增强，通常可以鉴别液性与实性病变。

七、部分容积效应伪像

部分容积效应伪像也称切片（断层）厚度伪像。声束内同一深度的反射体在声像图上相互叠加，横向分辨力降低。例如，肝的小囊肿内可能出现一些点状回声（来自小囊肿旁的部分肝实质）。

八、旁瓣伪像

探头发射的声束除了声轴方向的主瓣，周围尚有旁瓣。超声扫查在主瓣回声进行成像的同时，旁瓣也会产生回声，并与主瓣回声叠加。常表现为结石、肠气等强回声两侧出现"披纱征"或"狗耳样"图形，即属旁瓣伪像。旁瓣伪象在有些低档的超声仪和探头比较严重，图像的清晰度较差。在超声扫描成像中，当声束遇到强反射（如含气肺）或声衰减程度很高的物质（如瘢痕、结石钙化）声束完全被遮挡时，在其后方出现条带状无回声区即声影。边界清晰的声影对识别瘢痕、结石、钙化灶和骨骼时很有帮助，边缘模糊的声影常是气体反射或彗星尾征的伴随现象。

九、回声失落

回声失落也称切线伪像。当入射声束与界面夹角足够大时，因反射声波不能回到探头（回声失落），产生边缘声影。如囊肿侧壁后方细窄的弱回声带，细管状结构的横切面声像图呈现无侧壁的"小等号"状等。改变扫查角度有助于识别这种伪像，边缘声影也见于细小的血管和主胰管的横断面；超声引导穿刺时，人们经常遇到针干或导管显示不清的困扰，皆因声束斜行（而非垂直）入射针管的壁，引起"回声失落"（全反射）的缘故。

十、声速伪像

超声器的成像和测量都是按照人体软组织的平均声速（1540m/s）设置的。通常，对肝、脾、子宫等进行测量不会产生明显的误差。声束经过声速过慢（如大的脂肪瘤）或过快（如胎儿股骨长径测量）的组织，可造成这些组织在声像图上形状和位置的轻微改变与测量误差，其后方的组织也因此移位。如肾上腺髓样脂肪瘤在声束方向上的成像假性变长，使其后方的膈肌向后移位，产生中断的伪像。对声速很高的组织（如胎儿股骨长径）进行测量，必须注意正确的超声测量技术（使声束垂直于胎儿股骨，不可使声束平行地穿过股骨长轴测量），否则引起测量值过小的误差。

（陈雨娜）

第 1 节　多普勒效应

一、多普勒效应的概念

多普勒效应（Doppler effect）源于1842年奥地利的物理学家多普勒（Doppler）的研究发现。当波源与接收器发生相对运动时，接收器接收的超声波频率与波源发出的频率不一致的现象，称为多普勒效应。当波源与接收器发生相向运动时，接收器接收的频率大于波源发出的频率；当波源与接收器背向运动时，接收器接收的频率小于波源发出的频率。频率变化称为频移。利用多普勒效应对运动目标产生的频移信号，转换为图像进行显示和分析，即为多普勒超声成像技术。

多普勒效应概念中，中心词或者说关键词是"相对运动"。倘若没有相对运动，就没有多普勒效应的产生。多普勒效应在临床医学应用中同样适用。人体组织中，什么是存在相对运动的呢？最直观和最常见的就是人体内的血流，其次是自主搏动的心脏，所以由多普勒效应衍生出来的多普勒血流成像技术，目前广泛应用于血流的检测。

二、多普勒频移公式

假设频率变化即频移为f_d，入射超声频率为f_0，反射超声频率为f_r，探测目标（通常指血流）运动速度为v，声速为c，入射超声束与运动目标运动方向夹角为θ，则频移f_d满足以下公式

$$f_d = f_r - f_0 = \pm \frac{2v\cos\theta}{c} \times f_0 \tag{3-1}$$

变换公式之后，我们可以得出探测目标（血流）的运动速度v为

$$v = \pm \frac{f_d \times c}{2f_0 \cos\theta} \tag{3-2}$$

从公式可以看到，入射超声频率f_0、声速c是可知项，反射超声频率f_r可检测出来，频移f_d可以通过f_r-f_0获得，入射超声束与运动目标之间的夹角θ可以计算，所以v是可以求得的数值。

我们假设运动目标是血管内的血流。由公式可知，当超声束入射角度与血流方向垂直、夹角θ为90°时，$\cos\theta=0$，v无法测及；当超声束入射角度与血流方向一致亦即平行时，夹角θ为0°，$\cos\theta=1$，v可求得最大理想值。

人体血流总体方向与人体纵轴方向较一致，我们于人体上做扫查操作，探头方向（超声束入射方向）通常垂直或倾向垂直于人体表面居多，也就是说超声束入射方向与血流方向接近垂直的90°概率更高，而探头超声入射方向与人体纵轴方向（血流方向）平行，即夹角为0°，几乎无法实现，所以说这是一个"理想"值。

当$\theta>60°$时，我们计算到的目标速度和目标实际速度之间误差增加比较大，尽管$\theta=0°$的理想角度我们无法实现，但在临床实际工作中，我们应设法把超声入射与血流流动方向之间的角度置于

30°～60°，这通常被认为是误差允许范围之内的折中做法。

🔗 **链接** 克里斯蒂安·多普勒 ────────────────

克里斯蒂安·多普勒（Christian Doppler），奥地利物理学家和数学家，研究范围包括光学、电磁学、天文学等。1803 年出生于奥地利一个石匠家庭，自小在数学方面表现出过人的天赋，1825 年以优异成绩毕业于维也纳工学院，1842 年因推导出"波源和观察者有相对运动时，观察者接收到的波频会改变"的结论而闻名于世，此即为著名的"多普勒效应"。

──

第 2 节　脉冲波多普勒

脉冲波多普勒（pulsed wave Doppler，PWD）成像技术采用单晶片兼顾发射器和接收器功能。探头工作时，晶片按照一定时间间隔发射声波和接收反射声波，脉冲波多普勒不是接收所有回声，而是只选择特定深度目标（取样门）的回声信号，所以脉冲波多普勒能提供定点定位信息和进行定点定位诊断。我们把脉冲波多普勒超声这种对不同深度运动目标进行定点定位探测的能力称为距离选通。脉冲波多普勒成像受脉冲重复频率的限制，倘若超出 1/2 脉冲重复频率的奈奎斯特（Nyquist）频率极限，将会出现频谱混叠、频谱失真的现象，所以不能测量高速的目标。临床上脉冲波多普勒通常用于测量常态血流信息。

第 3 节　连续波多普勒

连续波多普勒（continuous wave Doppler，CWD）成像技术采用的是双晶片。探头工作时，一个晶片连续发射超声束，一个晶片连续接收反射回声，反映在图像上，连续波多普勒接收的信息为取样线上所有血流频移信息的总和，所以无距离选通能力，不能定位诊断，不能区分具体某一点的血流信息。连续波多普勒成像没有最大频移的限制，不会产生频谱混叠现象，因此测速不受限制，能够测量高速的目标。临床上连续波多普勒通常用于测量病理血流信息。

第 4 节　高脉冲重复频率多普勒

高脉冲重复频率多普勒（high pulse repetition frequency Doppler，High PRFD）成像技术是脉冲波多普勒和连续波多普勒技术的优缺点互补而产生出来的，该技术与脉冲波多普勒一样，采用单晶片探头。探头发射第一组超声束后，采样容积回声信号还没返回探头，就再次发射第二组的超声波、接收第一组回声信号，通过这种方式提高发射脉冲频率，增加频移，扩大测速范围。高脉冲重复频率多普勒巧妙地保留了脉冲波多普勒距离选通能力，同时又兼顾了连续波多普勒测量高速血流的优点，可以看作是两者的有机结合。

第 5 节　彩色多普勒

彩色多普勒血流成像（color Doppler flow imaging，CDFI）原理是采用多点取样后，运用自相关技术在目标二维图像检测区域内采集回声信息，并对每一点信息的大小、方向赋予彩色编码，通过颜色显示出来，叠加在二维灰阶图像上，直观显示血流在目标检测区域内的分布、方向、速度高低的大概估算。与解剖图标上红色代表动脉、蓝色代表静脉的表述规律不同，彩色多普勒血流成像中，红、蓝颜色显像与动、静脉无关，而是与血流方向相关，不同颜色代表不同方向的血流，红色代表朝向探头的血流，蓝色代表背离探头的血流；颜色的明暗则代表血流速度的高低。之所以说是"速度高低的大概估算"，是因为彩色多普勒血流成像代表的是平均血流速度，对血流的定量分析不如频谱多普勒技术。通常我们用"红迎蓝离"来说明血流的方向，正常层流状态下，朝向探头的血流颜色为红色，背离探头的血流颜色为蓝色。当血流和血管的正常状态改变，如血流加速到一定程度，或血管管径突然扩张或缩窄，血流正常层流状态受破坏发生变化，转变为湍流。湍流状态下，血流各点流动方向、速度会发生改变，形成漩涡。湍流因血流方向紊乱，故色彩斑斓，呈红、黄、蓝、绿、青多彩交织花色，因流速增高，故色彩明亮。

　　在临床实际操作中，我们往往会发现除了红、蓝颜色之外，还会有黄色、绿色甚至白色的显像。我们可以这样理解：红色代表朝向探头的较低或普通流速血流，流速升高，则向黄色倾斜，流速更高甚至反转变为白色；蓝色代表背离探头的较低或普通流速血流，流速升高，则向绿色倾斜，流速更高甚至反转变为白色。所以更严谨地说，红黄色系代表朝向探头的血流，蓝绿色系代表背离探头的血流（图3-1）。

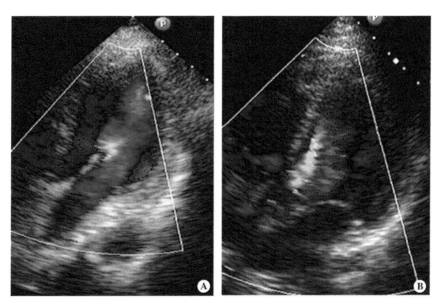

图3-1　心脏彩色多普勒血流成像

A.从左心房经二尖瓣口进入左心室的血流，朝向探头，为"红迎"显像；B.从左心室经左心室流出道进入主动脉瓣口的血流，背离探头，为"蓝离"显像

第6节　彩色多普勒技术使用要点

一、常用功能键调节

　　1. 多普勒增益（Doppler gain）　增益过高或过低均不利于图像反映客观事实，增益过高，会造成血流外溢管腔外；增益过低，会致使管腔内血流断续、显示不完整。普遍认为，显示血管里的血流状况时，以血流信号充填血管腔，局限于内膜面内侧而不外溢为宜（图3-2）。增益过高，血流外溢，容易造成管腔宽度的误判。

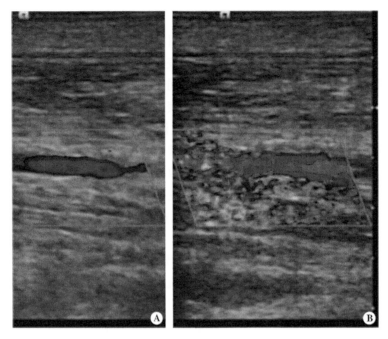

图3-2 胫前动脉彩色多普勒血流成像

胫前动脉同样位置彩色多普勒血流成像，A图为彩色增益调节正确状态下的血流成像，B图为彩色增益调节过高状态下的血流成像

2. 壁滤波（wall filter） 用于频谱多普勒调整，常规做法是高速血流采用高通滤波，低速血流采用低通滤波。

3. 速度范围（velocity range） 包括多普勒频谱速度和彩色多普勒速度范围。速度范围过高，血流充填不满；速度范围过低，会出现血流色彩反转，形成"伪湍流"的显像（图3-3）。临床应用时根据实际检查目标的血流速度高低进行选择。

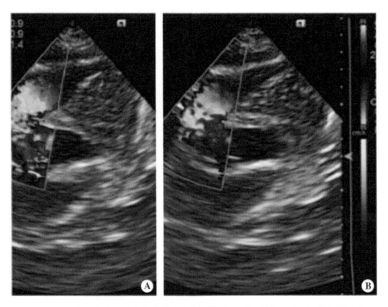

图3-3 同一患者不同速度范围调节状态下肺动脉干血流成像差别

A. 速度标尺调节偏低，血流出现混叠现象；B. 调高速度标尺，血流混叠减轻

4. 基线（base line） 包括频谱多普勒和彩色多普勒基线，可通过上下移动，增大频谱多普勒和彩色多普勒的测速范围，改善折返现象。

5. 取样容积（sample volume） 以mm为单位，有1～10mm的调整范围，在不影响流速定位状态下，为增加信噪比，可增大取样容积范围来达成。但增大取样容积，超声强度会减弱，超声成像质量会相应降低。

不同品牌的超声诊断仪其操作面板上的功能键配备、位置会有差别，同种品牌不同型号的超声诊断仪，操作面板上的功能键也有不同。以上为几个普适的常用功能键，当然实际应用时，包括但不限于此，需要在仪器使用过程中不断熟悉及应用。

二、经验技巧

1. 高频探头可提高分辨率，获得满意的二维图像；低频探头能提高彩色血流检出的敏感度，有利于获得较理想的多普勒频谱信息。在条件许可状态下，我们可以选用多频探头，用高频进行二维显像，用低频进行多普勒显像。

2. 临床运用彩色多普勒技术显像过程中，我们经常会碰到彩色信号闪烁的现象，影响二维图像显示和我们对血流信息的判断，甚至出现误判，要消除彩色信号闪烁，除了采取仪器按键调整如壁滤波或速度范围调节外，让患者屏住呼吸配合取图也是一项关键技能。

3. 彩色多普勒取样框大小以清楚显示观察目标血流即可，并非越大越好，取样框过大，会使其背景的二维灰阶图像成像速度减慢，影响图像质量。频谱多普勒的取样容积使用同理。

第7节 正常多普勒血流特征

我们学习多普勒血流成像技术，深入掌握人体血流动力学知识是必备的基础条件。血流动力学将流体力学原理应用到研究人体血流流动的变化规律中来，从而对生理和病理状态下血液流动状况做出判断。

人体血流动力学可以帮助我们了解血液在管道中的流动形式，可分为两类：层流和湍流。正常人体血液循环属层流，层流运动规则，血管内血流的每一个点流动的方向均与管道长轴一致，各点流速的规律是靠近血管中心轴流速最快，靠近血管周边流速呈抛物线形逐渐减慢。层流的流速、方向是规律的。反映在多普勒血流成像上，层流状态时血管中心血流要比血管周边血流色彩明亮，因血流方向一致、流速不高，故色彩单一、颜色柔和。

动脉内血液为离心血流，正常状态下因应血流时相变化规律，血流速度在收缩期加快、舒张期减慢，故动脉彩色多普勒血流成像呈现规律的明暗交替改变。

静脉正常状态下呈向心性持续低速血流成像，血流方向与伴行动脉相反，色彩较动脉暗淡。

频谱多普勒显像上，正常血流显示的是窄带、空窗血流频谱。我们耳朵听到的正常血流多普勒频谱的声音是规律出现、相对柔和不刺耳、持续时间短暂不拖沓的。病理性血流频谱则相反。

有经验的医师甚至可凭声音判断区分生理性和病理性血流频谱。

医者仁心

中国超声医学先驱

　　周永昌（1922～2017年），著名超声诊断专家，曾获得美国超声医学会及中国超声医学工程学会颁发的"医学超声先驱"奖，在腹部尤其是泌尿系统超声诊断及介入超声方面有着杰出贡献。1958年他以泌尿外科专家的身份涉足超声领域，1963年筹建上海医学会超声诊断学组并任组长，主编出版了中国第一部超声诊断学专著，他主编的《超声医学》是国内超声诊断的权威著作，屡获大奖。他把毕生精力投入到超声医学在中国的发展普及上，注重人才培养，并代代传承和发扬。

（何彩云）

第4章
超声诊断基础

第1节　超声诊断仪的使用

一、超声诊断仪的构成

超声诊断仪属于精密电子仪器，由换能器、脉冲发生器和声束形成器、回声接收器和处理器、信息显示器等结构组成。

（一）探头

在超声诊断仪中探头又称为换能器，它是实现声-电转换作用的器件，具有发射超声波和接收超声波的功能。

探头的组成由压电材料、垫衬吸声材料、声学绝缘层、外壳、保护层等结构组成，其中压电材料是核心部件，它决定了电能和声能互换的能力。

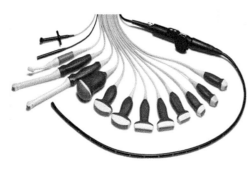

图4-1　探头种类

探头的种类繁多，主要有电子扫描式（电子线阵型、电子凸阵型、电子相控阵型等）和机械扫描式，以及某些特殊部位需要不同用途的腔内探头、穿刺探头、术中探头、微型内镜探头等（图4-1）。

根据检查部位和检查方法不同而选用不同的探头。检查腹、盆部如肝、胆、胰、脾、肾、膀胱、前列腺、子宫等脏器时选用凸阵探头；检查心脏、颅脑等脏器时选用扇形探头；检查浅表部位如眼、甲状腺、乳腺、阴囊、四肢浅表血管等脏器时选用线阵探头；腔内超声检查时则选用经直肠探头、经阴道探头；超声内镜检查时使用微型内镜探头（将微型高频探头安装在内镜顶端，当内镜插入体腔后，通过超声实时扫描而获得脏器的图像）。

超声探头频率主要根据声衰减和探测部位的要求进行选择，频率越高、波长越短、穿透力越弱，适用于浅表器官和外周血管的检查，选用5.0MHz及以上频率的探头。频率越低、波长越长、穿透力越强，适用于深部脏器如胸、腹、盆部等的检查，选用2.0～5.0MHz频率的探头。

（二）脉冲发生器和声束形成器

前者的功能是形成高频电脉冲，后者的功能是通过控制电路将高频电脉冲按时间和空间顺序分配给换能器振元，利用逆压电效应产生超声波，通过多种技术和措施实现声束聚焦和在目标区扫描。

（三）接收器和处理器

发-收兼做的超声换能器接收携带有体内信号的电脉冲，利用正压电效应将其转化成电脉冲，再经过处理器存储、滤波、放大等一系列处理，最终形成视频信号。

（四）显示器

显示来自处理器的视频信号，供医生读取、分析。目前常用的有荧光显示器、激光显示器和液晶显示器等。

二、超声诊断仪的功能调节

在使用超声诊断仪时，应掌握仪器的功能调节，检查不同的脏器选择不同频率的探头，对具有优化检查条件功能的超声设备可按程序进行操作。为保证超声仪器正常工作，在使用前应详细阅读说明书。

（一）灰阶超声功能键调节

1. 显示器的调节　对显示器的亮度、对比度、色度、饱和度应适度调节，避免视觉疲劳。

2. 图像深度调节　一般应将所检查脏器或目标完整显示，使之处于整个显示范围的中央区域为宜，当需要重点观察某一部位时，可适当调整深度或使用局部放大功能。

3. 总增益（total gain）调节　可调节整个图像的回声强度。加大增益，使回声信号放大，图像亮度增高。调节总增益时，需要关注一下情况，过大的增益会使图像失真；相反，过小的增益将导致有价值的弱信号无法显示，从而造成病灶的遗漏。

4. 深度增益补偿（DGC）调节　又称时间增益补偿（TGC）调节，用来补偿声束在体内因传播距离增加，导致中远场回声衰减的调节。

5. 聚焦深度和聚集点数量的调节　合理调节聚焦深度和聚焦点的位置，以提高超声图像的质量，可选择单个或同时设置多个聚焦区。需要注意的是，聚焦点设置过多，会导致图像帧频的降低。

（二）彩色多普勒功能键调节

1. 探头频率选择　二维灰阶超声和多普勒超声所要求的最佳发生频率之间存在差别，为了获得清晰的二维图像，应尽量选择高频率探头；而为了获得满意的彩色多普勒图像，则尽可能选择低频率探头，建议适当调节探头频率，以获得良好的二维及彩色多普勒图像。

2. 取样框的调节　取样框大小取决于取样区域的大小，将取样框调节至略大于所需要观察的区域为最佳。

3. 彩色增益调节　增益大小应根据被检测血流速度的高低适当调节，以显示取样框内血管的真实血流状态，同时彩色溢出最低为佳。

4. 彩色血流标尺调节　通过观察血管内血流色彩的显示情况，并与彩色标尺对比，可以大致了解血流速度范围。根据所检血管中血流速度的高低，适度调节彩色标尺范围，以稍高于被检测血管内的峰值流速，又不会出现色彩混叠现象为宜。

5. 彩色滤波调节　应根据血流速度高低，适当调节彩色滤波，以能滤除正常血流以外的其他组织结构活动所致的干扰信号或彩色伪像为宜；当检测低速血流时，应降低滤波阈值，但过低，可能出现"闪彩"伪像。

（三）频谱多普勒功能键调节

1. 取样线偏转调节　取样线指示发射多普勒超声的声束方向，尽量调小取样线与血管血流方向的夹角，一般角度≤60°，在心脏频谱多普勒检查时，夹角≤20°。

2. 取样线的放置　该线应通过彩色血流管道中间线，方可获得具有代表性的流速曲线。

3. 取样门的位置 必须置于流道中轴处。

4. 取样门的大小 通常设为2～4mm。

5. θ角 又称声束-血流方向夹角，应进行准确校正，即校正线与被检测血管段的流道平行。

6. 血流速度标尺调节 同彩色血流标尺调节。

7. 基线的调节 应根据血流速度和速度标尺范围，适当调整基线位置，或调高或调低基线位置，以免出现血流频谱折返现象。

三、超声诊断仪的使用要求

由于超声诊断仪属于精密电子仪器，其安装、调试、保养应由专业人员完成，同时由于仪器的技术含量较高和价值较贵，设备的工作条件及对环境有一定的具体要求。

（一）超声诊断仪的工作环境要求

1. 室温 室内温度要求在25℃±3℃。

2. 湿度 房间相对湿度要求在30%～80%，湿度过大，机器易受潮发生短路故障。

3. 预防电磁波干扰 超声诊断仪的放置位置和供电线路应远离强磁场、强电场，以防止电磁波干扰。

4. 其他要求 超声诊断仪放置位置应远离窗户，避免阳光直接照射，室内光线宜暗淡，空气对流良好，室内需防尘和防有害气体。超声检查室应占据一定面积，有相对隔离的检查空间或设施，以保证被检者的隐私。

（二）超声诊断仪电源与接地要求

1. 稳定的电源供应 根据设备的功率要求和电力控制要求，配置可靠的稳压电源。使用时先开启稳压电源开关，待电源电压稳定后再开启超声诊断仪主机电源开关。使用完毕，先关闭超声诊断仪主机电源开关，最后关闭稳压电源开关。

2. 固定的接地装置 地线最好单独使用一根，不能以水管、暖气管、零线代替，为防止漏电伤人，必须定期检查接地装置是否正常。

四、超声诊断仪的维护和保养

（一）主机的维护保养

1. 常规检查稳压电源的可靠性，定期有专门技术人员做必要的检测。

2. 操作主机面板时用力应适度，禁止在不了解操作键功能的情况下进行操作。

3. 在机器使用过程中，注意主机内微型风扇的工作是否正常。

（二）探头的维护保养

1. 防碰撞 轻拿轻放探头，防撞击和跌落，以免损害探头。

2. 防磨损 禁用粗糙物品清洁和擦拭探头。

3. 防浸泡 不能将探头浸泡在液体中，绝大部分探头不能用浸泡法消毒，部分穿刺探头可浸泡消毒，但浸泡消毒液面不应超过探头与电缆线连接处。

4. 装卸探头 必须按下仪器冻结键，再更换探头，卸换时应轻拔轻插，以免损坏探头针式连接组件。

5. 耦合剂的使用 为减少探头与组织间的空气间隙，获得优质的超声图像，常在探头与组织之间涂以医用超声耦合剂。耦合剂的产品质量事关超声图像的清晰度、探头的寿命和患者的利益。为此，耦合剂应具备透声性好、声衰减系数小、无毒性、无腐蚀性、不刺激皮肤、不损坏探头、黏附力低、容易擦拭、不污染衣物、均匀性好、不含颗粒及杂质、不含气泡、稳定性好等特性。

第2节 超声检查方法及图像方位识别

在进行超声检查时，必须掌握以下四个基本要求：①熟悉仪器的性能，正确地调节各个控钮，发挥仪器的内在功能；②掌握基本的操作手法和要领，以获得理想的、规范化的图像；③全面、正确地描述、记录和分析图像，确立诊断依据；④通过临床思维，综合图像表现和患者的临床信息，得出超声诊断结论或提示超声诊断信息。

一、检查前准备

在进行超声检查时，为了获得清晰的超声图像和满意的诊断效果，应做好检查前的各项准备工作。

（一）患者准备

1. 肝、胆、胰腺、胃等腹部脏器的超声检查 需空腹8～12h，一般选择在上午空腹状态下完成检查，检查前日最好禁食牛奶、豆制品等易于产气食物，检查前一日晚清淡饮食，当天清晨禁食。必要时需饮水充盈胃腔，以此作"透声窗"，可进行胰腺或腹腔内深部病变的检查。行胆道系统超声检查时，检查前应禁食高脂餐，禁止服用影响胆囊收缩的药物。另外，因X线胃肠造影所使用的钡剂是超声的强反射和吸收剂，一般应先安排超声检查或在X线胃肠造影3日后、胆系X线造影2日后再行超声检查。

2. 盆腔超声检查 当使用超声检查子宫、附件、膀胱、前列腺等盆腔内脏器或病变时，需适度充盈膀胱，推开肠管，以使盆腔内脏器或病变清晰显示。

3. 特殊检查 行腔内超声、介入超声、术中超声等检查时，需做好相应的各项准备，如介入超声检查前需了解患者的凝血功能及心、肝、肾功能。

（二）检查者准备

1. 检查环境和设备的准备 检查前调节检查室内的温度与光线，使患者处于较为安静、舒适的环境中。特殊部位（如乳腺、阴囊）的超声检查，需采取必要的遮挡措施，以保护患者的隐私。

2. 初步了解被检者的病史、临床表现和既往的检查、检验结果，明确本次检查的项目及要求，必要时与有关临床医生联系，协助超声医师检查。检查前及检查过程中，与患者进行必要的沟通，以取得患者配合，达到较佳的检查效果。

3. 做好消毒隔离、无菌操作 对患有传染病患者进行超声检查时，应严格按照消毒隔离程序进行，所用器械应严格消毒，防止交叉感染。使用腔内超声检查或介入超声、术中超声操作时，需做好消毒，秉持无菌操作原则。

二、检查体位

1. 仰卧位 最常用，大部分组织器官的超声检查均采用此体位（图4-2）。

2. 侧卧位 多用于仰卧位不易探查的组织器官结构，如左侧卧位可探查肝右后叶、肝外胆管、右肾及右肾上腺、心脏等（图4-3）；右侧卧位可探查脾、左肾及左肾上腺等（图4-4）。

3. 俯卧位 多用于背部组织器官的探查，如用于双肾的对比探查（图4-5）。

4. 坐位或半卧位 坐位常用于胸腔积液的超声探查和液体深度测定（图4-6），心功能不全或其他原因患者不能平卧时，常采用半卧位检查（图4-7）。

5. 立位 用于判断游走肾或肾下垂患者的肾下极位置，以及用于腹股沟斜疝、隐睾等疾病的超声检查。

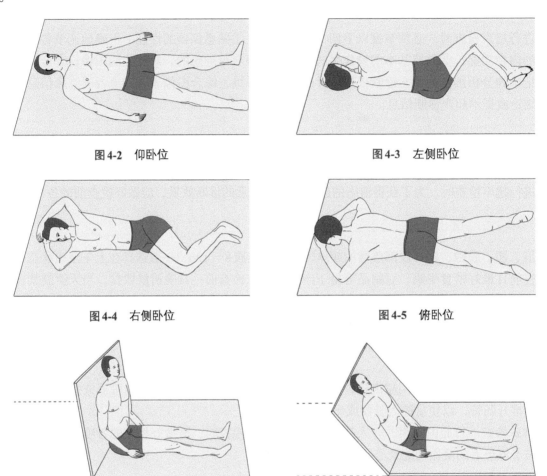

图4-2 仰卧位　　　　　　　　　　　　　图4-3 左侧卧位

图4-4 右侧卧位　　　　　　　　　　　　图4-5 俯卧位

图4-6 坐位　　　　　　　　　　　　　　图4-7 半卧位

三、超声扫查方式与途径

超声检查时，按探头与体表接触的方式分为直接法和间接法两种探测方法。

（一）直接法

直接法是最常用的超声检查方法，指的是超声探头与受检者的皮肤或黏膜直接接触，需要在探头与皮肤之间涂以耦合剂，涂耦合剂的目的是减少探头与皮肤之间的气体干扰，增加"导声"作用。

（二）间接法

间接法是指在超声扫查时，探头与人体之间放入水囊、导声垫或其他导声材料，使超声波发射到人体时有时间上的延迟，以清晰显示浅表的组织结构。采用间接探测的主要目的：①使被探测部位位于声束的聚焦区，避免近场的干扰；②使表面不平整的被扫查部位得到清晰显示；③使某些娇嫩的被检查组织（如眼角膜）免受擦伤。此法主要用于表浅器官的超声扫查。近年来，随着高频探头技术的发展和新型探头材料的使用，直接超声扫查法能清晰显示表层3mm以内的组织结构，故间接探测方式已很少使用。

超声检查常规采用经体表途径，亦可根据不同病变的需要采用经腔内或术中途径。腔内途径包括经食管、经直肠、经阴道和经血管腔内等。

四、超声检查的基本流程和方法

1. 充分暴露被检部位，去除可能影响超声扫查的饰品或物件。

2. 被检部位与探头之间涂超声耦合剂，排除气体干扰，以免干扰超声图像显示。

3. 超声医师使用探头对被检部位进行纵切、横切、斜切或多方位、多角度扫查。日常工作中常采用以下的超声扫查手法。

（1）固定部位扫查法 不同器官的解剖部位及周围组织性质限定了其超声扫查透声窗。在某一部位或某一声束方向可以显示某一结构，如胸骨旁左缘第3肋间声束沿心脏长轴扫描，显示左心室长轴切面；探头在右侧第7肋间腋前线向内侧倾斜，是显示胆囊及肝门部结构较理想的部位。

（2）顺序滑行扫查法 在无骨骼或气体遮挡的部位，如颈部、四肢、乳腺等进行检查时，探头可在皮肤上纵、横或倾斜方向缓慢滑行，获得组织的连续性系列结构，迅速构建器官的空间解剖位置和回声特征。

（3）扇形扫查法 即定点摆动扫查法，指的是在体表位置不移动探头的情况下，依顺序改变探头与体表的角度（或侧向摆动探头），获得序列切面图像，用以观察脏器及病灶的空间解剖关系。

（4）十字交叉法 以固定点为中心，旋转超声探头获得两幅相互垂直的声像图。此法可用于病灶定位或指导超声穿刺活检。需要注意的是在穿刺时，需注意进针角度以免穿刺偏离病灶。

（5）加压扫查法 在腹部超声检查中，遇到被检测物表面有胃肠气体遮挡时，使用探头逐渐加压的方法驱散气体以显示后方结构。如经腹部检查肝外胆管、胰腺等经常应用加压扫查法。此外，也常用加压扫查法评估实性肿物的可压缩性和囊性肿物的张力。

（6）两侧对比扫查法 主要用于人体内对称器官的超声检查，如肾脏的超声检查。通过两侧的对比，发现被检结构的一些细微病变。

五、超声扫查切面和图像方位识别

（一）扫查的切面

在超声扫查过程中，为了观察病变的形态和位置，需要参考人体某些体表解剖标志，获得各种不同方位的切面超声图像。如腹部扫查时，常用的解剖标志有腹部正中线、脐平面、髂嵴平面、剑突、肋缘、髂前上棘、耻骨联合等（图4-8）。背面以脊柱棘突、肩胛下角、第12肋骨下缘及髂嵴上缘作为参考点、参考线，以确定成像平面的方位与距离。

常用的扫查切面（图4-9）：

1. 纵切面（矢状切面） 扫查面由前向后，并与人体的长轴平行。

2. 横切面（水平切面） 即扫查面与人体长轴垂直。

3. 斜切面 即扫查面与人体的长轴成一定角度。

4. 冠状切面 即扫查面与人体侧腹部和人体额部平行。

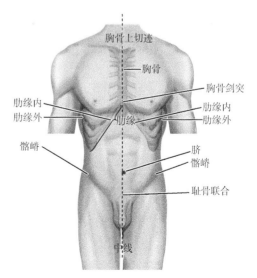

图4-8 扫查体表标志

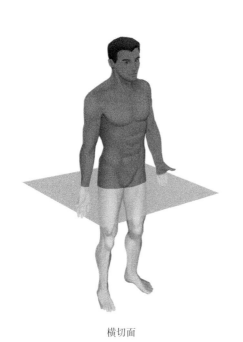

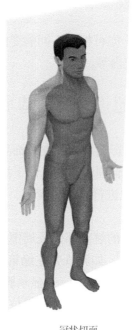

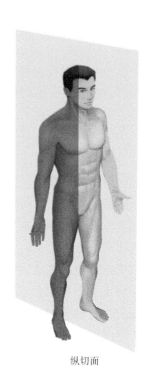

横切面 冠状切面 纵切面

图4-9 扫查切面

(二)图像方位

超声图像反映人体某一部位的切面结构,应参照目前国内外通用的标准进行描述。

1. 仰卧位扫查

(1)纵切面 图像的左侧显示的是被检者头侧结构图像,图像的右侧显示的是被检者足侧结构图像(图4-10)。

(2)横切面 图像的左侧显示的是被检者右侧结构图像,图像的右侧显示的是被检者左侧结构图像(图4-11)。

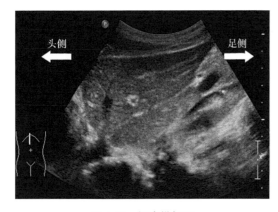

图4-10 经腹纵切面

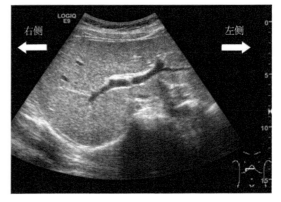

图4-11 经腹横切面

(3)斜切面 如斜切面近乎横切面(即探头倾斜角度较小),图像显示的方位结构与横切面相仿;斜切面近乎纵切面(即探头倾斜角度较大),图像显示的方位结构与纵切面相仿。

(4)冠状切面 图像的左侧显示的是被检者头侧结构图像,图像的右侧显示的是被检者足侧结构图像(图4-12)。

2. 俯卧位扫查

（1）纵切面　图像的左侧显示的是被检者头侧结构图像，图像的右侧显示的是被检者足侧结构图像。但俯卧位时，各切面上方图像显示的是背侧结构图像，下方图像显示的是腹侧结构图像（图4-13）。

（2）横切面　图像的左侧显示的是被检者右侧结构图像，图像的右侧显示的是被检者左侧结构图像（图4-14）。

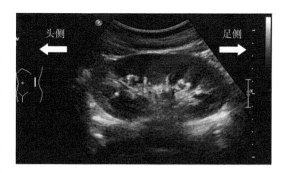

图4-12　经侧腹部冠状切面

各个脏器探测时应根据上述方位标准，观察和留存图像，力求统一和规范化。

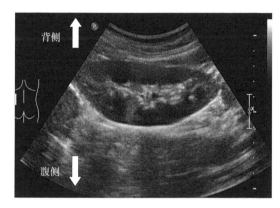

图4-13　经背部纵切面

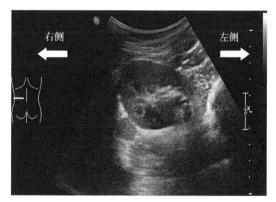

图4-14　经背部横切面

六、多普勒超声检查

二维超声显像是超声检查的主体部分，当今高性能的超声诊断仪同时具备二维显像、彩色多普勒血流成像及脉冲波多普勒成像三种功能。彩色多普勒血流成像（CDFI），系在多点选通式多普勒基础上，将其所接收的信号经自相关技术处理后，并以伪彩色编码方式显示血流的变化，即以红、蓝、绿三种基本颜色为基础，三色相混将产生二次色。一般朝向探头的血流定为红色，背离探头的血流定为蓝色。正常血流属于层流，故显示出纯正的红色或蓝色（图4-15），而且红、蓝的亮度与其相应的血流速度成正比。绿色、五彩镶嵌表示湍流，正向湍流的颜色接近黄色（红色与绿色混合所致）；负向湍流近于湖蓝色（蓝色与绿色混合所致）（图4-16），彩色多普勒能形象直观地显示血流的方向、血流速度和血流的性质。

在实际工作中，一般先选择彩色多普勒观察某部位血流的分布与走向。依据彩色多普勒所显示的血流信息，选用脉冲波多普勒进行重点部位血流采样，取得相应的血流频谱，以评估其血流动力学变化。

脉冲波多普勒（PWD，图4-17）和连续波多普勒（CWD，图4-18）是多普勒超声两种显示模式。两者的区别在于：脉冲波多普勒采用单个换能器，在很短的脉冲期发射超声波，利用发射与反射的间隙接收频移信号。具有距离选通能力，可准确地定位测量。可设定取样容积（SV）的大小，一般为1～10mm，此种模式的缺点是所测的血流速度受脉冲重复频率（PRF）的限制，不能测量高速血流。高速血流时，由于频移值（f_d）超过

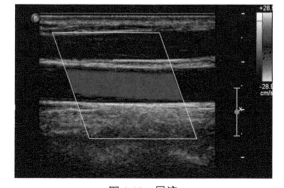

图4-15　层流

血流属于层流，显示纯正的红色血流

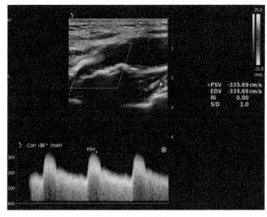

图4-16　湍流

血流属于湍流，呈五彩镶嵌的血流信号；PSV：收缩期最大血流速度；EDV：舒张末期血流速度；RI：阻力指数；S/D：收缩期最大血流速度与舒张末期血流速度比值

1/2PRF，即奈奎斯特（Nyquist）极限值，故产生频谱的混叠、翻转，即正向频移将错误地表现为负向频移（频谱曲线中基线上方的频谱转移至底线上方）。混叠现象的出现给频谱曲线分析造成了困难。连续波多普勒采用两组换能器，分别发射超声波和接收其反射波。不受深度限制，原理上无速度限制，可测量高速血流。缺点是无距离选通功能，沿声束出现的血流和组织运动多普勒信号全部被接收显示出来。连续波多普勒主要用于高速血流的定量分析。故在使用频谱多普勒检测血流时，尤其在心脏疾病的诊断分析中，需两者结合使用，相互补充。对于腹部内脏病变血流的检测，脉冲波多普勒已能满足临床诊断的要求。

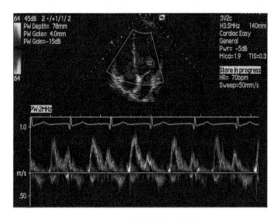

图4-17　脉冲波多普勒

二尖瓣脉冲波多普勒频谱血流为双峰，即E峰、A峰

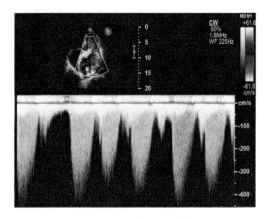

图4-18　连续波多普勒

二尖瓣反流连续波多普勒血流测量，血流速度增快，频谱增宽

七、超声造影

　　超声造影（contrast-enhanced ultrasound，CEUS），又称对比增强超声，是将超声造影剂通过周围血管注入，进入人体器官或病灶内，以增强脏器或病灶与其周围组织的反差或提高脏器或病灶的血流信号，进而提高图像信息量的方法。早期在心脏超声造影中常用的造影剂有过氧化氢、二氧化碳等，利用其血液中形成的微气泡在所有方向上散射声波而产生信号的增强。20世纪90年代出现了各种新型商用型经周围静脉途径注射的超声造影剂，如血清白蛋白空气微泡包裹剂及半乳糖空气微泡包裹的造影剂。21世纪初在国内上市的另一类新型超声造影剂声诺维（SonoVue），为一种由磷脂包裹六氟化硫气体的微气泡超声造影剂，其微粒直径为2.5μm，经周围静脉注射后能达到脏器或病灶，产生实时灰阶增强的效果。目前临床所用的超声造影技术采用谐频成像技术，以二次谐频波为主，即发射频率为f_0，接收谐频波动频率为$2f_0$。这种二次谐频波成像技术能抑制周围组织信号，显著提高信噪比，使得图像的质量得到极大改善。目前超声造影如同增强CT或增强MRI一样，成为临床重要的检查手段之一。

　　🔗 **链 接　超声造影**

　　启动超声仪造影功能键，通过浅静脉注射超声造影剂，持续观察造影剂在病灶处充填时相和增强特征，并与周围正常组织增强模式对比，用以判断病变的范围和性质。临床实践证明了超声造影的敏感性、特异性、准确性，其对病灶的早发现率明显优于常规超声，尤其对于常规超声不能明确的病变，目前此项技术备受临床推崇。

超声造影的临床应用：目前超声造影主要应用于肿瘤类和血管类疾病，如肝、肾、心血管、妇科、乳腺等的疾病。研究表明，在检出肝肿瘤的数量方面，超声造影明显优于常规二维超声和彩色多普勒超声，尤其在检出 1cm 以下的病灶方面更具优势。

第 3 节　超声回声的描述与声像图分析

超声图像由许多像素构成，像素的高低反映了回声的强弱。反映在显示屏上从最高到最低的像素变化过程即从白到灰再到黑的过程称为灰度。将灰度分为若干等级，即为灰阶。在显示屏上一侧用格数表示灰阶的标志称为灰标。B 型超声诊断仪常采用 64 级灰阶和 256 级灰阶。灰阶的级数越多，其图像的对比分辨率越好。一幅超声图像的质量，一般取决于像素有多少及灰阶数有多少。

一、回声的描述和命名

（一）回声强弱

根据图像中不同灰阶强度将回声强弱分为以下几种。

1. 强回声　灰度明亮的回声，后方常因衰减而形成声影，如结石和各种钙化灶即是此类回声表现。

2. 高回声　灰阶强度较明亮，后方不伴声影，如多数脏器的包膜、肾窦区呈此类回声。

3. 等回声　灰阶强度等于组织回声，一般将正常肝、脾实质回声作为等回声的标准。

4. 低回声　灰阶强度较暗淡，如正常肾皮质等均质结构。

5. 弱回声　较低回声灰阶强度更灰暗，接近于无回声，有时需提高增益才能显示，如肾锥体和血性液体即属此类。

6. 无回声　灰阶强度极暗，均匀的液体内无声阻抗差异或无反射界面，即呈无回声区，如胆囊内充盈的胆汁、膀胱内的尿液、羊水等（图 4-19）。

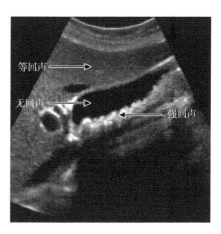

图4-19　回声类型

肝脏回声为等回声；胆囊腔胆汁回声为无回声；
胆囊腔内结石为强回声

（二）回声分布的描述

回声分布的描述可以按回声在器官或病变中的分布情况来描述，如均匀分布和不均匀分布。病变内回声分布很均匀或不均匀，也可用"均质性"和"非均质性"来形容。

（三）回声形态、大小有关的描述

1. 点状回声　回声呈细点状，可以弥漫、散在或局限性分布。

2. 斑片状/斑点状回声　通常代表非均质结构，可散在、弥漫分布。

3. 团块状回声　回声聚集成团块状，有一定的边界，常用来形容较大的结石、结肠腔内含气的内容物。

4. 线条状回声　细线状回声或较粗的线条状回声，平整的或不规则的。常用来形容脏器的表面包膜、囊内分隔（图 4-20）。

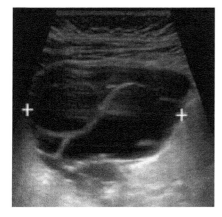

图4-20　肝囊肿伴囊内分隔

肝囊肿为无回声，其内见分隔回声

5. 弧形回声、环状回声 有时形容较大的结石、胎儿颅骨、钙化的囊壁和宫内节育器。

（四）某些特殊征象描述

一些病变呈现某种特征性或特殊征象，即形象化地命名为某征，用以突出或强调这些征象的特点。常用的有以下几种。

1. 靶环征（target sign） 指结节状高回声的周围围绕着一圈环形低回声影，形似靶心，故称为"靶环征"。

2. 牛眼征（bull's eye sign） 指"靶环征"中的结节状高回声中央发生坏死、液化而出现无回声区，形似牛眼，故称为"牛眼征"（图4-21）。"靶环征"和"牛眼征"是一个病变的不同阶段，临床上多见于肝转移癌。

3. 声晕（halo sign） 指团块状回声周围围绕的1～2mm的低回声区（图4-22）。

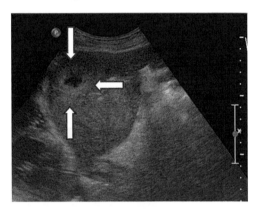

图4-21 牛眼征

箭头：肝转移瘤，肿瘤中心发生坏死

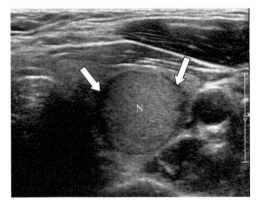

图4-22 声晕

N：甲状腺结节；箭头：声晕

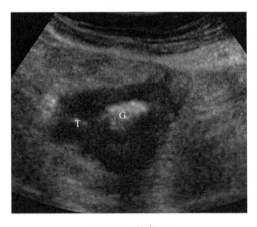

图4-23 假肾征

T：肿瘤；G：气体

4. 双筒猎枪征（double barrel shotgun sign） 指肝门部肝外胆管因梗阻扩张后在声像图上形成与门静脉主干平行且管腔相近或略宽的图像，即"双筒猎枪征"。

5. 平行管征（parallel tube sign） 正常肝内胆管在超声中不易显示，当肝内胆管扩张时，则与伴行的门静脉形成"平行管征"。"平行管征"和"双筒猎枪征"多见于胆管梗阻扩张后。

6. 假肾征（pseudokidney sign） 指中央为高回声区，周围为低回声包绕的肿物，多见于胃肠道肿瘤（图4-23）。

7. 彗星尾征（comet tail sign） 胆囊壁内胆固醇结晶成微小结石，体内金属异物，宫内节育器，胆管内或胃肠腔内一组气泡，均可产生较强的内部混响，酷似彗星尾，具有特征性。

（五）人体组织的超声声像图分析

1. 均质性液体如胆汁、尿液、羊水、体腔内的漏出液为无回声。血液通常呈无回声或弱回声。某些非常均质的组织如透明软骨、小儿肾锥体，可以表现为无回声或接近无回声，改用较高频率探头或增加动态范围又可呈弱回声。

2. 液体内混有血细胞或组织碎屑等微小散射体，使回声增多，则由无回声（或接近无回声）变成弱回声，如囊肿合并感染、体腔内渗出液、妊娠中晚期的羊水、脓液等。内部原本极少界面的均匀组织，如果发生病变或纤维化、钙化等。

3. 人体组织回声强度的一般规律：骨骼＞肾窦＞胰腺＞肝、脾实质＞肌肉＞肾皮质＞肾髓质（肾锥体）＞血液＞胆汁和尿液。

组织回声强弱的实质所反映的是组织内部不同成分的多少和声阻抗特性差别的大小。如皮下脂肪层内纤维结缔组织成分较少，呈低水平回声；但是肾周脂肪囊、网膜、肠系膜脂肪组织和多数脂肪瘤内的成分复杂，呈高回声。

皮肤组织呈高水平回声。回声强度以表皮组织（表皮-凝胶界面）较强，真皮次之。

4. 病理组织中，单纯的炎症水肿可因水分增加和组织成分相对减少而回声减弱；肝组织纤维化或细胞内脂肪浸润可使其回声增高。结石、钙化回声最强，纤维化次之，大块瘢痕回声反而降低。肝内小的血管瘤、肾脏的血管平滑肌脂肪瘤多呈高回声；典型的淋巴瘤回声较低，甚至接近无回声，但使用高频率探头扫查时，会发现淋巴瘤呈网格状或微结节状改变。

二、超声图像的观察方法

在超声检查时，常规灰阶声像图的分析是最基本内容，我们可以通过以下几方面进行观察与分析。

（一）外形改变

脏器的外形是否肿大或缩小，有无形态失常，如局部边缘膨出或明显隆凸。如系肿块，其外形表现为圆形、椭圆形或不规则形。

（二）边界和边缘回声

正常脏器多有清晰的边界回声，轮廓整齐。病变若有光滑而回声增强的边界回声，常提示有包膜存在。如边界不明确，边缘凹凸不平，多为浸润性病变。对于脏器内占位性病变，仔细观察其形态和边界，对于病变性质的判断，以及了解肿瘤的生物学特性均具有重要的临床意义。

（三）内部结构特征

应注意观察内部回声强度变化，分布是否均匀，回声形态如何，以及结构是否有异常。

（四）后壁及后方回声

人体各种正常组织和病变组织对声能吸收衰减不同，表现为后壁与后方回声的增强效应或衰减，甚至后方形成"声影"，含液性的囊肿或脓肿，其后方回声增强；而衰减系数高的纤维组织、钙化、结石、气体等，其后方形成"声影"。根据不同后方回声改变，可对病变性质作进一步鉴别。

（五）周围回声强度改变

当实质性脏器内出现占位性病变时，可导致病灶周围回声发生改变。如膨胀性生长的病变，其周围出现较均匀性回声增强或出现血管挤压移位征象；如浸润性生长的病变，其周围出现回声强弱不均或出现血管走行中断的征象，如脓肿形成则在其边缘与正常组织之间出现从高回声向正常回声过渡的"灰阶梯度递减区"。

（六）周围毗邻关系

根据局部解剖知识判断病变与周围毗邻脏器的关系，有无压迫、移位、粘连、侵入、转移，可否手术切除等信息，如胰腺癌对胃后壁的侵犯及周围血管的挤压移位，淋巴结或远处脏器转移灶等。

（七）量化分析

量化分析包括对脏器或病变进行径线、面积、体积等测量。应用多普勒超声观察病变的脏器内部血流分布、走行及形态，对有关血流动力学参数进行测量。

（八）功能性检测

应用脂肪餐试验观察胆囊的收缩功能；排尿后，测定膀胱残余尿量，以评判膀胱的排空功能状态等。

三、多普勒超声检查内容

多普勒超声包括彩色多普勒和脉冲波多普勒。彩色多普勒超声对判断血流的方向、血流速度和血流的性质等具有重要意义。同时，对血管形态学的显示也有一定价值。包括血管的管径、走行、分布及其丰富程度等，高性能的彩色多普勒超声仪能显示直径为1mm左右的细小血管及2~3mm/s低流速、低流量的彩色血流。可用于评价脏器或病灶的血流灌注和供血情况。评价脏器或病变的彩色血流丰富程度时，可描述为点状、短线状、长线状或树枝状、抱球状、网篮状等彩色多普勒血流特征。但判断彩色血流的多寡与仪器的性能及操作医师对仪器的调节存在很大关系。

脉冲波多普勒血流频谱具有一定的频谱宽度，代表不同流速的分布范围。曲线的上包络线代表最高流速的变化，下包络线代表最低流速的变化，曲线上明亮度代表血流流速分布中某速度成分的密集程度。在腹部及周围血管血流动力学的评估中常用下列指标：收缩期最大血流速度（PSV）、舒张末期血流速度（EDV）、平均血流速度（mV）、加速度（AV）、加速时间（AT）、阻力指数（RI）、搏动指数（PI）等。

🔗 链接　阻力指数与搏动指数

阻力指数（RI）、搏动指数（PI）两项指标能在一定范围内反映被测血管的远端阻力和动脉管壁弹性等情况，有较大的临床参考价值。其计算公式分别为

$$RI = （PSV-EDV）/ PSV$$
$$PI = （PSV-EDV）/ mV$$

第4节　超声检查报告规范

常规超声检查报告格式主要内容包括患者一般信息，检查方法、内容、描述及图片，超声提示等。

（一）一般信息

1. 患者基本信息包括姓名、性别、年龄、住院信息、联系方式、检查日期、症状、体征等，通常在报告单的上方。

2. 其他内容包括检查地点、检查仪器、检查方法、存储方式、图像质量和检查者及确认者信息。除检查者及确认者在报告单最下方外，其他各项均在报告单的上方。

（二）检查方法、内容、描述及图片

1. 方法　常用的检查方法有二维超声、频谱多普勒超声和彩色多普勒血流成像，特殊检查方法有

超声造影、组织多普勒、经食管超声心动图和弹性成像等。

2. 内容 包括解剖结构、血流动力学参数和主要测量值。

3. 描述 要体现真实性、系统性、准确性、客观性和科学性,争取做到发现异常、描述完整、依据充足、层次清晰、术语准确、重点突出。

4. 图片 应显示异常,清晰易辨,衬托评价,支持结论。

以上这些内容主要位于报告单的中间位置。

(三)超声提示

1. 指示性或提示性病因。

2. 结构性异常。

3. 血流动力学异常。

4. 功能性异常。

5. 待定性提示。

这些内容一般位于报告单的下方。

(赵汉学)

第5章
正常心脏超声

第1节　心脏解剖概要

一、心脏位置及毗邻

正常心脏位于中纵隔内，由心包包裹，在膈以上，其中2/3位于正中线的左侧，1/3位于右侧。前方对应胸骨体下部、第2~6肋软骨和肋骨前端，后方平第5~8胸椎，心脏前方大部分被左、右肺和纵隔胸膜覆盖，后方与气管下段、支气管起始部、食管、降主动脉等相邻。只有靠近胸骨和第2~6肋软骨的部分没有被肺覆盖，称为心脏裸区，是超声心动图检查和心包、心腔穿刺最常用的部位。

二、心脏的外形结构

心脏外形类似倒置圆锥体，心脏的长轴与人体正中线成45°左右的夹角，夹角大小随体型、呼吸、心脏运动等改变。

心脏有两面，心的胸肋面（前面）朝向前上方，大部分由右心室构成；膈面（下面）朝向后下方，大部分由左心室构成，贴着膈。

心脏有三缘，心右缘垂直向下，由右心房构成；心左缘钝圆，主要由左心室及小部分左心耳构成；心下缘接近水平位，由右心室和心尖构成。

心尖部位于左侧第5肋间隙，在锁骨中线内侧1~2cm处，由左心室构成。心尖指向左下前方。心底部与出入心的大血管干相连，是心比较固定的部分，大部分由左心房、小部分由右心房构成。心底指向右上后方。

近心底处有横的冠状沟，绕心一圈，为心脏外面分隔心房与心室的标志。心脏的前、后面有前、后室间沟，为左、右心室表面的分界，也是室间隔在心表面的定位标志。

三、心脏的内部结构

在心脏内部，由上部的房间隔和下部的室间隔将心脏分成互不相通的左、右两半。左、右两半又分别被左、右房室口及周围的瓣膜分为上部的心房和下部的心室（图5-1）。因此，心脏可分为4个腔即上部的左、右心房和下部的左、右心室。

1. 左心房　位于右心房的左后方与左心室的后上方，构成心底的大部分。前壁向前突出于肺动脉左侧的部分称左心耳。左心房内面除心耳处有许多梳状肌外，其余部分光滑，左心房后部两侧各有两个肺静脉的入口，在

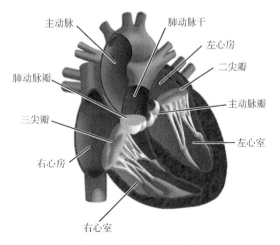

主动脉　　　　肺动脉干
　　　　　　　左心房
　　　　　　　二尖瓣
肺动脉瓣
　　　　　　　主动脉瓣
三尖瓣
　　　　　　　左心室
右心房
　　　　右心室

图5-1　心脏解剖示意图

肺内经过气体交换后含有较多氧气的血液则经肺静脉流入左心房。肺静脉口无瓣膜，但左心房壁的肌肉可伸展到肺静脉根部1～2cm，有括约肌的作用，以减少心房收缩时，血液向肺静脉逆流。左心房的前下部有左房室口与左心室相通。

2. 左心室　位于心脏的左侧偏后，呈圆锥形，短轴横断面呈圆筒形。左心室壁最厚，约为右心室壁的3倍。舒张期接受左心房的血液，收缩时把血液射入主动脉。左房室口在左心室上部的左后方，主动脉口的右前方，两者并列接近。左房室口周围有开向左心室的两片呈尖形、表面光滑、柔软而富于弹性、淡乳白色半透明的薄膜，为二尖瓣。风湿性心脏病的二尖瓣狭窄和闭锁不全就常发生在这里。主动脉口周围有3个半月形的薄膜，称为半月瓣。3个半月瓣与主动脉壁一起形成3个兜，当心室舒张时，3个兜被逆流的血流充盈使主动脉瓣把主动脉口闭锁，防止血液回流至左心室。

3. 右心房　位于冠状沟右侧的上方。前壁向前内侧突出为右心耳，内面有许多平行的隆起，称为梳状肌。后壁内面光滑，后上部有上腔静脉的入口，下方有下腔静脉的入口。下腔静脉口的左前方为右房室口，两口之间有冠状窦的入口。右心房的内侧壁为房中隔右侧面，其下部有一卵圆形的浅窝，称为卵圆窝，它是胚胎时期使左、右心房相交通的卵圆孔闭合后留下的遗迹。若此孔由于发生上的原因而未闭合或闭合不全，即成为常见的先天性心脏病之一。

4. 右心室　位于心脏的右前下部和中部，整体大致呈锥体形，横断面呈月牙形，舒张期接受右心房的血液，收缩时把血液压入肺动脉内。在右房室口周围有三尖瓣，有防止右心室内的血液向右心房反流的作用。肺动脉口在右房室口的前上方，其周围有3个半月形的肺动脉瓣。肺动脉瓣的形态和功能与主动脉瓣相同。

5. 房间隔　较薄，由两层心内膜中间夹以心房肌纤维和结缔组织组成。房间隔的构成除两层心内膜外，中间夹有一层结缔组织，并有部分肌束。房间隔厚约4mm。卵圆窝位于房间隔的下方1/3，下腔静脉口的左上方，与长轴呈垂直方向，卵圆窝中心仅厚1mm。其右侧面凹成窝，其左侧面则轻度突出于左心房腔内。中央凹陷处有一深达3～4mm的小沟，约30%的人有一小孔可通左心房。卵圆窝的前上缘稍隆起为卵圆窝缘，均为胎生时期的遗迹。卵圆窝是房间隔缺损好发部位之一。

6. 室间隔　分为膜部和肌部两部分。膜部是室间隔上部、主动脉下方的圆形或卵圆形膜状结构，面积约1cm²，是室间隔缺损的好发部位。室间隔其余部分由心肌构成，为肌部室间隔，从右心室面观察，由三尖瓣隔瓣覆盖的部分为流入道肌部。左心室流出道部位的室间隔比较光滑，为流出道肌部。室间隔下部较厚，有肉柱交错，为小梁部肌部。

7. 心脏大血管

（1）主动脉　根据其走行和位置，可将其分为升主动脉（主动脉升部）、主动脉弓和降主动脉（主动脉降部）三段。其中降主动脉又以膈肌的主动脉裂孔为界，分为胸主动脉（主动脉胸部）和腹主动脉（主动脉腹部）。

（2）肺动脉　是肺循环的主干。自右心室的肺动脉口起始，在主动脉起始部的前方向左上后方斜升，达主动脉弓的下方，约平第4胸椎体下缘高度，分为左、右肺动脉。

8. 心脏瓣膜

（1）二尖瓣　即左房室瓣，附于左房室口纤维环上，系由心内膜的皱褶形成。有两个瓣膜，位于前内侧者为二尖瓣前叶，较大，常称大瓣，是左心室流入道与流出道的分界标志；位于后外侧者为二尖瓣后叶，较小，常称小瓣。瓣膜呈三角形，尖朝向左心室腔。两个瓣膜底部边缘常相互融合，有时在两瓣间出现小的副瓣。瓣尖、边缘及其室面有许多腱索连于乳头肌。心室收缩时，二尖瓣即严密关闭房室口，防止血液逆流入左心房。

（2）三尖瓣　即右房室瓣，以致密结缔组织构成的纤维支架环上附着有3个三角形瓣膜。三尖瓣如同一个"单向活门"，保证血液循环由右心房向右心室方向流动和通过一定流量。

（3）主动脉瓣　由3个半月瓣组成。像肺动脉瓣一样，主动脉瓣瓣叶附着缘以弧线形越过心室-动脉连接处。因此，每个瓣叶都在左心室内附着于主动脉。在每个瓣叶后面，主动脉壁向外膨出，形成主动脉窦。

（4）**肺动脉瓣** 是位于右心室和肺动脉之间的组织，用于抑制射入肺动脉的血流反流回右心室。肺动脉瓣为3个半月瓣，瓣叶和瓣环都比较薄弱，瓣环和右心室漏斗部肌肉相连，与三尖瓣没有直接纤维性连续。3个瓣叶可分为左瓣、右瓣和前瓣。

四、心脏自身的血液供应

1. 冠状动脉 是心脏十分重要的营养动脉，系升主动脉的第一对分支，分别起于主动脉起始部。

（1）**左冠状动脉** ①左前降支：为左冠状动脉主干的直接延续，沿前室间沟下行至心尖部，经心尖切迹转向心脏膈面，多数终止于后室间沟的下1/3处。②左回旋支：从左主干发出后，沿左房室沟向左走行，在心脏左缘绕向左后方，终止于靠近心脏左缘的左心室后壁。

（2）**右冠状动脉** 从主动脉根部发出后，先向右前方行进于主肺动脉与右心耳之间，然后沿右房室沟向右行走，在心脏右侧缘转向心脏膈面，随后沿室间沟下行，称为后降支，通常终止于后室间沟的下2/3处。

2. 冠状静脉 又称胃左静脉，通常位于腹腔干分叉处的前方，是门静脉系统中最具有临床重要性的交通血管，它与食管下段静脉丛相吻合，并与上腔静脉属支奇静脉和半奇静脉相交通。正常人冠状静脉分为5型，以胃左静脉优势型最为常见。

五、心 包

心包是包绕心脏和出入心脏的大血管根部的纤维浆膜囊，分内、外两层，外层为纤维心包，内层为浆膜心包。脏、壁两层在出入心脏的大血管根部互相移行，两层之间的潜在腔隙为心包腔，内含少量浆液，起润滑作用。

第2节 心脏超声检查概述

超声心动图（echocardiography）是利用超声回声原理诊断心血管疾病的一种技术，通过获取心脏的各种波群和切面图像，可观察不同断面上的解剖轮廓、结构形态、空间方位、连续关系、房室大小及室壁和瓣膜的运动及血流特点。它包括M型、二维、三维、频谱和彩色多普勒、组织多普勒、心脏声学造影等技术。除了经胸超声心动图，还有经食管、经心脏表面、血管内超声等。

一、仪 器 条 件

1. 仪器 高分辨力实时彩色多普勒超声诊断仪。

2. 探头 相控阵探头，成人多选用2.0～5.0MHz，儿童则多选用5.0～7.0MHz。

3. 调节 在二维超声清楚显示心脏结构的基础上，适当调节二维增益后，打开CDFI，调节其彩色增益及速度标尺，增益一般在60%～70%，速度标尺通常高于60cm/s，以出现较纯的红、蓝色彩且彩色信号不溢出心腔外为原则。

4. 心电图连接 超声探测时应连接心电图同步记录心电活动，以分析心脏的机械活动和血流动力学与时相之间的关系。

二、检 查 前 准 备

经胸超声心动图检查者一般无须特殊准备，静息候诊片刻即可；婴幼儿、儿童等不合作者，可适当给予镇静药或熟睡后检查；经食管超声心动图检查者应禁食和禁水8h以上。

三、检查体位

根据检查时探头放置部位的不同，患者所取体位也不同，常用体位包括：①探头置于胸骨旁或心尖区检查时，受检者通常取左侧卧位或仰卧位；②探头置于胸骨上窝检查时，受检者需采取适当垫高肩部的仰卧位；③探头置于剑突下检查时，受检者膝关节蜷曲、并拢，使腹部放松。

四、探测部位

常规心脏超声探测部位有4个，分别是胸骨旁、心尖部、剑突下及胸骨上凹等（图5-2）。胸骨旁（主要是指胸骨左缘第3～5肋间隙）及心尖部（心脏搏动最强处）是最常用的探测部位；剑突下（身体前正中线剑突下）适用于慢性阻塞性肺气肿、胸廓畸形患者及婴幼儿；胸骨上凹（胸骨上切迹）适用于观察心底部结构及大血管的位置和结构。

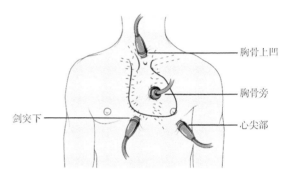

图5-2 心脏超声探测部位

五、检查模式和方法

1. 二维或称切面超声模式 是最主要、最基本的检查模式。可反映心脏某特定区域的整体形态、毗邻关系、活动特点等。

2. M型超声模式 可进一步测量与细致分析局部病变。

3. 彩色多普勒模式 可观察整个切面上的血流动态，大致了解病变范围所在。

4. 脉冲波/连续波多普勒模式 脉冲波多普勒（PWD）采用单个换能器，在很短的脉冲期发生超声波，而在脉冲间期内有一"可听期"，脉冲之间间歇期的长短限定了仪器的最大探测距离，脉冲波多普勒通过选择性的时间延迟，对目标点进行定位，称为脉冲波多普勒距离选通。连续波多普勒（CWD）采用两个超声换能器获得有关血流资料。接收沿超声束出现的血流信号和组织运动多普勒频移。可检测心脏的高速血流信息；缺陷是不能提供距离信息。脉冲波多普勒可准确定位测量；连续波多普勒适用于高速湍流的分析。

5. 组织多普勒成像技术 可显示及分析室壁运动。

6. 经食管超声心动图 距离心脏更近，可显示更清晰的超声图像，进一步明确诊断。

7. 心脏超声造影 可了解特殊先天性心脏病的血流动力学改变。

🔗 **链 接** 经食管超声心动图检查 ─────────

经食管超声心动图是将超声探头置入食管内，从心脏的后方近距离探查心脏深部结构的检查方法，它避免了胸壁、肺气等因素的干扰，距离心脏更近，可显示更清晰的超声图像，提高了对心血管疾病诊断的敏感性和特异性，也便于进行心脏术中的超声监测与评价。

经食管超声心动图主要用于常规经胸超声检查成像困难或者有关结构显示不够满意，致使诊断难以明确的各种心脏或大血管疾病患者，以及心脏外科手术中、术后超声监护，如心房颤动射频消融术前观察左心房有无血栓，二尖瓣、三尖瓣与主动脉瓣病变，人工瓣膜情况，感染性心内膜炎赘生物观察，外科手术及介入治疗的术前评估、术中监护及术后随访，部分先天性心血管畸形等。

第3节 二维超声心动图

二维超声心动图又称断面或切面超声心动图，因能直观、实时显示心脏各结构的空间位置、连续关系及动态变化等，明显地提高了诊断的准确性。二维超声心动图是其他超声心动图检查的基础。如M型超声心动图的运动曲线测量、多普勒频谱取样、彩色多普勒血流成像感兴趣区的设置及三维图像的重建，都是在二维切面图像基础上完成的。

一、胸骨旁左心室长轴切面及主要作用

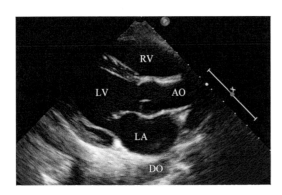

图5-3 胸骨旁左心室长轴切面
LA：左心房；LV：左心室；RV：右心室；AO：主动脉；
DO：降主动脉

（一）胸骨旁左心室长轴切面

探头放于胸骨左缘第3、4肋间，探测平面与右胸锁关节至左乳头连线相平行（图5-3）。检查时应注意调整声束扫描方向，以显示真正的心脏长轴，否则易产生心脏长轴缩短效应，长轴观图像失真。

（二）胸骨旁左心室长轴切面的主要作用

胸骨旁左心室长轴切面可清晰显示右心室前壁、右心室腔、室间隔、左心室腔、左心室后壁、升主动脉、主动脉瓣及二尖瓣、左心房等结构。可在此切面上观察各房室形态及大小，测量室间隔与左心室后壁的厚度并观察其运动，乳头肌、腱索及其与二尖瓣的连接显示清楚；能清楚观察到心壁结构异常，如室间隔连续中断、主动脉骑跨，以及主动脉瓣、二尖瓣有无增厚、狭窄，活动是否正常等。

二、胸骨旁心底短轴切面及主要作用

（一）胸骨旁心底短轴切面

将探头置于胸骨左缘第2、3肋间心底大血管的正前方，探测平面与左心室长轴相垂直，即和左肩与右肋弓的连线基本平行，声束通过主动脉根部及其瓣膜（图5-4）。

（二）胸骨旁心底短轴切面的主要作用

胸骨旁心底短轴切面可显示主动脉根部及其瓣叶，左心房、右心房、三尖瓣，右心室及其流出道，肺动脉瓣、肺动脉近端、肺房沟及左冠状动脉主干等。如探头稍向上倾斜，则可见肺动脉主干及其左右分支。故可观察主动脉根的宽度，主动脉瓣与肺动脉瓣的形态与活动，右心室流出道与肺动脉主干有无增宽或狭窄及降主动脉与肺动脉间有无交通等。

三、胸骨旁二尖瓣水平短轴切面及主要作用

（一）胸骨旁二尖瓣水平短轴切面

将探头置于胸骨左缘第3、4肋间，方向与图5-4相似。

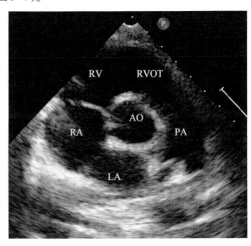

图5-4 胸骨旁心底短轴切面
LA：左心房；RA：右心房；RV：右心室；AO：主动脉；
PA：肺动脉；RVOT：右心室流出道

（二）胸骨旁二尖瓣水平短轴切面的主要作用

　　胸骨旁二尖瓣水平短轴切面可显示左、右心室腔，室间隔与二尖瓣口等结构，收缩期二尖瓣前后叶合拢，呈一对合的齿样线，中间无间隙。舒张期前后叶分离，形成一椭圆形似鱼口状的环带（图5-5）。如将探头稍向下倾斜，可获得腱索、乳头肌水平图像（图5-6）。临床上多以此切面观察心脏形态，左、右心室大小，室间隔走向与活动，二尖瓣口开放、关闭情况。

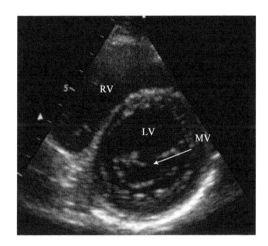

图5-5　胸骨旁二尖瓣水平短轴切面

LV：左心室；RV：右心室；MV：二尖瓣

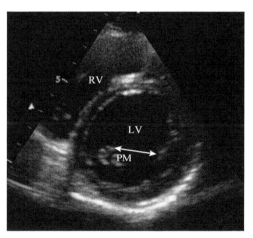

图5-6　胸骨旁乳头肌水平短轴切面

LV：左心室；RV：右心室；PM：乳头肌

四、心尖四腔心及五腔心切面及主要作用

　　心尖四腔心切面将探头置于心尖搏动最明显处，声束指向右侧胸锁关节。在声像图上室间隔起于扇尖，向远端延伸与房间隔相连续。室间隔、房间隔连线与二尖瓣、三尖瓣连线呈十字交叉（图5-7）。在心尖四腔观基础上，如将探头稍向上倾斜，探测平面经过主动脉根部，使四腔心之间又出现一半环形的主动脉腔，即心尖五腔观（图5-8）。收缩期见左心室流出道血流经主动脉瓣口流向主动脉。

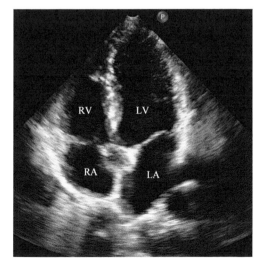

图5-7　心尖四腔心切面

RV：右心室；LV：左心室；RA：右心房；LA：左心房

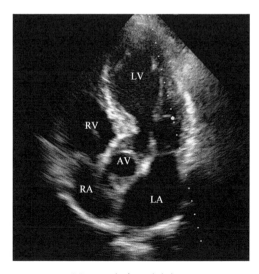

图5-8　心尖五腔心切面

RV：右心室；LV：左心室；RA：右心房；LA：左心房；

AV：主动脉瓣

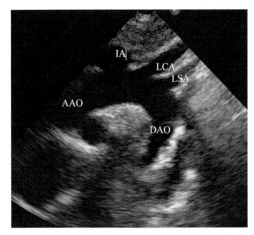

图 5-9　主动脉弓长轴切面

AAO：升主动脉；IA：无名动脉；LCA：左颈总动脉；

LSA：左锁骨下动脉；DAO：降主动脉

五、剑突下四腔心切面及主要作用

将探头置于剑突下，声束向上倾斜，取冠状面的扫查图像，可获得剑突下四腔观。此声像图上所显示的房间隔回声带与声束方向近乎垂直，故回声失落现象少，房间隔假性连续中断出现率低，故对显示和观察房间隔缺损有重要价值。

六、主动脉弓长轴切面及主要作用

将探头置于胸骨上窝，声束指向心脏，探测平面通过主动脉弓长轴，可显示主动脉弓及其3根主要分支和右肺动脉（图5-9），确定主动脉的走向、宽度、分支情况。可估计肺动脉及上腔静脉有无异常。了解降主动脉与肺动脉之间有无异常通道等。

七、二维超声心动图测量方法

（一）心腔及大血管内径和厚度测量

取样线应与双侧解剖结构界面相垂直。与声束方向平行或接近平行的距离测量采用从回声前缘到回声前缘的方法，与声束方向相垂直或接近垂直的距离测量采用从黑白界面到黑白界面的方法；面积测量均采用黑白界的描绘法。

（二）运动幅度的测量

运动幅度的测量即测量两点间的垂直距离。

（三）心室舒张末期和收缩末期时相的确定

一般以心电图T波终点定义心室收缩末期，QRS波、R波峰尖定义心室舒张末期，必要时可同时参考二尖瓣运动和腔室内径变化，避免过度依赖心电图确定时相。

（四）测量常用切面

1. 胸骨旁左心室长轴切面　①舒张末期于二尖瓣腱索水平测量左、右心室前后径，左心室前后径正常值为45mm±10mm，右心室前后径正常值为15mm±5mm；收缩期于左心房中部测量其前后径，正常值为33mm±5mm。②主动脉瓣环内径测量，于收缩期主动脉壁上瓣叶附着点处测量内缘间距，正常值为18～24mm；窦部内径测量，于舒张期主动脉窦膨出最顶点处测量内缘到内缘的距离，正常值为28～36mm；升主动脉内径测量，部位为主动脉窦终止点上20mm处，正常值为23～36mm。③室间隔和左心室后壁的厚度正常值为8～10mm，收缩期增厚率为30%～60%。

2. 胸骨旁肺动脉长轴切面　收缩末期在肺动脉瓣下20mm处测量右心室流出道内径，正常值为25mm±10mm；在肺动脉瓣瓣上10mm处测量肺动脉主干内径，正常值为20mm±3.9mm；在左、右肺动脉起始处远端10mm处测量左、右肺动脉内径，正常值为15mm±2.3mm。

3. 二尖瓣水平短轴切面　舒张期，在声束通过二尖瓣最大开放面积时测量二尖瓣瓣口面积。正常值为4～6cm^2。

4. 心尖四腔心切面　于舒张末期腱索水平测量左、右心室的横径，右心室横径为29～32mm，左心室横径为40mm±16mm，于收缩末期测量左、右心房横径，右心房横径为30mm±10mm，左心房横径为29mm±11mm。

5. 胸骨上窝主动脉弓长轴切面 在无名动脉与左颈总动脉开口位置之间测量主动脉弓内径，正常值为28mm±3mm；于左锁骨下动脉远心端10mm处测量降主动脉内径，正常值为21mm±6mm。

（五）注意事项

1. 测量时需选择好标准切面，以保证测量结果的准确性和可重复性。

2. 探测某点或测量心脏大小时，尽量使声束方向与被探测的结构相垂直。

3. 在获取标准切面的同时，注意观察非标准切面，有时可提供重要的诊断信息。

第4节　M型超声心动图

M型超声心动图的扫描声束以固定位置和方向进行扫描，它利用快速取样技术，由换能器发出声束，并记录在此声束方向上的组织回声。在二维超声心动图引导下，M型超声心动图可获得不同部位的标准曲线（图5-10），在胸骨旁左心室长轴切面图上，超声束由心尖向心底作弧形扫描，依次出现心尖波群（1区）、心室波群（2a区）、二尖瓣前后叶波群（2b区）、二尖瓣前叶波群（3区）和心底波群（4区）。

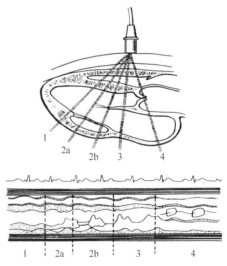

图5-10　1～4区M型超声心动图模式图

一、心底波群

心底波群（4区）在心前区胸骨左缘第3肋间探及，在左心室长轴观经主动脉根部获得，其解剖结构由前至后依次为胸壁、右心室流出道、主动脉根部及左心房（图5-11）。

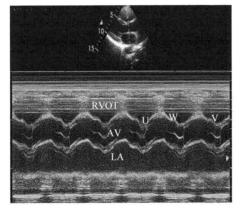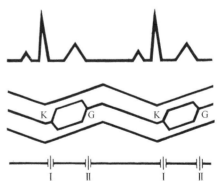

图5-11　心底波群

RVOT：右心室流出道；AV：主动脉瓣；LA：左心房；U：波谷；W：重搏波波谷；V：重搏波；K：主动脉瓣开放点；G：主动脉瓣关闭点

1. 主动脉根部曲线 心底波群中有两条明亮且前后同步的主动脉根部活动曲线，上线代表右心室流出道后壁与主动脉前壁，下线代表主动脉后壁与左心房前壁。两线在收缩期向前，舒张期向后。

2. 主动脉瓣活动曲线 主动脉根部前后两线之间，有时可见一六边形盒子样结构的主动脉瓣活动曲线。收缩期两线分开，分别靠近主动脉前后壁。上方曲线代表右冠瓣（右瓣），下方曲线代表无冠瓣

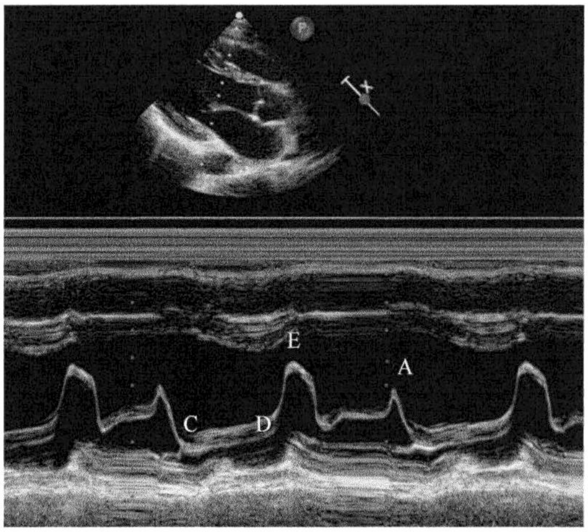

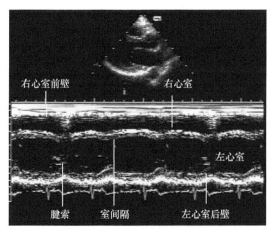

图5-12 二尖瓣波群

C：相当于心电图的R波后，心房收缩后，心室收缩，左心室压力急剧升高，左心房压力下降，二尖瓣前叶迅速向后运动到达最低点即C点，C点标志着二尖瓣关闭；D：二尖瓣开放点；E：二尖瓣前叶开放最大的位置；A：由心房收缩引起

（后瓣），舒张期则迅速闭合成一条直线。

3. 左心房后壁曲线 曲线位于心底波群的后部，一般较平直。此曲线对观察二尖瓣关闭不全有一定意义。

二、二尖瓣波群

二尖瓣波群（2b区和3区）可在胸骨左缘第3～4肋间探及。此波群由以下曲线组成（图5-12）。

1. 二尖瓣前叶运动曲线 正常呈双峰，曲线上各段依次为A、B、C、D、E、F、G各点及峰，其中，C、D点及E、A峰如图5-12所示。

（1）A峰 位于心电图P波之后，相当于心房收缩所致的心室主动充盈期，A点是二尖瓣前叶运动的次高点。

（2）E峰 位于心电图T波之后，相当于心室舒张所致的心室快速被动充盈期，E点是二尖瓣前叶运动的最高点。

（3）C点 相当于第一心音处，表示二尖瓣前后叶的关闭点。

（4）D点 在第二心音后等容舒张期末处，表示二尖瓣前后叶开放的起点。

2. 二尖瓣后叶运动曲线 与前叶相同，但方向相反，幅度较小，呈倒影样镜像曲线。收缩期二尖瓣前后叶合拢，在曲线上形成共同的CD段；舒张期瓣口开放，后叶与前叶分开。

3. 室间隔运动曲线 在二尖瓣波群中部，室间隔曲线位于二尖瓣前叶之前，活动幅度小。其前为右心室腔，后为左心室腔。正常人室间隔活动曲线在收缩期向后，厚度增加；舒张期向前，厚度减小。其活动方向与左心室后壁呈逆向运动。

三、心室波群

心室波群（2a区）又称腱索水平的心室波群，常可在第4肋间探及。自前至后，解剖结构依次为胸壁、右心室前壁、右心室腔、室间隔、左心室腔（及其腱索）与左心室后壁，此波群可测量心室腔大小与心室壁厚度等，故称心室波群（图5-13）。

四、心尖波群

心尖波群（1区）：声束指向心尖部可见此波群，此处腔室内径较小，左心室后壁之前尚可见乳头肌等结构。

五、三尖瓣波群

三尖瓣波群在胸骨左缘第3～4肋间。胸骨旁四腔心切面检查，探头声束向右上偏斜时可见三尖瓣波群，呈双峰曲线。其形态和波形的形成机制与二尖瓣相似。依次可见胸壁、右心室前壁、右心室腔、三尖瓣、右心房、房间隔与左心房。

图5-13 心室波群

六、肺动脉瓣波群

肺动脉瓣波群在胸骨左缘第2～3肋间可探及，通常为后瓣曲线。收缩期肺动脉瓣开放，曲线向后；舒张期瓣膜关闭，曲线向前。

第5节 多普勒超声心动图

多普勒超声心动图包括彩色多普勒血流成像（CDFI）、组织多普勒成像（tissue Doppler imaging, TDI）和频谱多普勒技术3种，而频谱多普勒又分为脉冲波多普勒（PWD）和连续波多普勒（CWD）。CDFI主要用于观察心脏和大血管内血流的起源、方向、路径、时相、流速、性质等信息；TDI主要用于观察和测量心肌运动速度，定量评价心肌的收缩和舒张功能；PWD主要用于对心脏或血管局部血流进行定位测量；CWD主要用于测量异常的高速血流。

> **链接 组织多普勒成像**
>
> 在人体心脏中，除了流动的红细胞外，心室壁的运动也会产生频移信号及振幅信号。心室壁的运动速度明显低于血流速度，但室壁运动信号的振幅明显高于血流信号。采用高通滤波器检测血流反射回来的高频低振幅的频移信号，即为多普勒血流成像。而采用低通滤波器并调节增益，设定相应的频率为阈值，滤除血流反射回来的高频低振幅频移信号，选择性采集室壁运动的低频高振幅信号，通过处理及彩色编码来实现组织多普勒成像。临床上常用组织多普勒成像技术分析心肌组织的运动。频谱组织多普勒成像可以在心肌组织处任意取样，但需注意组织多普勒成像有角度依赖性，取样声束尽量与心肌的运动方向一致，夹角不超过30°。

一、各瓣膜彩色多普勒

（一）二尖瓣彩色多普勒血流图像

舒张期二尖瓣开放，左心房血液经二尖瓣口进入左心室，彩色多普勒显示一束明亮的红色血流束，自二尖瓣口进入左心室（图5-14）。收缩期二尖瓣关闭，无血流信号通过，二尖瓣口不显色。

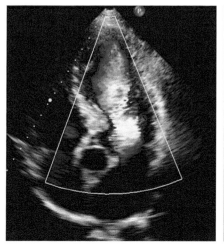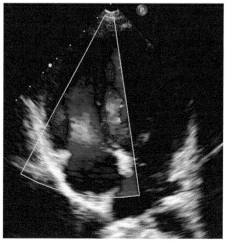

图5-14 二尖瓣、三尖瓣彩色多普勒血流图

（二）三尖瓣彩色多普勒血流图像

四腔心切面上，见三尖瓣口出现与二尖瓣相似的有规律的色彩变化。舒张期三尖瓣口开放，可见红色血流由右心房经三尖瓣口进入右心室。收缩期三尖瓣关闭，无血流信号通过，三尖瓣口不显色。

（三）主动脉瓣彩色多普勒血流图像

心尖五腔心切面，收缩期早期随主动脉瓣开放，可见一束明亮的带状蓝色血流束由左心流出道经主动脉瓣口射入主动脉，中央可夹有鲜亮的轻度五彩血流，瓣口远端血流颜色逐渐变暗（图5-15）。

（四）肺动脉瓣彩色多普勒血流图像

胸骨旁心底短轴切面，收缩期见右心室流出道血流呈蓝色经肺动脉瓣口流向肺动脉（图5-16）。由于血流的敏感性，多数正常人在舒张期可看到经肺动脉瓣口到右心室流出道的微量红色生理性反流信号。

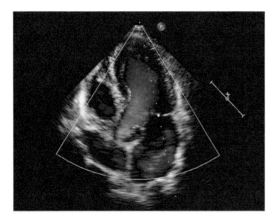

图5-15 主动脉瓣彩色多普勒血流图

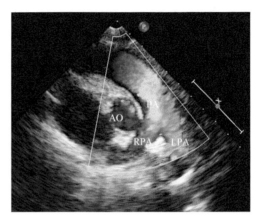

图5-16 肺动脉瓣彩色多普勒血流图

LPA：左肺动脉；RPA：右肺动脉；PA：肺动脉干；AO：主动脉

二、各瓣膜频谱多普勒的正常波形

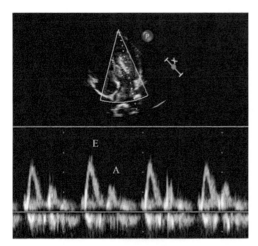

图5-17 二尖瓣频谱多普勒

E峰：二尖瓣口舒张早期最大血流速度；A峰：二尖瓣口
舒张晚期最大血流速度

（一）二尖瓣频谱多普勒的正常波形

心尖四腔心切面，PWD取样门置于二尖瓣口左心室侧可获得二尖瓣舒张期血流频谱为窄带空心的双峰波形（图5-17），频谱位于基线上方，分A峰和E峰，呈三角尖峰，与M型超声心动图相对应，E峰高于A峰。成人最大流速平均为0.9m/s（0.6～1.3m/s），儿童为1.0m/s（0.8～1.3m/s）。

（二）三尖瓣频谱多普勒的正常波形

心尖四腔心切面，PWD取样门置于三尖瓣口右心室侧可获取类似二尖瓣口的多普勒血流频谱，为舒张期正向窄带的双峰频谱，E峰高于A峰。

（三）主动脉瓣频谱多普勒的正常波形

在心尖五腔心切面上，取样门置于主动脉瓣口升主动脉侧，可探及收缩期负向、单峰、窄带频谱，形态呈空心不对称三角形或抛物线形，正常流速常在1.3m/s左右（图5-18）。

（四）肺动脉瓣频谱多普勒的正常波形

在胸骨旁心底短轴切面上，将取样门置于肺动脉瓣口肺动脉主干内，收缩期可见一空心负向、单峰、窄带频谱，形态与主动脉瓣口血流频谱相似，其血流速度一般在0.7m/s（图5-19）。

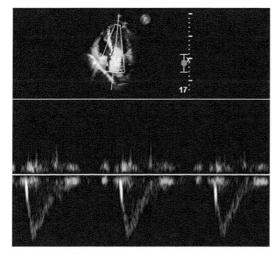

图5-18　主动脉瓣频谱多普勒

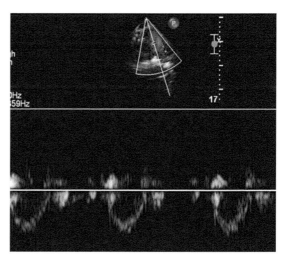

图5-19　肺动脉瓣频谱多普勒

第6节　心脏功能的测定

二维超声心动图及M型超声心动图能够反映心脏结构形态，室壁运动幅度；超声多普勒检查可准确无创地测量心腔和大血管中的血流速度、血流方向、血流性质。心功能测定是指导临床诊断的重要方法。对于判断病情、指导临床治疗、观察药物疗效及预后估计均有十分重要的意义。

心脏功能测定包括整体功能及局部功能。目前心脏功能测定包含左心室整体收缩功能、左心室舒张功能及右心室功能。

一、左心室整体收缩功能测定

左心室整体收缩功能测定方法较多，目前临床应用广泛的包括以下几种。

（一）M型超声心动图测定左心室收缩功能

通常采用左心室长轴切面，将M型超声心动图取样线置于左心室中部，垂直左心室长轴，显示室间隔及左心室后壁的运动曲线，通过测量收缩末期及舒张末期的左心室内径（D_s、D_d），自动计算并显示左心室收缩功能（图5-20）。多数超声诊断仪具有

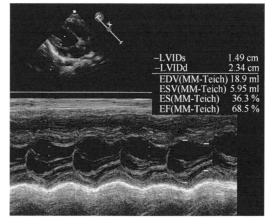

图5-20　M型超声心动图测定左心室收缩功能

LVIDs：左心室收缩末期内径；LVIDd：左心室舒张末期内径；EDV：心室舒张末期容积；ESV：心室收缩末期容积；ES：短轴缩短率；EF：射血分数

解剖M型，克服了声束不能完全垂直室间隔及左心室后壁的不足，减少了测量误差。

（二）二维超声心动图测定左心室收缩功能

二维超声心动图测定左心室收缩功能方法很多，目前通常采用辛普森（Simpson）法或改良Simpson法。Simpson法采用心尖四腔心切面及心尖两腔心切面。描记左心室舒张末期及收缩末期的内膜，测量左心室的长径和短径，由仪器自动计算左心室舒张末期容积（EDV）及左心室收缩末期容积（ESV），计算每搏输出量（SV）及心排血量（CO），并显示射血分数（EF）。其优点是对冠心病节段性室壁运动异常的患者心功能测量值误差小，接近心导管造影结果（图5-21）。

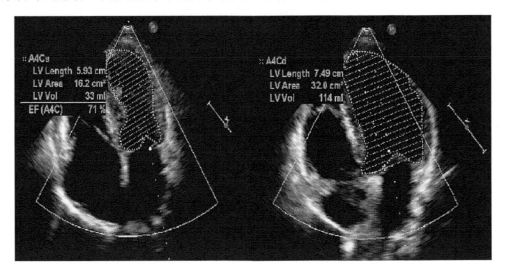

图5-21 Simpson法测定左心室收缩功能

A4Cs：收缩末期四腔心左心室面积；A4Cd：舒张末期四腔心左心室面积；LVLength：左心室长度；LVArea左心室面积；

LVVol：左心室容积；EF：射血分数

（三）心功能测定新技术

目前临床还应用组织多普勒成像、声学定量技术、组织追踪及应变率技术、三维超声等测定心功能，相关性好，得到认可并逐步研究。此外，这几种新技术还可测定心脏的局部收缩功能。

整体左心室收缩功能的正常值：每搏输出量50～90ml，射血分数50%～75%，左心室短轴缩短率25%～50%。

二、左心室舒张功能测定

1. M型超声及二维超声

（1）二尖瓣前叶舒张期下降速率（EF斜率） 正常值＞120mm/s。

（2）左心室后壁舒张、收缩速度 正常值为舒张速度＞收缩速度。

2. 多普勒超声

（1）二尖瓣血流频谱 正常人舒张早期（E）＞舒张晚期（A），E/A＞1。

（2）二尖瓣瓣环组织多普勒 二尖瓣前叶瓣环取样，正常人舒张早期（E'）＞舒张晚期（A'），E'/A'＞1。

组织多普勒成像、声学定量技术、组织追踪及应变率技术、Tei指数等也是测定左心室舒张功能的新手段。

三、右心室功能测定

　　二维超声心动图测定右心室功能是参照左心室功能测定进行的，通过面积长度法测定。这种方法临床较常用，但有误差，主要原因在于右心室形态与假定的形态不完全符合，另外右心室内膜描记较困难。Tei指数即心肌做功指数，是临床常用的较简便的右心室整体功能测定方法。Tei指数：（等容收缩时间＋等容舒张时间）/右心室射血时间。等容收缩时间、等容舒张时间延长，射血时间缩短，Tei指数升高，表明右心室功能减退。Tei指数不受右心室形态、压力、心率、三尖瓣反流等因素影响。

　　一些新技术的应用可测定右心室功能，如组织多普勒成像、声学定量技术、组织追踪及应变率技术、三维超声等。

（张　君）

第 **6** 章

心脏疾病超声

第 1 节　后天获得性心脏病

案例 6-1

患者，女，50 岁，胸闷气短 10 年，二维超声显示二尖瓣前后叶增厚、回声增强，开放受限，二尖瓣口面积为 1.32cm²。M 型超声见二尖瓣曲线 EF 间凹陷消失，呈"城墙波"。CDFI：二尖瓣口前向血流增快，最大 2.0m/s。

问题：依据上述临床及超声表现，最可能的诊断是什么？

一、心脏瓣膜病

（一）二尖瓣狭窄

1. 病理与临床　二尖瓣狭窄（mitral stenosis，MS）常见于风湿性损害，少数为先天性或退行性改变。反复的风湿性瓣膜炎症改变导致二尖瓣瓣膜前后叶交界处粘连、融合，瓣叶增厚、硬化，瓣膜开放面积缩小而狭窄。正常人二尖瓣口面积为 4～6cm²，瓣口面积＜2.0cm² 为狭窄。二尖瓣口面积缩小，致左心房排血受阻，压力升高，左心房扩大，肺静脉回流障碍导致肺淤血，进而可发展为肺动脉高压、右心衰竭。左心房血流淤滞，易形成附壁血栓。

二尖瓣狭窄多见于女性，表现为劳力性或夜间阵发性呼吸困难，端坐呼吸，咳嗽，咯血等。患者双侧脸颊暗红，呈特征性二尖瓣面容。心尖区可闻及舒张中晚期杂音。

2. 超声表现

（1）M 型及二维超声心动图

1）M 型超声心动图：二尖瓣前后叶开放幅度降低，前叶 EF 斜率下降，E、A 两峰间凹陷消失，呈平台状曲线，即"城墙波"改变。前后叶舒张期呈同向运动（图 6-1）。

2）二维超声心动图：二尖瓣增厚、回声增强，以瓣尖部分明显。舒张期瓣体向左心室流出道方向膨隆，呈"气球样"改变（图 6-2）。二尖瓣口开放幅度减低，瓣口面积减小。早期左心房增大，左心房扩大与瓣口狭窄程度成正比，部分患者可并发左心房血栓。后期可见肺动脉高压的表现，肺动脉增宽、右心室及右心房扩大。

（2）彩色及频谱多普勒　舒张期二尖瓣口见以红色为主的五彩镶嵌血流信号；频谱多普勒见典型的全舒张期方向朝上的双峰实填宽带频谱，频谱峰值流速较正常增快。舒张早期峰值血流速度＞1.5m/s，舒张期平均血流速度＞0.9m/s。

（3）二尖瓣狭窄程度定量评估　主要依据二尖瓣口的面积和平均压差判定，正常二尖瓣口面积为 4～6cm²，平均压差＜5mmHg。瓣口面积为 1.5～2.0cm²，平均压差为 5～10mmHg，属轻度狭窄；瓣口面积为 1.0～1.5cm²，平均压差为 11～20mmHg，属中度狭窄；瓣口面积＜1.0cm²，平均压差＞20mmHg 为重度狭窄。

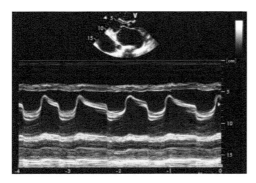

图6-1 二尖瓣狭窄M型超声心动图

M型超声显示二尖瓣前叶EF斜率明显减慢，A峰消失，前后叶同向运动，呈"城墙波"

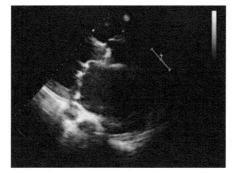

图6-2 二尖瓣狭窄二维超声心动图

二维超声心动图：二尖瓣瓣体及腱索回声明显增厚、增强、钙化，开放受限；左心房扩大

3. 鉴别诊断

（1）与左心室容量负荷增大的疾病相鉴别 左心室容量负荷增大的疾病，二尖瓣口血流量增多，瓣口见色彩明亮的血流，流速增快，但血流束较二尖瓣狭窄者明显增宽，且为层流。

（2）与扩张型心肌病相鉴别 扩张型心肌病，左心室功能减低，二尖瓣口开放幅度减小，但血流速度明显减慢，仍具有层流特点。

（3）左心房血栓与左心房黏液瘤相鉴别 二尖瓣狭窄常伴发左心房血栓，因此需注意左心房黏液瘤与左心房血栓的鉴别。黏液瘤多数呈窄基底附着在房间隔近卵圆窝处，可随心脏舒缩在二尖瓣口上下摆动；血栓基底部宽，常附着在左心房其他壁上。

4. 临床价值 超声诊断二尖瓣狭窄具有很高的特异性，可明确有无二尖瓣狭窄并进行狭窄程度定量评估，评价心脏功能改变及判断有无合并症。还可进行术中监测、术后疗效评价及随访。

（二）二尖瓣关闭不全

1. 病理与临床 二尖瓣关闭不全（mitral insufficiency，MI）为各种原因导致的二尖瓣装置解剖结构或功能异常，常见于风湿性瓣膜病、二尖瓣脱垂、腱索断裂等。二尖瓣关闭不全造成收缩期血流自左心室反流入左心房，左心房容量负荷增加，左心房代偿性扩张，久之导致左心室容量负荷过重，最终引起左心衰竭。

其临床表现取决于反流量、左心室功能状态和左心房顺应性。多数慢性轻、中度二尖瓣关闭不全患者可长期无症状，重度二尖瓣关闭不全可引起左心衰竭。心尖部可闻及收缩期吹风样杂音。

2. 超声表现

（1）M型及二维超声心动图 取决于病因的不同，表现为相应的二尖瓣、腱索、乳头肌的病变图像特征。风湿性二尖瓣关闭不全者，二尖瓣增厚，回声增强，收缩期前后叶对合不良；腱索断裂者，可见瓣叶在瓣环附着处呈大幅度运动，称连枷运动；二尖瓣脱垂者前、后两叶不能正常闭合，收缩期瓣叶脱向左心房侧，CD段呈"吊床样"改变；感染性心内膜炎者可见瓣膜赘生物。左心房及左心室增大，左室壁及室间隔搏动增强。

（2）彩色及频谱多普勒 收缩期二尖瓣口左心房侧见蓝色为主的五彩镶嵌的反流束，为诊断二尖瓣关闭不全的可靠指标。反流束为高速度、宽频带湍流，表现为负向、单峰、频带增宽、内部填充，多数持续全收缩期，最大反流速度＞4m/s（图6-3）。

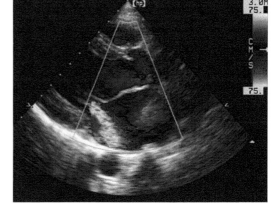

图6-3 二尖瓣关闭不全彩色多普勒

二尖瓣口左心房侧见蓝色为主的五彩镶嵌的反流束

（3）二尖瓣关闭不全定量评估　目前临床最常用反流束面积法进行半定量评估，反流束面积可通过心尖四腔切面，将收缩期左心房内蓝色为主的彩色血流信号的周边描记一周得出数值。反流束面积 ＜4.0cm²，属轻度关闭不全；反流束面积为4.0～8.0cm²，属中度关闭不全；反流束面积＞8.0cm²，属重度关闭不全。

3. 鉴别诊断

（1）与冠状动脉左房瘘相鉴别　冠状动脉左房瘘病变特点是异常血流以双期或舒张期为主，还可见相应的冠状动脉结构形态异常，不难与二尖瓣关闭不全鉴别。

（2）与主动脉瘤破入左心房相鉴别　主动脉瘤破入左心房病变特点是异常血流以双期或舒张期为主，还可见相应的主动脉窦结构形态异常。

（3）与二尖瓣生理性反流相鉴别　二尖瓣生理性反流一般反流束细小，且血流峰值速度＜2.0m/s，无左心房、左心室扩大。

4. 临床价值　超声是无创性诊断二尖瓣关闭不全的首选方法，可明确有无二尖瓣关闭不全并进行严重程度的判断，结合病史鉴别二尖瓣关闭不全的病因，评价心脏功能改变及判断有无合并症。还可进行术中监测、术后疗效评价及随访。

（三）二尖瓣脱垂

1. 病理与临床　二尖瓣脱垂（mitral valve prolapse，MVP）是二尖瓣装置病变致使瓣膜松弛延长或相对性过长，二尖瓣瓣叶在收缩期部分或全部脱向左心房，超过二尖瓣瓣环水平，病变可累及一叶或两叶，以前叶居多。多数患者常伴有二尖瓣关闭不全。二尖瓣及腱索黏液样变性、腱索延长或结缔组织病等多种病因均可导致二尖瓣脱垂。二尖瓣脱垂血流动力学改变同二尖瓣关闭不全，血液自左心室反流至左心房，导致左心房、左心室容量负荷增加，压力增大，故可导致左心房、左心室增大，二尖瓣瓣环随之扩大，加重二尖瓣反流。患者可长期无症状，也可表现为心悸、胸痛、气急等。听诊可闻及收缩中晚期"喀喇"音。

2. 超声表现

（1）M型及二维超声心动图

1）M型超声心动图：显示二尖瓣曲线CD段于全收缩期，或收缩中晚期向左心房凹陷，呈"吊床样"改变。

2）二维超声心动图：显示二尖瓣前叶或后叶在收缩期向左心房内脱垂，超过瓣环连线水平2mm以上，向左心房腔弯曲（图6-4）。伴或不伴瓣叶增厚，其中瓣叶厚度≥5mm者为典型二尖瓣脱垂；瓣叶厚度＜5mm者，为非典型二尖瓣脱垂。

（2）彩色及频谱多普勒　二尖瓣脱垂伴二尖瓣关闭不全者，彩色多普勒显示收缩期二尖瓣口左心房内见蓝色为主的反流束。反流束的形态与走向有助于判别脱垂的部位，前叶脱垂时二尖瓣反流束朝向左心房外侧壁，后叶脱垂时二尖瓣反流束朝向房间隔。频谱多普勒显示二尖瓣反流出现在收缩中、晚期或全收缩期，为宽频带、高速湍流频谱信号。

3. 鉴别诊断

（1）与假性二尖瓣脱垂相鉴别　部分正常人表现为收缩期瓣叶位置为二尖瓣瓣环连线位于左心房侧，易误诊为二尖瓣脱垂。在心尖四腔切面上观察，若瓣叶与瓣环之间最大垂直距离小于5mm，长轴切面上小于2mm，且无其他异常发现，表明被检者无

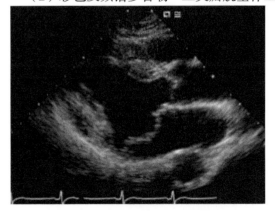

图6-4　二尖瓣脱垂二维超声心动图
左心室收缩时二尖瓣脱入左心房，超过二尖瓣瓣环平面2mm以上

二尖瓣脱垂，需定期复查，观察瓣叶的位移程度有无加重。此外，各种原因导致的大量心包积液、心脏压塞者，左心室腔受压，腱索相对过长可致二尖瓣叶脱垂，但心包积液消除后，脱垂的瓣叶又可恢复至正常位置。

（2）与继发性二尖瓣关闭不全相鉴别 其他如风湿性心脏病、二尖瓣先天性发育不全所导致的继发性二尖瓣关闭不全，在超声心动图上有其各自的特征性改变，与原发性二尖瓣脱垂不难鉴别。

4. 临床价值 超声诊断二尖瓣脱垂敏感度和特异度很高，可明确有无二尖瓣脱垂并可定位评价二尖瓣脱垂瓣叶，定量评估二尖瓣反流严重程度，鉴别二尖瓣脱垂病因，确定有无心脏结构功能改变。还可进行术中监测、术后疗效评价及随访。

（四）主动脉瓣狭窄

1. 病理与临床 主动脉瓣狭窄（aortic stenosis，AS）可由先天性和后天性病因所致，如先天性瓣膜发育异常、老年性瓣膜退行性改变、风湿性瓣膜病变等均可造成主动脉瓣狭窄。主动脉瓣口面积正常为 2.5～3.5cm²，主动脉瓣狭窄时引起左心室与主动脉间压差增大，左心室压力负荷增加，左心室肥厚。当瓣口面积减少 1/2 时，瓣口两端的压差明显上升，左心室收缩压代偿性升高，发生血流动力学梗阻。严重的心肌肥厚可使左心室舒张末压上升，导致左心房、肺静脉压力升高。

临床表现为呼吸困难、心绞痛、晕厥、休克。听诊胸骨右缘第2肋间可闻及收缩期喷射性杂音，常伴有震颤。

2. 超声表现

（1）M型及二维超声心动图

1）M型超声心动图：主动脉瓣反射增强，开放幅度减小，主动脉壁M型曲线主波低平，重搏波不明显。

2）二维超声心动图：主动脉瓣增厚，回声增强；主动脉瓣开放幅度降低、瓣口面积减小（图6-5）。胸骨旁心底短轴切面见瓣叶交界处粘连，收缩期测量主动脉瓣口面积＜2.0cm²；主动脉根部内径增宽；左心室壁向心性肥厚，厚度≥12mm。

（2）彩色及频谱多普勒 主动脉瓣口收缩期出现五彩镶嵌的高速射流信号，血流从主动脉瓣口流向升主动脉。频谱多普勒显示主动脉瓣口收缩期高速射流频谱，呈单峰负向，频带增宽，峰值速度＞2.0m/s，峰值时间后移（图6-6）。主动脉瓣口越小，通过瓣口的彩色射流束越细，甚至难以显示。

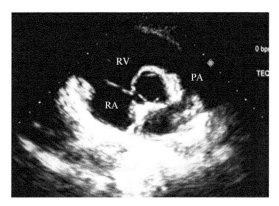

图6-5 主动脉瓣狭窄二维超声心动图

大动脉短轴切面，瓣叶交界处粘连，瓣口形态不规则，
面积减小；RA：右心房；RV：右心室；PA：肺动脉

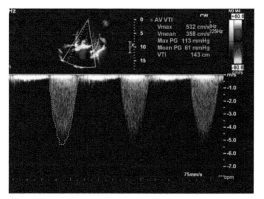

图6-6 主动脉瓣狭窄频谱多普勒

主动脉瓣口收缩期高速射流频谱，呈单峰负向，频带增
宽，峰值速度＞2.0m/s，峰值时间后移

（3）主动脉瓣狭窄程度分级

1）瓣口面积：主动脉瓣口面积是诊断主动脉瓣狭窄程度的重要依据，通常利用连续方程式原理进

行测量。其原理是在没有分流和反流的情况下，心脏各瓣口流经的血流相等，射血时间近乎相同。通过连续方程式，可计算主动脉瓣口面积：主动脉瓣口面积（AVA）=每搏输出量（SV）/主动脉瓣流速积分（SVI）。此方法不受主动脉瓣反流的影响。

2）跨瓣压差：跨瓣压差与主动脉瓣狭窄程度成正比，根据压差大小可判断主动脉瓣狭窄程度。跨瓣压差＜50mmHg者，为轻度狭窄；跨瓣压差50～80mmHg者，为中度狭窄；跨瓣压差＞80mmHg者，为中度狭窄。

3. 鉴别诊断

（1）与主动脉血流量增多病变相鉴别　主动脉瓣反流、动脉导管未闭等病变导致主动脉血流量明显增多，主动脉瓣口射流速度增快，但主动脉正常开放，主动脉血流为一宽阔明亮的血流带。

（2）与先天性主动脉瓣上、瓣下狭窄相鉴别　先天性主动脉瓣上、瓣下狭窄可于主动脉瓣上或瓣下见膜状回声或瓣下较厚的纤维环回声，左心室射血受阻，彩色多普勒血流显示起始位置为主动脉瓣上或瓣下的高速射流信号。

4. 临床价值　超声心动图是无创性评价主动脉瓣狭窄的首选方法，能清楚显示狭窄瓣膜的形态和活动幅度，明确狭窄程度。还可提供对主动脉瓣狭窄的病因诊断，对临床有着重要意义。

（五）主动脉瓣关闭不全

1. 病理与临床　主动脉瓣关闭不全（aortic insufficiency，AI）是继发于各种病因引起的主动脉瓣和（或）主动脉根部病变。常见病因有先天性主动脉瓣畸形或主动脉瓣脱垂、风湿性主动脉瓣病变、主动脉瓣退行性钙化、升主动脉窦瘤样扩张等。

因主动脉瓣反流，左心室舒张末期容量增加，左心室扩张，也可引起左室壁肥厚。左心室舒张末期容量增加造成主动脉收缩压增加，舒张时间缩短，心肌灌注减少，供氧减少。轻者可无临床症状，重者可出现左心衰竭和低血压。听诊胸骨右缘第2肋间或胸骨左缘第3肋间可闻及舒张期叹气样杂音。

2. 超声表现

（1）M型及二维超声心动图

1）M型超声心动图：主动脉瓣反流冲击二尖瓣，二尖瓣前叶舒张期扑动，对主动脉瓣关闭不全有辅助诊断意义。

2）二维超声心动图：主动脉瓣回声增粗、增强，开放幅度增大、开放速度增快，舒张期正常"Y"形结构消失，不能完全合拢。重度主动脉瓣关闭不全时，主动脉瓣叶闭合线呈双线征，舒张期瓣口可见小缝隙。左心室增大，左心室流出道增宽。代偿期室壁活动增强，晚期失代偿时室壁活动减弱，心功能下降。

（2）彩色及频谱多普勒　舒张期显示自主动脉瓣口流向左心室流出道的五彩镶嵌反流血流束（图6-7）。根据反流束在左心室腔内的形态及其所占范围的大小，可对反流程度进行半定量分析。轻度反流，反流束为细条状，局限于主动脉瓣下；中度反流，反流束长度超过二尖瓣前叶瓣尖水平；重度反流，反流束可达心尖部并可弥漫整个左心室。可于主动脉瓣口探及舒张期反流频谱信号。常在心尖五腔切面运用连续波多普勒检测主动脉瓣关闭不全的反流速度，左心功能代偿期其反流速度多高于4m/s。

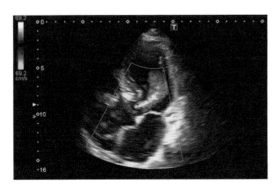

图6-7　主动脉瓣关闭不全彩色多普勒

舒张期显示自主动脉瓣口流向左心室流出道的五彩镶嵌反流血流束

3. 鉴别诊断　与二尖瓣狭窄相鉴别：主动脉瓣关闭不全的反流束应与二尖瓣狭窄的射流束相鉴别。主动脉瓣关闭不全，出现主动脉瓣增厚、瓣叶对合处存在缝隙等改变，反流最大速度一般大于4m/s；二尖瓣狭窄，可见二尖瓣增厚，开口间距和开放面积减小，射流最大流速一般不超过3m/s。

4. 临床价值 超声心动图是临床诊断主动脉瓣关闭不全的首选方法，能准确地诊断主动脉瓣关闭不全并进行半定量分析，对临床有着重要意义。

（六）三尖瓣关闭不全

1. 病理与临床 三尖瓣关闭不全（tricuspid insufficiency，TI）又称三尖瓣反流。三尖瓣的器质性或功能性病变均可导致本病，因右心室扩张致瓣环扩大造成收缩时瓣叶不能合拢的功能性三尖瓣关闭不全较常见，可见于二尖瓣狭窄、先天性心脏病、肺源性心脏病等右心室收缩压增高或肺动脉高压性心脏病。

三尖瓣关闭不全时，收缩期右心室血液反流入右心房，压力增高，右心房、右心室增大，体循环淤血。临床表现为颈静脉扩张、肝脾肿大、腹水和水肿。三尖瓣关闭不全伴肺动脉高压时，听诊胸骨右下缘或剑突下闻及全收缩期高调吹风样杂音，杂音随吸气增强。

2. 超声表现

（1）M型及二维超声心动图 三尖瓣环增宽，三尖瓣活动幅度增大，收缩期瓣叶不能完全合拢。右心房、右心室增大，严重者可见下腔静脉及肝静脉增宽。

（2）彩色及频谱多普勒 右心房内探及收缩期蓝色为主的反流束（图6-8）。根据反流束在右心房内的分布范围，可对三尖瓣反流程度进行半定量评估，临床一般采用Omoto三级分法：反流束自三尖瓣口达右心房长径的1/2为轻度；反流束超过右心房长径的1/2，占据大部分右房腔为中度；反流束到达右心房顶部，进入腔静脉和肝静脉为重度。右心房三尖瓣口内探及收缩期反流频谱，频谱为负向单峰，峰顶圆钝，峰值速度常在2～4m/s。重者腔静脉及肝静脉出现逆向血流频谱。

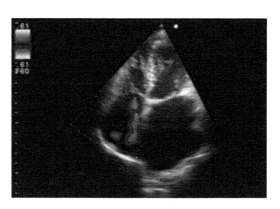

图6-8 三尖瓣关闭不全彩色多普勒
CDFI显示右心房内收缩期蓝色反流束

3. 鉴别诊断 与生理性三尖瓣反流相鉴别：正常人超声检查时也可发现轻度三尖瓣反流，为生理性反流。生理性反流无心脏形态及瓣膜活动异常，频谱多普勒显示三尖瓣反流持续时间较短且多发生在收缩早期，反流束瓣环局限在瓣环附近，最大流速＜2m/s。

4. 临床价值 超声心动图诊断三尖瓣关闭不全的敏感度与特异度极高，能准确地诊断三尖瓣关闭不全并进行半定量评估，可鉴别器质性与功能性三尖瓣反流，对临床诊断有着重要意义。

🔗 **链接** 心脏人工瓣

心脏人工瓣（cardiac prosthetic valve）根据瓣膜的材料不同，可分为机械瓣和生物瓣两大类。机械瓣用非生物性材料制成，根据结构和形状不同，分为倾斜碟瓣、双叶碟瓣等。机械瓣由金属结构组成，瓣叶不会发生变性、钙化等情况，但需长期抗凝治疗以防止血栓形成。生物瓣主要以猪主动脉瓣、牛主动脉瓣或牛心包作为瓣膜材料，生物瓣结构接近于自然瓣，不易形成血栓，但易发生瓣叶组织变性、钙化或撕裂等，通常寿命为10～15年。目前临床采用机械瓣较多。超声心动图的应用可了解心脏人工瓣的活动及功能状态，及时发现人工瓣置换后的并发症，可长期追踪随访，具有重要意义。

二、冠状动脉粥样硬化性心脏病

冠状动脉粥样硬化性心脏病（coronary atherosclerotic heart disease，CHD），简称冠心病，其

病理基础是冠状动脉粥样硬化斑块形成，造成管腔狭窄或冠状动脉发生痉挛引起管腔血流减少，导致心肌缺血。如果粥样硬化斑块出血、冠状动脉管腔内血栓形成，则导致管腔闭塞、血流中断，将引起其供血区域局部急性心肌梗死，当坏死心肌逐渐纤维化，形成心肌瘢痕，即为陈旧性心肌梗死。

（一）病理与临床

1. 冠状动脉循环　心脏供血来自左、右冠状动脉。左冠状动脉起自主动脉左冠状窦，经肺动脉起始部和左心耳之间，沿冠状沟向左前方行3～5mm后，分为前降支和回旋支。前降支主要分布于左心室前壁、室间隔大部分及心尖处。回旋支分布于左心室侧壁、后壁（下壁）和左心房。右冠状动脉起自主动脉右冠状窦，经肺动脉起始部与右心耳之间进入冠状沟，向右下走行，绕右心缘至心脏膈面，沿后室间沟至心尖。右冠状动脉分支主要分布于右心房、右心室、室间隔后部及部分左心室后壁。

2. 冠状动脉粥样硬化的病理改变及心肌缺血　冠状动脉粥样硬化早期为内膜下脂质沉着，继而发生局部隆起形成粥样硬化斑块。斑块多发生在左前降支、右冠状动脉、左回旋支及左冠状动脉主干的近心端分叉处，出现管腔狭窄、血流受阻、冠状动脉储备功能降低。若心脏负荷增加或冠状动脉痉挛，可导致急性暂时性心肌缺血，出现临床心绞痛发作。若长期反复缺血缺氧，则可导致心肌变性及纤维化，甚至心力衰竭。如斑块出血、血栓形成或冠状动脉痉挛，可导致管腔闭塞、局部心肌缺血坏死即发生急性心肌梗死。

3. 心肌缺血与室壁运动异常　动物实验证实，冠状动脉结扎后，相应供血区域心室壁几乎立即出现节段性室壁运动异常，因而心肌缺血是节段性室壁运动异常的病理生理学基础。节段性室壁运动异常是心肌缺血早期、敏感的特征性指标。

4. 室壁运动异常节段划分方法　阶段性室壁运动异常是冠心病的特征性表现，对室壁进行节段划分是分析节段性室壁运动异常的基础，根据美国心脏病学会建议统一采用十七节段分段法（图6-9）。定位及命名采用左心室短轴切面，将左心室基底段（即二尖瓣水平）的圆形切面每隔60°划分为一段，共分为6段，逆时针方向命名为1～6段；将左心室中部（即腱索-乳头肌水平）的圆形切面每隔60°划分为一段，共分为6段，逆时针方向命名为7～12段；再将左心室心尖部圆形切面每隔90°划分为一段，共分为4段，逆时针方向命名为13～16段；最后将左心室心尖顶部没有心腔的区域，命名为17段。冠状动脉向各节段供血通常由左前降支、左回旋支、右冠状动脉这3支血管提供，十七节段的冠状动脉分支供血关系：左前降支供应1、2、7、8、13、14、17段；左回旋支供应5、6、11、12、16段；右冠状动脉供应3、4、9、10、15段。

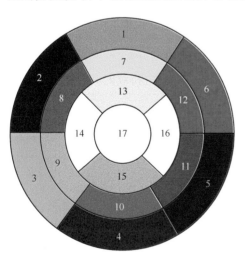

图6-9　左心室十七节段分段法

1. 基底段前壁；2. 基底段前间隔；3. 基底段下间隔；4. 基底段下壁；5. 基底段下侧壁；6. 基底段前侧壁；7. 中间段前壁；8. 中间段前间隔；9. 中间段下间隔；10. 中间段下壁；11. 中间段下侧壁；12. 中间段前侧壁；13. 心尖段前壁；14. 心尖段室间隔；15. 心尖段下壁；16. 心尖段侧壁；17. 心尖部

（二）心肌梗死超声表现

1. 心脏腔大小、形态改变　腔室大小、形态改变与梗死范围、部位、程度及有无并发症有关。梗死范围广、程度重，可导致相应心室形态异常、扩大。左心室乳头肌功能不全时，可发生二尖瓣关闭不全，左心房、左心室增大。右心室心肌梗死可导致右心室、右心房扩大（图6-10）。

2. 室壁运动异常 急性心肌梗死后，超声心动图几乎可立即检出节段性室壁运动异常，典型表现为室壁收缩期变薄及矛盾运动。较大范围心肌梗死，同时出现正常区室壁运动增强。急性心肌梗死导致的节段性室壁运动异常严重程度往往较心肌缺血引起的要重，但并不能只根据节段性室壁运动异常程度就判定是心肌梗死或心肌缺血，必须结合病史、心电图等其他临床资料。

3. 心功能梗死区 局部心功能明显降低，左心室收缩功能的减低与梗死面积相关，小面积心肌梗死，EF值正常或稍减低，SV、CI均在正常范围内；较大范围的心肌梗死可导致整体左心功能降低。

4. 其他改变 梗死区室壁回声改变。急性心肌梗死患者心肌常呈低回声，部分患者可出现少量心包积液；陈旧性心肌梗死患者心肌变薄，回声增强。

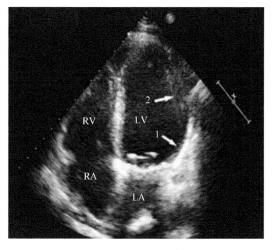

图6-10 心肌梗死超声表现
左心室基底段前侧壁（箭头1）心内膜消失、室壁变薄、回声增强；中间段前侧壁（箭头2）室壁厚度正常，心内膜面存在。LA：左心房；RA：右心房；RV：右心室；LV：左心室

（三）心肌梗死并发症

1. 室壁瘤 为心肌梗死后的常见并发症。为较大面积心肌梗死后，坏死心肌组织由瘢痕组织替代，在心腔内压力作用下，局部室壁变薄、扩张，向外膨出，呈半球形。室壁瘤最常发生在左心室心尖部，局部心室壁向外膨出、变薄，膨出部位的室壁运动消失或呈矛盾运动，瘤颈较宽，瘤壁为心室壁延续而成，收缩期瘤壁与正常室壁有明显转折点。彩色多普勒血流成像见左心室红色血流信号填充。

2. 乳头肌功能不全 为心肌梗死后的常见并发症。因乳头肌缺血造成收缩功能障碍，也可因心腔明显扩大或室壁瘤牵拉乳头肌，导致二尖瓣脱垂、对合不良，引起二尖瓣关闭不全。二维超声可见乳头肌回声增强，乳头肌收缩减弱，收缩期无缩短、增粗；二尖瓣前后叶对合不良、脱垂，二尖瓣关闭不全；左心房、左心室扩大。彩色多普勒血流成像见收缩期左心房内源自二尖瓣口的反流束。

3. 乳头肌断裂 为急性心肌梗死少见但严重的并发症。较常见于下壁梗死致二尖瓣后乳头肌缺血坏死。可见断裂的乳头肌连于腱索，跟随心动周期在左心房与左心室之间来回运动，呈"连枷样"。如断裂处靠近乳头肌顶端，则可见腱索断端回声增强、增粗。二尖瓣叶收缩期明显脱入左心房，舒张期进入左心室，运动幅度大，二尖瓣叶出现连枷样运动。不完全乳头肌断裂，瓣叶可表现为脱垂。左心房、左心室扩大，二尖瓣关闭不全，常为重度，彩色多普勒血流成像可见明显反流。

4. 室间隔穿孔 为急性心肌梗死室间隔缺血坏死、破裂所致，多发生于前间隔心尖段，室间隔局部变薄，回声连续性中断或呈隧道样缺损，断端模糊，形态不规则，缺损口大小随心动周期变化，收缩期增大可达舒张期的2～3倍。穿孔附近周围室壁变薄，运动异常。左心室、右心室扩大。彩色多普勒血流成像见心室水平左向右穿隔血流。频谱多普勒显示室间隔中断处右心室侧收缩期湍流频谱。

5. 血栓形成 附壁血栓为心肌梗死常见并发症，常发生于心尖部室壁瘤内，表现为凸向心室腔内的形态不规则的团块状回声，新鲜血栓呈低回声，陈旧性血栓呈中-强回声，血栓与心内膜有明确界限。

6. 心脏破裂 为急性心肌梗死致命性并发症，由心室游离壁坏死破裂所致，多发生在急性心肌梗死后1周内。患者突发意识丧失，呼吸停止，无脉搏及血压，心电图显示室性心动过速或心室颤动，有心脏压塞征、颈静脉怒张。超声可发现因心肌梗死而变薄的室壁局部连续性中断，伴不同程度心包积液。

（四）鉴别诊断

与扩张型心肌病相鉴别：扩张型心肌病的心腔扩大较显著，心室壁运动幅度弥漫性减弱或完全消失，二尖瓣开放幅度明显减小。冠心病，心室腔扩大，心室壁呈节段性运动减弱、消失或出现矛盾运动，正常室壁运动幅度代偿性增强。

（五）临床价值

超声心动图能显示因心肌缺血或梗死所致的节段性室壁运动异常，对心肌缺血或梗死部位、范围进行定位和定量分析，同时还可评价心功能、诊断心肌梗死并发症。超声心动图在冠心病的诊断及鉴别诊断、预后评估、治疗效果观察等方面均具有重要临床意义。

三、原发性心肌病

（一）扩张型心肌病

1. 病理与临床　扩张型心肌病（dilated cardiomyopathy，DCM），是原发性心肌病最常见的类型。病变以心腔扩大为主，尤以左心室扩大为特征。多见于中青年，以男性居多。

扩张型心肌病心肌细胞减少，心肌纤维化，收缩力减弱，心排血量减少，心室舒张期和收缩末期容量增多，心腔扩大，出现二尖瓣、三尖瓣相对关闭不全，发生进行性加重的充血性心力衰竭。心腔内血流速度减慢，血液淤滞导致血栓形成。

早期无明显症状，随着病情进展逐渐出现疲劳、乏力、心悸、气短、呼吸困难及各种心律失常，听诊心前区可闻及二尖瓣或三尖瓣关闭不全的收缩期杂音及舒张期奔马律。晚期出现肝肿大、体静脉、肺静脉淤血等心力衰竭的表现。

2. 超声表现

（1）M型超声心动图　室壁运动幅度减弱，二尖瓣活动曲线呈较小的单菱形或双菱形"钻石状"改变。左心室流出道增宽，E峰至室间隔距离（EPSS）明显增大，一般>10mm。

（2）二维超声心动图（图6-11）

1）心腔的改变：各房室腔均明显增大，以左心室、左心房为著，呈球样扩大。

2）室壁的改变：室间隔及左心室壁厚度正常，与扩大的腔室对比呈相对变薄，室间隔向右室侧膨凸，左心室后壁向后凹，室间隔及左心室后壁运动呈弥漫性减弱。

3）瓣膜的改变：心排血量降低使心室收缩末期容积增加，舒张期心房内血液回流障碍，导致二尖瓣开放幅度减低，开放时间缩短，与扩大的心腔形成"大心腔小瓣口"的典型超声特征。

4）附壁血栓：扩大心腔内可见回声增强的附壁血栓团块，多见于心尖部。

5）合并严重心力衰竭时可见少量心包积液。

（3）彩色及频谱多普勒（图6-12）　彩色多普勒可见多个瓣膜口反流，反流为相对性，反流束一般较窄，分布局限，血流色彩暗淡，很少出现色彩混叠。频谱多普勒显示主动脉瓣口血流峰值流速降低，射血时间（ET）缩短，射血前期（PEP）延长，PEP/ET增大。二尖瓣口血流频谱异常形态随疾病发展而不同，表现各异。病变早期，常表现为A峰增高、E峰降低，E/A<1；伴有较严重的二尖瓣反流时，A峰减低，E峰正常或稍增高，E/A>1；严重心力衰竭时，E峰高耸，A峰极低或消失，E/A>1.5～2.0，此时多为不可逆性舒张功能不全。

3. 鉴别诊断

（1）与冠心病合并心力衰竭相鉴别　冠心病时左心也可增大，但一般不呈球形改变。冠心病以节段性室壁运动为特点，表现为病变部位心肌变薄，运动减弱、消失或呈矛盾运动，非病变部位心肌运动正常或代偿性增强，二尖瓣后移不明显。

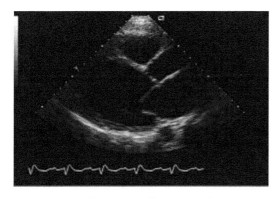

图6-11　扩张型心肌病二维超声心动图
左心房、左心室增大

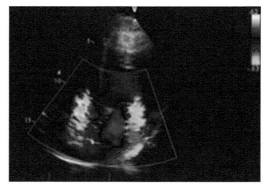

图6-12　扩张型心肌病彩色多普勒血流图
左心房、右心房可见二尖瓣和三尖瓣反流信号

（2）与瓣膜病变引起的重度瓣膜关闭不全相鉴别　瓣膜病变常见瓣膜增厚、钙化、脱垂、腱索断裂等改变，出现瓣膜重度反流。而扩张型心肌病患者瓣叶本身无形态学改变，反流为相对性，多为轻、中度。

4. 临床价值　超声是诊断扩张型心肌病较为准确、特异的方法，可进行心脏大小、室壁运动、房室瓣膜情况等的观测，通过超声测定的心脏功能可为临床治疗及预后评估提供重要依据。

（二）肥厚型心肌病

1. 病理与临床　肥厚型心肌病（hypertrophic cardiomyopathy，HCM）是以心肌非对称性肥厚、心室腔变小为特征的心肌疾病。多数以室间隔肥厚为主，根据左心室流出道有无梗阻，可分为梗阻性和非梗阻性两类。本病多见于儿童和青年，可有家族史。

心脏增大，重量增加，心室肌肥厚，肥厚的心肌（以室间隔为主）突向左心室，致左心室腔狭小，左心室流出道狭窄。典型形态学改变为心肌细胞肥大、排列紊乱，间质纤维化。导致心室壁僵硬，心室顺应性降低，心室舒张功能减低，左心房血液回流受阻，心房继发性扩张。非梗阻性肥厚型心肌病患者多无症状；梗阻性肥厚型心肌病患者常见呼吸困难、心绞痛、心悸三大典型症状，部分患者发生晕厥，严重者可猝死。心脏听诊梗阻者可于心尖区内侧或胸骨左缘中下段闻及收缩期杂音。

2. 超声表现

（1）M型超声心动图　二尖瓣EF下降，速率减慢。梗阻者收缩期二尖瓣CD段呈多层弓背向前隆起，称为收缩期前向运动（SAM）征（图6-13）。重度梗阻者主动脉瓣出现收缩中期提前关闭现象，右冠瓣呈"M"形改变，无冠瓣呈"W"形，出现收缩期半关闭切迹。

（2）二维超声心动图

1）心室壁的改变：左室壁非对称性肥厚，以室间隔增厚为主（图6-14），室间隔与左心室后壁厚度之比＞1.5。增厚的室间隔回声增强、不均匀，呈斑点状。非病变部位心肌厚度正常或略增厚。

2）腔室的改变：左心室大小正常或变小，伴有梗阻者左心室流出道狭窄。

（3）彩色及频谱多普勒　梗阻者左心室流出道内收缩期可见五彩镶嵌血流束，狭窄越严重，色彩混叠越重；非梗阻者左心室流出道收缩期充满蓝色血流。左心房内可见不同程度二尖瓣口的反流束。频谱多普勒显示梗阻者左心室流出道血流速度明显加快，见收缩期负向高速填充状射流频谱，呈"匕首样"。狭窄越重，流速越快，左心室射血时间越长。非梗阻者左心室流出道血流速度正常。二尖瓣频谱A峰＞E峰：二尖瓣口峰值流速E峰正常或减低，A峰增高，E/A＜1。

3. 鉴别诊断

（1）与主动脉瓣狭窄相鉴别　主动脉瓣狭窄可见室间隔、左心室后壁向心性对称性增厚，内部回声均匀；主动脉瓣明显增厚、回声增强严重者可出现钙化、开放受限，瓣下可见膜性狭窄或局限性主动脉缩窄。肥厚型心肌病患者无上述表现。

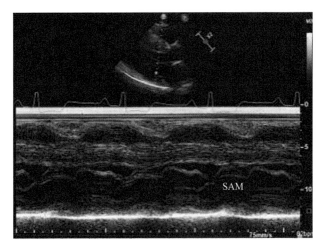

图6-13 肥厚型心肌病M型超声心动图

二尖瓣前叶CD段抬高，SAM征阳性

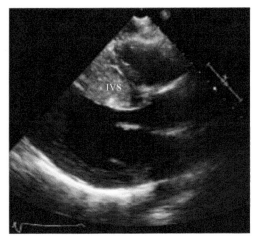

图6-14 肥厚型心肌病二维超声心动图

IVS：室间隔明显增厚

（2）与高血压心脏病相鉴别 肥厚型心肌病多为室间隔增厚为主的非对称性肥厚，室间隔与左心室后壁厚度之比＞1.5；高血压心脏病导致的室壁增厚，多为向心性对称性增厚，且室间隔与左心室后壁厚度之比＜1.3，增厚的心肌内部回声均匀，M型超声二尖瓣EF斜率可减慢，但无SAM现象及主动脉瓣收缩中期提前关闭现象。

4. 临床价值 超声检查时应注意估测室壁增厚程度、位置及左心室流出道狭窄程度，观察有无二尖瓣收缩期向前运动及主动脉瓣的收缩中期关闭现象，并应用多普勒超声进一步判定左心室流出道有无狭窄，这对梗阻性肥厚型心肌病的诊断极为重要。

（三）限制型心肌病

1. 病理与临床 限制型心肌病（restrictive cardiomyopathy，RCM）是一种少见的心肌病，可以是特发性或伴发于其他疾病。其病理改变为心内膜和心内膜下的心肌广泛纤维化增厚，增厚的心内膜可达正常人的10倍。心室壁硬化，心室舒张充盈受限，心室腔充盈或闭塞。心室肌收缩功能正常或轻度减低。

临床表现以发热、全身倦怠为初始症状，逐渐发生心悸、呼吸困难、水肿、颈静脉怒张等心力衰竭症状。与缩窄性心包炎表现极其相似。

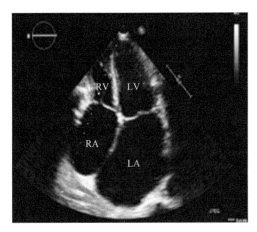

图6-15 限制型心肌病二维超声心动图

双房明显增大；LA：左心房；RA：右心房；LV：左心室；

RV：右心室

2. 超声表现

（1）M型超声心动图 室壁及心内膜增厚，室壁运动幅度减低，心室腔变小。

（2）二维超声心动图

1）心内膜增厚，厚度可达数毫米，心肌回声增强，以心尖部最为明显。

2）双房明显增大（图6-15），可有附壁血栓。

3）二尖瓣、三尖瓣可增厚、变形，固定于开放位置，失去关闭功能。

3. 鉴别诊断 与缩窄性心包炎相鉴别：两者均可见双房明显增大，心室相对较小，可伴有心包积液、腔静脉增宽等改变。不同点在于缩窄性心包炎心包增厚，心包积液明显增多，而限制型心肌病主要以心内膜增厚为特点。

4. 临床价值 超声心动图可观察限制型心肌病的心内膜情况及心腔变化，测量二尖瓣、三尖瓣口血流频谱，对诊断本病有重要的临床意义。

四、心包疾病

（一）心包积液

1. 病理与临床 心包是包裹心脏与大血管根部的纤维浆膜囊，分浆膜层和纤维层，两层心包之间的腔隙为心包腔，正常时心包腔内含少量浆液，起润滑作用，以减少心脏运动时的摩擦。若心包腔内液体超过50ml，称为心包积液（pericardial effusion，PE）。可因细菌、病毒、自身免疫、代谢障碍、肿瘤、创伤等病因引起。当心包积液迅速增多或积聚过快时，心脏舒张充盈受限，可出现心脏压塞。

2. 超声表现

（1）少量心包积液（50～200ml）

1）M型超声心动图：2、3区见左心室后壁心包腔内宽度为1.0cm以内的无回声区，而右心室前壁心包腔内多不出现无回声区。

2）二维超声心动图：左心室长轴切面，左心室后壁心包腔内整个心动周期见局限性无回声区，而心尖部和右心室前壁心包腔内不出现无回声区。胸骨旁二尖瓣水平短轴切面，左心室后壁心包腔内见弧形无回声区。

（2）中量心包积液（200～500ml）

1）M型超声心动图：左心室后壁心包腔内无回声区，宽度为1.0～2.0cm，右心室前壁心包腔内也可见宽度为0.5～1.0cm的无回声区。主动脉根部运动幅度降低，左心房后心包腔内偶可见少量无回声区。

2）二维超声心动图：整个心包腔内可见弥漫分布的无回声区，并沿房室沟上方和前方扩展。

（3）大量心包积液（大于500ml）

1）M型超声心动图：左心室后壁心包腔内见宽度大于2.0cm的无回声区，右心室前壁心包腔内见宽度大于1.5cm的无回声区；右心室前壁收缩期出现切凹征；左心室后壁与室间隔同向运动；收缩早期二尖瓣曲线CD段下移，类似二尖瓣脱垂表现；出现荡击波征，表现为四腔心切面见心脏明显在无回声区内摆动，无回声区内显示一条强回声光带，于收缩期出现、舒张期消失。

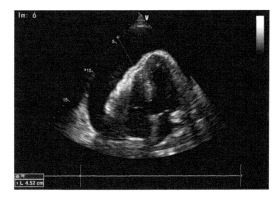

图6-16 心包积液二维超声心动图
心包腔显示液性暗区（测量键），深度约4.52cm

2）二维超声心动图：心包腔上下、内外均有较宽的无回声区，常大于2.0cm（图6-16）。心脏游离在大量液体内，出现前后或左右摆动，称"心脏摆动征"。右心室前壁活动度增大及形态异常，呈波浪式运动或塌陷。

3. 鉴别诊断

（1）与左侧胸腔积液相鉴别 心包积液的无回声区范围较局限，仅围绕在心脏的周围，位于降主动脉前方；胸腔积液的暗区范围较广，位于降主动脉后方，延伸到心脏以外的胸腔壁和肋膈角，并有非组织延伸到液性暗区中。

（2）与心脏脂肪垫相鉴别 右心室前方脂肪垫较厚时，可显示为右心室前方一层较厚的低或无回声区，易误诊为心包积液。两者不同的是，心脏脂肪垫者左心室后壁心包腔内不出现无回声区，加大增益，脂肪垫可出现点状低回声。

4. 临床价值 超声心动图是诊断心包积液最敏感、最准确且无创的检查手段。检查操作简便，诊断迅速，可动态观察心脏内部结构及心包积液的范围和程度，为临床提供较准确的诊断依据。另外，还可通过超声引导心包穿刺，进行准确定位、定深度，监测金针路径，极大地提高了穿刺成功率。

（二）缩窄性心包炎

1. 病理与临床 缩窄性心包炎（constrictive pericarditis，CP）指由感染或其他原因引起的心包慢性炎症过程。主要病理改变为心包膜脏壁两层严重增厚、粘连、纤维化及钙化，形成坚硬的纤维外壳包绕在心脏外层，限制心脏舒张，出现回心血流受阻，舒张期心室的充盈减少，心排血量下降，最终导致体循环及肺循环淤血。

缩窄性心包炎多继发于各种急性或慢性心包炎，最常见于结核性心包炎，其次为非特异性心包炎、化脓性心包炎。心包增厚3～5mm，少数可达10mm以上。心包增厚可广泛也可局限，伴有钙化。心包腔内也可出现少量液体。主要临床表现为呼吸困难、腹胀厌食、颈静脉怒张、静脉压升高、心尖搏动减弱、肝脾肿大等。

2. 超声表现

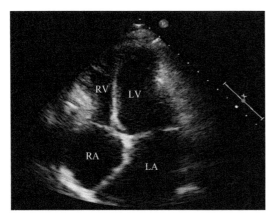

图6-17 缩窄性心包炎二维超声心动图
心包增厚，回声增强，双房增大，心室受压变小。LA：左心房；RA：右心房；LV：左心室；RV：右心室

（1）M型超声心动图

1）心包增厚，回声增强。

2）因心包增厚、纤维化，限制了心脏的舒张，心室波群显示左心室后壁于舒张中晚期运动平坦或震颤。

3）室间隔运动异常，舒张早期呈异常后向运动。

4）右心舒张受限，下腔静脉回流受阻，表现为下腔静脉管腔扩大且不随呼吸改变。

5）右心室舒张压增高，高于肺动脉压，肺动脉瓣提前于舒张期开放。

（2）二维超声心动图 ①心包增厚。②下腔静脉明显扩张。③双心房增大。④因右心室舒张受限，房室间隔被推向左心房、左心室侧（图6-17）。

（3）多普勒超声

1）由于心脏舒张受限，测得右心房、右心室、肺动脉及左心室的舒张压均明显增高。

2）二尖瓣口血流频谱见明显的舒张充盈受阻，出现舒张早期流速增快，E峰较高；晚期充盈速度明显减慢，A峰降低，E/A明显增大。

3. 鉴别诊断 与限制型心肌病相鉴别：限制型心肌病多为全心扩大，心室壁稍厚，但无心包增厚、回声增强，左心室等容舒张时间和二尖瓣E波速率基本不受呼吸影响。

4. 临床价值 超声心动图是目前首选的诊断缩窄性心包炎的无创性方法，且能对病变部位、范围及程度做出评估，为治疗方案的制订提供重要依据。

五、心脏肿瘤及心腔内血栓

（一）黏液瘤

1. 病理与临床 黏液瘤（myxoma）是最常见的心脏原发性良性肿瘤，好发于左、右心房，以左心房多见。心脏黏液瘤多带蒂，多附着于房间隔卵圆窝，瘤体大小不等，离二尖瓣口较近。肿瘤随心脏舒缩而往复运动，心脏收缩时肿瘤上移至左心房，舒张时常脱入二尖瓣口，阻碍瓣口血流通过发生血流动力学改变，形成类似瓣膜狭窄的临床表现。心脏黏液瘤虽为良性肿瘤，但由于瘤体多为半透明胶冻状，易破裂脱落造成体循环栓塞或阻塞二尖瓣口导致晕厥或猝死，因此确诊后应尽快手术治疗。

2. 超声表现

（1）M型超声心动图

1）心底波群（4区）：左心房可增大，收缩期左心房内可见云雾状团块回声。

2）二尖瓣波群（2b区）：舒张期二尖瓣前叶之后或前后叶之间可显示云雾状团块回声，二尖瓣EF斜率可减慢，二尖瓣纤细，无增厚表现，有时可见二尖瓣前叶扑动。

（2）二维超声心动图

1）部位：左心房黏液瘤常带蒂附着于房间隔卵圆孔边缘，蒂长2～5mm；右心房黏液瘤多附着于房间隔；心室黏液瘤多在左心室或右心室流出道室壁上。

2）形态：多为圆形或椭圆形，轮廓清晰，边缘较规整，呈高回声。大小多为5～6cm，也可小于1cm或大于10cm。

3）活动度：黏液瘤的重要特征是心动周期中的规律性运动。左心房及右心房黏液瘤收缩期（图6-18）、舒张期（图6-19）瘤体可分别在二尖瓣、三尖瓣口处活动，瘤体较大者可脱入左心室、右心室腔内，造成瓣口阻塞。左心室及右心室黏液瘤瘤体较小，收缩期向左心室、右心室流出道运动，舒张期向左、右心室腔内运动。

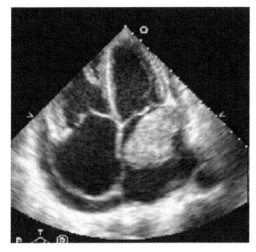
图6-18　心脏收缩期左心房黏液瘤二维超声心动图
心脏收缩期左心房内椭圆形高回声团

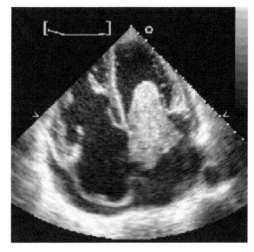
图6-19　心脏舒张期左心房黏液瘤二维超声心动图
心脏舒张期高回声团堵塞二尖瓣口

4）房室大小：瘤体阻塞房室瓣常导致心房扩大，如瘤体阻塞二尖瓣口严重，也可导致右心室增大。

（3）多普勒超声　可见舒张期二尖瓣口黏液瘤与房室瓣环间明亮的射流信号，与二尖瓣狭窄时的五彩镶嵌血流相类似。若瘤体影响二尖瓣关闭，则收缩期在二尖瓣口左心房见反流信号，多局限分布。

3. 鉴别诊断

（1）与心腔内血栓相鉴别　血栓多出现在血液滞留和局部室壁运动异常者，如发生在二尖瓣狭窄、心房颤动、心肌梗死室壁瘤的基础上，多附着于房室壁上，基底宽，无蒂，活动度小，表面尚光整。新鲜血栓呈低回声，机化的血栓回声较强且不均匀。

（2）与二尖瓣赘生物相鉴别　感染性心内膜炎可见二尖瓣赘生物，表现为二尖瓣叶上大小不等的回声不均匀团块，与二尖瓣附着紧密且随瓣膜活动，赘生物本身活动度较小。

4. 临床价值　超声心动图可明确黏液瘤的附着位置、评估肿瘤对血流动力学的影响，并排除多发性肿块的可能。

（二）心腔内血栓

1. 病理与临床

（1）左心房血栓好发于风湿性心脏病二尖瓣狭窄及无瓣膜病的心房颤动。

（2）左心室血栓一般发生于左室壁运动减弱和血流淤滞的患者，常见于血流缓慢的左心室心尖部。心肌梗死患者血栓多位于梗死部位，尤其易发生在室壁瘤处。

（3）右心房血栓多发生于右心房扩大同时伴有心房颤动的患者，也可来源于外周静脉血栓。

2. 超声表现

（1）心腔内血栓的超声共同表现

1）自发性显影：正常血流为回声区，缓慢流动的血流可呈烟雾状回声，即自发性显影。自发性显影局限于血流受阻的心腔，提示存在血栓形成的条件，临床需予以抗凝治疗，避免血栓形成。

2）血栓的超声表现：正常应为无回声区的心腔内，见团块状回声。新鲜血栓呈低回声，与噪声较难区别，边缘不固定，但有固定附着部位，可呈半流动状态；陈旧性或机化的血栓，回声明显增强且不均匀，表面锐利，不规则、不平滑。

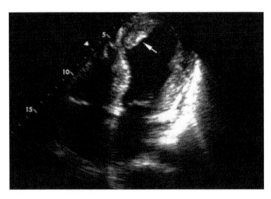

图6-20 心腔内血栓超声表现

左心室心尖部附壁血栓（箭头），呈团块样不均匀回声

3）血栓与周围组织的关系：血栓一般附着于房室壁，附着面大，游离面小。

（2）各心腔内血栓的超声表现

1）左心房血栓：血栓最易附着在左心耳部。左心耳部位于主动脉根部右侧，尖端向前，呈无回声，血栓形成后可见团块状低回声。

2）左心室血栓：多位于心肌梗死室壁运动异常的部位，特别是室壁瘤处，左心室心尖部最为多见（图6-20）。血栓基底面较宽，附着于病变的心室壁，游离面指向心腔。血栓呈不均匀团块回声，新鲜血栓呈低回声，机化者回声较强。

3）右心房血栓：扩大的右心房内见形态不规则、回声不均匀的团块状回声，附着于右心房壁上，也可呈蛇形团块回声，自腔静脉延伸至右心房。

3. 鉴别诊断

（1）与黏液瘤相鉴别　左心房黏液瘤带蒂，常附着在房间隔上，活动度大；左心室黏液瘤患者，一般无室壁运动异常。

（2）与假腱索相鉴别　假腱索又称异常肌束，为条索状纤维样结构，位于室间隔与左心室游离壁、室间隔与乳头肌、游离壁与游离壁之间，超声可见较长的条索状回声。

4. 临床价值　超声心动图对心腔内血栓诊断的敏感度及特异度高，可清晰地显示血栓的形态、轮廓、边缘、性质及血栓与心壁的关系。当发生体循环或肺循环栓塞时，可利用超声心动图作为首选的影像学检查方法寻找栓子来源。

第2节　先天性心脏病

 案例6-2

患者，男，6岁。发育差，平素易患呼吸道感染，体检于胸骨左缘第3～4肋间闻及粗糙收缩期杂音，伴有震颤。二维超声显示室间隔回声连续性中断，CDFI见高速血流自左心室穿过室间隔射向右心室。

问题：依据上述临床及超声表现，最可能的诊断是什么？

先天性心脏病有多种分类方法，临床上常根据左、右心或大血管之间有无血液分流进行分类。包括左向右分流型（潜伏青紫型）、右向左分流型（青紫型）、无分流型（无青紫型）。常见的先天性心脏病有房间隔缺损、室间隔缺损、动脉导管未闭、肺动脉狭窄、法洛四联症等疾病。

一、房间隔缺损

（一）病理与临床

房间隔缺损（atrial septal defect，ASD）是最常见的先天性心脏病之一。可分为原发孔型和继发孔型两种，继发孔型又可分为中央型、静脉窦型、冠状窦型和混合型。继发孔型多见，缺损位于房间隔中部卵圆窝处。

房间隔缺损时，因左心房压力高于右心房，故出现心房水平的左向右分流，导致右心容量负荷增加，右心系统扩大。随着病情进展，肺动脉压力增高，当右心房压力高于左心房，则出现右向左分流。单纯房间隔缺损时，听诊可于胸骨左缘第2～3肋间闻及收缩期吹风样杂音，肺动脉瓣区第二心音固定性分裂。

（二）超声表现

1. M型和二维超声心动图 房间隔回声中断是诊断房间隔缺损的直接征象，表现为房间隔正常线状回声带不连续，多切面显示房间隔局部回声失落，剑突下四腔心观对诊断房间隔回声中断最有可靠性；右心房、右心室扩大，右心室流出道增宽，肺动脉内径增大，右心室增大导致室间隔与左心室后壁呈同向运动，是诊断房间隔缺损的间接征象。

2. 彩色多普勒超声 缺损处出现以红色为主的中央为亮黄色的穿隔血流，当合并有重度肺动脉高压时，缺损部位显示右向左蓝色分流信号或分流不明显（图6-21）。

3. 频谱多普勒超声 房间隔中断处显示血流速度较高，以双峰波或三峰波为主的连续性单向分流频谱；出现肺动脉高压时，分流速度减低，甚至出现双向分流信号。

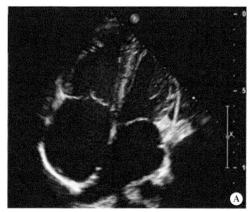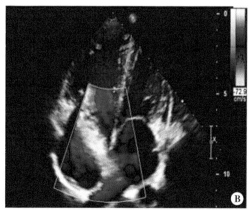

图6-21 房间隔缺损多普勒超声
A. 房间隔回声中断；B. 房间隔回声中断处见穿隔血流

（三）鉴别诊断

1. 与肺动脉瓣狭窄相鉴别 肺动脉瓣狭窄时超声可见右心房、右心室增大，房间隔处无分流血流信号，肺动脉内收缩期血流速度较房间隔缺损明显增加，血流速度＞2m/s有助于鉴别。

2. 与卵圆孔未闭相鉴别 卵圆孔未闭与小房间隔缺损较难鉴别，典型卵圆孔未闭在剑突下切面可见房间隔回声中断处断端不在一条直线上，呈错位状，彩色多普勒显示两层回声的夹层状血流分流束。

也可通过经食管超声进行鉴别。

3. 与部分或完全型肺静脉异位引流相鉴别　鉴别要点为完全型肺静脉异位引流超声表现为左心房内未探及任何肺静脉开口。

4. 心尖四腔观房间隔因与声束平行而产生回声中断，声像图上常出现假阳性。观察时应多切面扫查，可应用胸骨旁四腔观或剑突下四腔观扫查，当回声失落与分流都出现时才能确定房间隔缺损，以避免误诊。

（四）临床价值

大多数房间隔缺损可通过常规经胸超声检查明确诊断，但小房间隔缺损、冠状静脉窦型房间隔缺损、部分腔静脉型房间隔缺损在经胸超声检查可因表现不典型而漏诊。不能确诊的情况下，应做经食管超声检查。准确评价房间隔缺损大小、分型及与上、下腔静脉的关系有助于房间隔缺损的治疗。

> **🔗 链接**　超声心动图在房间隔缺损封堵术中的应用
>
> 房间隔缺损属临床常见的先天性心脏病，主要因胚胎发育过程中，原始房间隔发育出现异常，导致左右心房间遗留孔隙，在心房水平存在分流现象并导致人体血流动力学相应改变。房间隔缺损封堵术是治疗房间隔缺损的主要治疗方式，该手术方法可经股静脉穿刺将封堵伞送入心房，并将其固定在房间隔缺损处，以阻断分流。在实施手术时，采用超声心动图进行辅助操作，超声心动图可实时监测导管及封堵器位置、固定情况、有无反流等。并对封堵器的释放进行精准指导，保证手术顺利实施。

二、室间隔缺损

（一）病理与临床

室间隔缺损（ventricular septal defect，VSD）即室间隔部分缺失，造成左右心室间存在异常交通。室间隔缺损是最常见的先天性心脏病之一，可单独存在，也可作为复杂畸形的一部分。室间隔缺损时，左心室部分血液可在收缩期自缺损处进入右心室，出现左向右分流。室间隔缺损大小和两心室间的压力差决定了分流量的大小。随着病程进展，长期持续的肺血流量增加，导致肺动脉高压，可发生心室水平的双向分流或右向左分流，引起右心室增大、肺动脉增宽，称为艾森门格综合征。

室间隔缺损的病理分型，可划分为三大类。

1. 膜周部室间隔缺损　此型最为常见，又可分为嵴下型、单纯膜部型、隔瓣下型三种亚型。

2. 肌部室间隔缺损　占室间隔缺损的15%～20%，缺损位于室间隔的肌小梁部，四周均为肌肉组织。

3. 干下型室间隔缺损　较少见，也称嵴上型室间隔缺损、动脉干下型室间隔缺损、圆锥间隔室间隔缺损或漏斗部室间隔缺损等。

室间隔缺损的临床表现与缺损大小及是否合并其他心脏畸形有关。小缺损一般无临床症状；大缺损可有心悸、气喘、乏力、咳嗽、肺部反复感染等症状；当出现肺动脉高压，甚至右向左分流时，可出现杵状指、发绀等。单纯室间隔缺损，听诊于胸骨左缘第3～4肋间可闻及收缩期杂音并可触及震颤，肺动脉瓣区第二心音亢进。

（二）超声表现

1. M型超声心动图　室间隔与左心室后壁运动幅度增强，二尖瓣活动幅度增大，EF斜率增快；肺动脉高压时见肺动脉瓣曲线a波变浅或消失，CD段见扑动波，呈"V"或"W"形。

2. 二维超声心动图　室间隔回声连续性中断是诊断室间隔缺损的直接征象；左心房、左心室增大，缺损较小时增大可不明显；右心室流出道增宽及肺动脉增宽，搏动增强。

3. 彩色多普勒超声 收缩期于缺损处出现一束以红色为主的五彩镶嵌血流自左心室进入右心室；当出现艾森门格综合征时，于缺损处左心室侧见蓝色右向左分流（图6-22）。

4. 频谱多普勒超声 分流处探及高速全收缩期湍流，流速较快，达2m/s以上。

（三）鉴别诊断

1. 与右心室流出道狭窄相鉴别 室间隔缺损易合并右心室流出道狭窄，因此必须多切面探查以除外合并畸形。如发现右心室很大、左向右分流的速度不快而肺动脉或右心室流出道血流速度很快时，常提示室间隔缺损合并右心室流出道狭窄。

2. 与主动脉窦右冠窦瘤破入右心室流出道相鉴别 室间隔缺损分流信号主要在收缩期，位于主动脉瓣下；主动脉窦瘤破裂，可见扩张的主动脉窦瘤呈囊袋样突入右心室流出道，破口处分流信号位于主动脉瓣上，占据整个心动周期。主动脉窦瘤多与室间隔缺损并存，瘤体常遮盖室间隔缺口，可能造成漏诊。检查时应注意改变探头声束方向，避开窦瘤。

（四）临床价值

通过二维超声及彩色多普勒血流成像较易诊断较大的室间隔缺损，但较小的室间隔缺损二维超声不易发现，需配合彩色多普勒血流成像及多普勒频谱可确诊小至2mm的左向右分流的室间隔缺损。同时，超声还可辅助、监测并引导室间隔缺损的介入治疗。

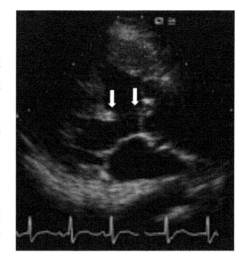

图6-22 室间隔缺损彩色多普勒超声

室间隔膜周部缺损，回声中断（箭头）

三、动脉导管未闭

（一）病理与临床

动脉导管未闭（patent ductus arteriosus，PDA）是常见的先天性心脏病。动脉导管是胎儿时期连接主动脉与肺动脉之间的正常通道，出生后动脉导管闭合形成动脉韧带。若出生一年后动脉导管仍未闭合，则为病理状态。根据动脉导管形态的不同，可分为管型、漏斗型、窗型、瘤型及哑铃型五种。

由于主动脉压力在收缩期及舒张期均高于肺动脉，故主动脉内血液持续性经未闭合的动脉导管流入肺动脉，造成肺循环血流量明显增加，进而导致左心回心血量增加，左心房、左心室扩张。导管粗大者，病程晚期出现肺动脉压升高，可产生右向左分流。听诊于胸骨左缘第2肋间外侧闻及收缩期和舒张期连续性粗糙、响亮的杂音，伴有震颤，部分有水冲脉。

（二）超声表现

1. M型及二维超声心动图 多切面显示降主动脉与主肺动脉之间异常通道或降主动脉与肺动脉紧贴并中间回声中断，左心房、左心室扩大，肺动脉增宽（图6-23）。合并肺动脉高压时，右心室、右心房增大，右心室壁增厚。肺动脉曲线a波变浅或消失，收缩期呈"W"或"V"形。

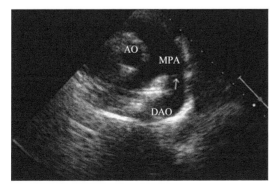

图6-23 动脉导管未闭超声表现

降主动脉与肺动脉之间显示未闭的动脉导管（箭头）

DAO：降主动脉；MPA：肺动脉；AO：主动脉

2. 彩色多普勒超声 降主动脉血流经导管至肺动脉的红色或五彩镶嵌的血流信号。多数病例分流束沿肺动脉前外侧壁上行。

3. 频谱多普勒超声 在肺动脉远端或动脉导管开口处显示持续整个心动周期的连续性湍流频谱。当肺动脉高压时，出现舒张期为主的湍流血流信号，甚至出现收缩期负向频谱。

（三）鉴别诊断

1. 与主动脉-肺动脉间隔缺损相鉴别 动脉导管未闭病变位于降主动脉和主动脉分叉处或左肺动脉之间，异常血流朝向肺动脉瓣，易探及；主动脉-肺动脉间隔缺损病变位于升主动脉和主动脉之间，异常血流几乎与肺动脉垂直，不易显示。

2. 与主动脉窦瘤破裂相鉴别 扩大的主动脉窦突入某心腔，顶端有破口，彩色多普勒未见未闭的动脉导管。

3. 与冠状动脉-肺动脉瘘相鉴别 冠状动脉瘘瘘口位于肺动脉主干内，彩色多普勒显示在肺动脉瘘口处可见五彩镶嵌的血流束。

（四）临床价值

通过二维超声和多普勒超声的联合运用可对动脉导管未闭的诊断达到很高的准确率，但成人小导管在透声窗条件有限的情况下可能会造成漏诊。

四、肺动脉狭窄

（一）病理与临床

肺动脉狭窄（pulmonary artery stenosis，PAS）指从右心室流出道至肺动脉分支之间的任何梗阻，包括肺动脉瓣狭窄、漏斗部或肺动脉主干及其分支狭窄，其中最常见的类型是室间隔完整的肺动脉瓣狭窄。肺动脉口狭窄导致右心室排血受阻，右心室压力升高，右心室压力负荷增大，右心房、右心室增大，右心室壁代偿性肥厚。临床表现与狭窄程度有关，严重者可出现右心功能不全。典型体征为在胸骨左缘第2肋间闻及三级以上收缩期粗糙杂音。

（二）超声表现

1. 右心房、右心室增大，右心室壁增厚，厚径＞5mm（图6-24）。

2. 肺动脉瓣狭窄表现　肺动脉瓣不同程度增厚，回声增强，收缩期瓣叶开放受限，向肺动脉腔内膨出。M型超声肺动脉瓣曲线显示a波加深，大于5mm。

3. 漏斗部狭窄表现　右心室流出道壁束及隔束均明显增厚，局部狭窄。

4. 肺动脉主干狭窄表现　肺动脉主干细小，远端可见狭窄后扩张。

5. 彩色多普勒超声　右心室流出道或肺动脉内可见五彩镶嵌的湍流血流信号。

6. 频谱多普勒超声　显示右心室流出道或肺动脉内高速收缩期射流，流速大于2.0m/s。

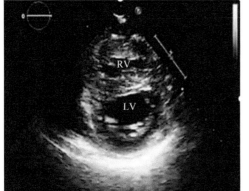

图6-24　肺动脉狭窄超声表现

胸骨旁左心室短轴切面可见右心增大，以室壁增厚为主；

RV：右心室；LV：左心室

（三）鉴别诊断

1. 与动脉导管未闭相鉴别 动脉导管未闭者彩色多普

勒可显示肺动脉内五彩镶嵌的湍流血流信号，但湍流来自于肺动脉远端。

2. 与房间隔缺损引起肺动脉收缩期血流速度增快相鉴别 房间隔缺损时，可见房间隔回声中断。心房分流导致右心室流入、流出血流量增加，肺动脉口相对狭窄，肺动脉血流速度增快，少数大于2.0m/s。

（四）临床价值

超声心动图对肺动脉狭窄可做定性诊断，但由于右心室流出道、肺动脉位于声场近场，图像显示可能不清晰，影响到测量数据。

五、法洛四联症

（一）病理与临床

法洛四联症（tetralogy of Fallot，TOF）是一种复合性心脏畸形，是最常见的发绀型心脏病。法洛四联症包括肺动脉狭窄、室间隔缺损、主动脉骑跨和右心室肥厚四种心脏畸形。

法洛四联症主要的血流动力学改变取决于肺动脉狭窄和室间隔缺损两种畸形相互影响。肺动脉狭窄导致肺循环阻力增大，右心室收缩期压力增高，右心室静脉血可通过室间隔缺损进入左心室和主动脉，发生右向左分流。肺动脉狭窄越重右心室血流进入肺动脉和肺循环的血流越少，进行气体交换的肺血流量越少，缺氧越重。临床表现为发绀，发育迟缓，喜蹲踞，伴有杵状指，胸骨左缘第3～4肋间可闻及响亮的收缩期杂音，第二心音明显减弱或消失。

（二）超声表现

1. 二维超声心动图

（1）肺动脉狭窄 胸骨旁心底短轴切面可判断狭窄的部位及程度。右心室漏斗部、肺动脉瓣环（膜部）和（或）肺动脉主干呈不同程度的狭窄或狭窄后扩张表现。主动脉内径或肺动脉瓣环内径/主动脉根部内径的比值≥1/2为轻度狭窄；1/3～1/2为中度狭窄；≤1/3为重度狭窄。

（2）室间隔缺损 多切面显示主动脉根部前壁与室间隔连续性中断，多数为较大的缺损。

（3）主动脉骑跨 主动脉增宽，主动脉前壁与室间隔连续中断，后壁与二尖瓣前叶仍连接，断端室间隔位于主动脉前后壁之间，形成"骑跨"征象（图6-25）。

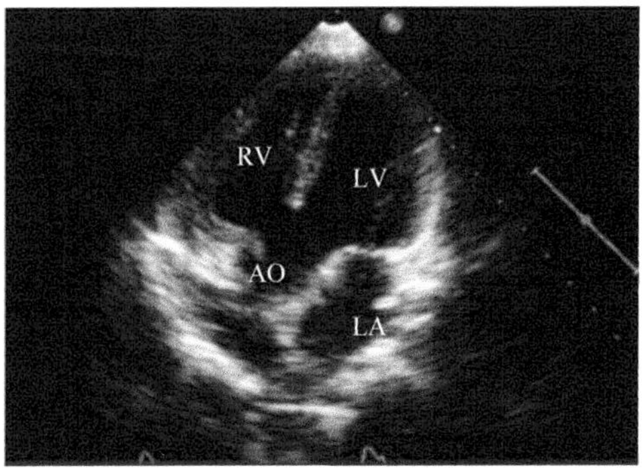

（4）右心室前壁增厚，右心房、右心室增大，左心室可相对略缩小。

图6-25 法洛四联症二维超声心动图
五腔心切面，主动脉增宽"骑跨"
LA：左心房；LV：左心室；RV：右心室；AO：主动脉

2. 彩色多普勒超声 左心室长轴切面，收缩期呈现一束红色血流信号从左心室流出道进入主动脉，右心室侧见一束蓝色分流经室间隔缺损处进入左心室和主动脉；舒张期呈现一束红色分流经室间隔缺损处从左心室至右心室。

3. 频谱多普勒超声 在肺动脉瓣下显示收缩期负向湍流频谱，于右心室近室间隔缺损处见收缩期向下舒张期向上的湍流频谱。

（三）鉴别诊断

1. 巨大室间隔缺损与轻型法洛四联症相鉴别 巨大室间隔缺损可引起右心增大、右心室壁增厚，主动脉与室间隔缺损处于不同平面，有"骑跨"，彩色多普勒显示室间隔缺损部位双向分流。该畸形存在肺动脉明显增宽，肺动脉瓣"M"形曲线见特征性肺动脉高压表现。

2. 与右心室双出口相鉴别 右心室双出口时，出现室间隔缺损并大动脉转位，主动脉根部后壁与二尖瓣前叶不连续，主动脉骑跨率＞50%（骑跨率＝主动脉前壁与室间隔的距离/主动脉根部前后径）。

（四）临床价值

超声心动图对法洛四联症的诊断符合率很高。但由于透声窗原因部分患者的右心室流出道、肺动脉的图像显示不够清晰，通过胸骨上窝检查有助于观察肺动脉及其分支发育情况。

（李文一）

第**7**章
肝脏超声

第 1 节　肝的解剖概要

　　肝（图7-1）是人体内最大的实质性器官，大部分位于右季肋区，常延伸至左季肋区，整体呈右厚左薄的楔形，其上界在右锁骨中线第5肋的上缘，下界与右季肋缘相齐，可随呼吸上下移动。成人肝下缘不超过右侧肋弓，在腹正中剑突下小于3cm。肝有膈面、脏面和前、后、左、右四个缘，附在肝膈面的镰状韧带将肝分成左、右两叶。肝脏面中央有一"H"形的两条纵沟和一条横沟。右纵沟由前部的胆囊窝和后部的下腔静脉窝组成，肝静脉在下腔静脉窝的后上端汇入下腔静脉，此处称为第二肝门。左纵沟由脐静脉窝和静脉韧带构成。横沟即为第一肝门部位，内有肝管、门静脉、肝固有动脉、淋巴管和神经出入。肝管位于最下前方，其后为肝固

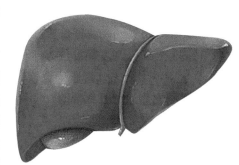

图7-1　肝形态示意图

有动脉及门静脉。左纵沟的前部有肝圆韧带，走行在肝镰状韧带的游离缘内并向下延至脐下。左纵沟的后部有静脉韧带。肝圆韧带和静脉韧带分别为胎儿时期脐静脉和静脉导管的遗迹。肝的大小因受年龄、性别、体重等因素的影响而有一定差异。

　　肝内管道分两个系统，即格利森（Glisson）系统和肝静脉系统。前者包括门静脉、肝动脉和肝管，三者外包绕的结缔组织称为Glisson鞘。根据Glisson系统的分支与分布将肝进一步分为肝叶和肝段。肝门静脉的分支较粗大且恒定，是肝分叶、分段的基础。肝静脉走行与Glisson系统呈交叉状。3支肝静脉在下腔静脉隐窝内注入下腔静脉。

　　结合肝静脉及肝表面结构标记将肝分为5叶，以下腔静脉和胆囊的连线为标志将肝分为左右叶；脐静脉切迹与肝左静脉汇入下腔静脉的连线，将左叶分为左内叶和左外叶；肝右下缘切迹与肝右静脉汇入下腔静脉处的连线将肝分为右前叶和右后叶；门静脉矢状部和肝静脉根部连线后方为尾状叶。

　　国际上较为通用的分段方法是奎诺（Couinaud）法，此方法是根据Glisson系统的分布和肝静脉的走行，顺时针将肝分为8段，以肝段（S）命名。尾状叶为肝段Ⅰ（S_1），肝段Ⅱ为肝左外上段（S_2），肝段Ⅲ为肝左外下段（S_3），肝段Ⅳ为肝左内侧叶（S_4），肝段Ⅴ为肝右前下段（S_5），肝段Ⅵ为肝右后下段（S_6），肝段Ⅶ为肝右后上段（S_7），肝段Ⅷ为肝右前上段（S_8）。理解肝的功能性分段很重要，它们对确定肿瘤、占位和肝脏其他疾病的范围及可能的手术切除都有重要的临床意义。

第 2 节　肝脏超声检查方法和正常超声表现

一、仪　　器

　　选用高分辨率的实时超声诊断仪。探头多选用凸阵或线阵型。成人常用的探头频率为3.5～5.0MHz，消瘦者及儿童可选用5.0～8.0MHz探头，肥胖者可选择2.5MHz的低频探头。

二、检查前准备

肝脏常规超声检查需要空腹。对疑有病毒性肝炎者，检查前应嘱其检查肝功能。对于病毒性肝炎受检者应采取一定的消毒隔离措施，包括探头的消毒等，以防交叉感染。若腹内积便、积气较多，宜于前夜服用缓泻剂以促使粪便和消化道内积气的排出。

三、检查体位

1. 仰卧位 患者仰卧于检查床上，双手上举置于枕后以增大肋间隙的宽度，有利于超声束进入肝。此体位有利于观察肝左叶、右前叶和部分右后叶。

2. 左侧卧位 患者左侧贴近检查床成45°～90°，便于观察肝门结构，右手上举置于枕后。此体位有利于观察肝右后叶、肝门尤其是右后叶膈顶处。寻找门静脉主干、右支、右前支及其小分支等。因变动体位后肝脏与肋骨间位置改变，可显示出肋骨所盖的浅部。

3. 右侧卧位 与左侧卧位方向相反，较少运用。此体位有助于观察左叶肥大或左叶外生性肿瘤。

4. 坐位或半卧位 对肝位置较高者或寻找肝左右叶膈顶部的小病灶时采用。移开被肋骨所遮盖的肝脏浅部使之显示时可有帮助。

四、检查方法

1. 剑突下横切扫查 将探头置于剑突下横切，声束斜向深部和头背部缓慢侧动探头，嘱受检者腹式呼吸时扫查范围更大。该扫查切面显示肝左叶结构及其深部的大血管，获得经第一肝门横断面超声声像图（图7-2），以显示粗大横向的门静脉及其分支为特征，重点显示门静脉及其右肝内分支。在门静脉与下腔静脉之间为肝尾状叶。

2. 右肋缘下斜切扫查 受检者取仰卧位或左侧卧位，将探头置于右肋缘下，声束朝向受检者右肩方向缓慢扫查，探头可与肋缘平行或垂直，直至显示膈肌回声；嘱受检者深吸气后屏气缓慢侧动探头连续扫查，可观察大部分肝内结构。其中经第二肝门斜断面超声声像图（图7-3），显示放射状排列的三支肝静脉，肝左静脉、肝中静脉、肝右静脉汇入下腔静脉，即第二肝门。

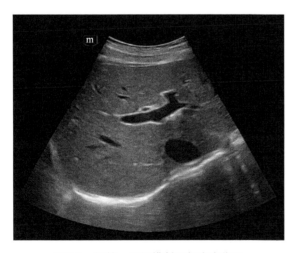 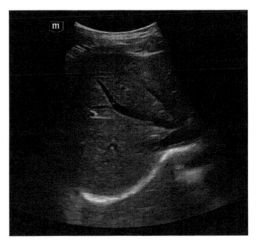

图7-2 经第一肝门横断面超声声像图　　　图7-3 经第二肝门斜断面超声声像图

3. 右肋间斜切扫查 受检者取仰卧位或左侧卧位，将探头置于右侧肋间，自第4肋间开始向下逐个肋间扫查，注意声束垂直于胸壁并摆动探头连续扫查。主要可显示肝右叶的所有叶段，以及尾状叶和方叶的膈顶部分、第一肝门、第二肝门、肝右前叶内的门静脉及其分支、肝中静脉和肝右静脉及其分支等结构。其中经第一肝门右肝斜切面图以显示门静脉主干及右支长轴为特征，胆囊和下腔静脉的斜断面分别位于门静脉两侧，因形似"飞鸟"，该超声图像表现称为"飞鸟征"。

4. 经肝腹主动脉纵切扫查 将探头置于剑突下在腹正中线或左正中旁 1cm 处纵切，显示肝左外叶纵切断面。肝脏前膈面较平滑，前下缘锐利。肝左外叶中部可见部分肝左静脉的主干，肝左静脉的长轴线将此部位分为后上方的左外叶上段和前下方的左外叶下段，在上下段中分别有门静脉左外上段支和左外下段支。显示左肝、胃、胰体及腹主动脉长轴等结构。此为超声测量肝左叶径线的标准切面。肝腹主动脉矢状切面超声声像图见图7-4。

5. 经肝下腔静脉纵切扫查 在右正中旁2cm处矢状切面，显示肝后方下腔静脉长轴、较粗的肝中静脉及前方大部分的肝左内叶和后方的尾状叶、下腔静脉前方的门静脉主干等。肝下腔静脉矢状切面超声声像图见图7-5。

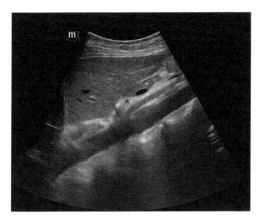

图7-4　肝腹主动脉矢状切面超声声像图

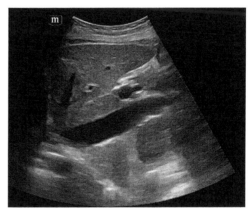

图7-5　肝下腔静脉矢状切面超声声像图

6. 左肋缘下斜切扫查 将探头置于左肋缘下，紧压腹壁侧动探头，使声束通过肝下缘到达肝膈面。扫查时嘱受检者深吸气后屏气，重点显示肝左叶结构，获得以门静脉左支及矢状段的"工"字形结构为特征的肝左叶斜断面超声声像图（图7-6），显示左外上段、左外下段、左叶的外侧角及左下角、肝左静脉、门静脉左支矢状段等。

7. 经肝右肾矢状切扫查 受检者取左侧卧位或仰卧位，探头垂直于胸腹壁扫查，沿右侧锁骨中线与腋前线之间探查，可获得肝右肾矢状切面超声声像图（图7-7）。此断面上肝右后叶与右肾相邻，肝肾之间的腹腔间隙称肝肾隐窝，少量腹水可使这一间隙增宽，超声声像图上显示为无回声区；也可显示肝右后叶和膈肌顶部，观察膈肌上下有无胸腔积液和腹水。

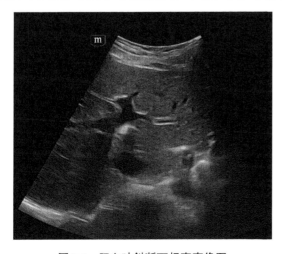

图7-6　肝左叶斜断面超声声像图

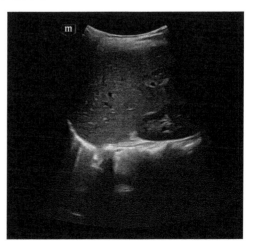

图7-7　肝右肾矢状切面超声声像图

五、肝脏超声测量

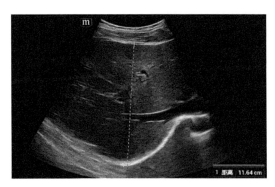

图7-8　肝右叶最大斜径的测量

1. 肝右叶最大斜径的测量（图7-8）　将探头置于右肋缘下，取肝右静脉汇入下腔静脉切面，肝前后缘之间最大垂直距离，正常值为12～14cm。

2. 肝左叶厚径与长径的测量　剑突下经肝主动脉纵切扫查，可嘱患者深吸气后屏气，在显示包括膈面在内的完整左肝纵断面中进行测量。在肝左叶膈顶部测量左叶厚径（前后径），一般为4～7cm，测膈顶部至肝下缘的距离为肝左叶长径（上下径），一般为4～8cm。

3. 肝内血管及血流的测量　门静脉的测量以右肋间扫查经第一肝门右肝斜切面为标准切面，肝门部门静脉主干内径为10～14mm，平均血流速度为0.15～0.20cm/s；肝内门静脉逐级分支后流速逐渐下降。肝门部肝动脉呈搏动状，最高流速为0.57～0.66cm/s，阻力指数RI＜0.70。

六、正常肝脏超声表现

（一）肝脏二维超声表现

1. 肝脏轮廓和形态　肝脏左叶扁薄，外侧角通常小于45°；肝脏右叶钝厚，下角通常小于60°。肝脏表面规整光滑，被膜呈均匀一致的线样高回声，呼吸运动时，与局部腹膜相对运动明显，肝脏膈面为弧度自然的强回声带。

2. 肝实质　正常肝脏实质回声是指肝内管道结构、韧带、裂隙等以外的肝内回声。正常肝实质回声由分布均匀的细小点状回声组成，强度与脾脏回声类似，但高于或等于肾皮质回声。

3. 韧带　扫查肝脏时，通常易于显示的韧带有肝圆韧带和静脉韧带。肝圆韧带长轴显示为条带状高回声，从门静脉囊部延伸至肝脏前缘。当局部有腹水衬托时，可追踪到脐部；横断面显示为一块状高回声，后方可伴有浅淡声影。静脉韧带与圆韧带相比，回声偏低、走行纤细，位于门静脉角部后方。

4. 管道　在正常肝脏超声像图上，可显示门静脉及其属支、肝静脉及其属支、左右肝管及其二级属支。肝固有动脉由于管径细，只在近肝门处部分显示，余大部分区域不易显示。上述管道结构长轴切面均显示为两条平行条状结构，中央为管状无回声；横切面时，为中央呈无回声的环状管壁结构。门静脉起于脾静脉和肠系膜上静脉汇合处，向肝内延伸，走向较为恒定，周围有较厚的纤维结缔组织包绕，故其管壁在超声声像图上表现得厚且透亮，并且内径不随呼吸而改变；肝静脉左、中、右三支，管壁菲薄，回声低，以至于超声声像图上不能明显显示，其在肝实质内呈"鸡爪形"，由肝周向第二肝门处汇聚，最终注入下腔静脉，走行平直，内径随呼吸而变化；肝管在肝内伴随门静脉走行，正常只能显示一二级属支，但内径比伴行的门静脉细得多。

正常肝脏二维超声声像图见图7-9。

（二）肝脏彩色多普勒血流图

1. 门静脉　入肝血流，脉冲波多普勒呈连续性血流频谱，随呼吸运动而出现波动，平均流速范围较大，平均流

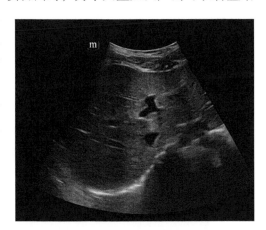

图7-9　正常肝脏二维超声声像图

肝脏大小、形态正常，被膜平滑，实质回声均匀，肝内管状结构清晰，走行正常

速为20cm/s，受饮食因素影响明显。

2. 肝静脉 离肝血流，脉冲波多普勒多呈三相波，即 S、D、A 波。S 波向下，示心房舒张，下腔静脉血回流入右心房，肝静脉血又快速流入下腔静脉所致；D 波向下，为心室舒张早中期，三尖瓣开放，右心房血流快速进入右心室所致，但幅度较 S 波低；A 波向上，为右心房收缩时，部分血流反流入下腔静脉及肝静脉出现的一个反向波。正常肝静脉收缩期平均流速为28～30cm/s，舒张期为20～22cm/s。肝静脉血流速度也受呼吸影响，常在吸气时加快，呼气时减慢。

3. 肝动脉 内径细，二维超声声像图上常不易显示，但彩色多普勒超声可提高其显示率。尤其在肝门区显示率较高，为入肝血流。脉冲波多普勒超声呈搏动状血流频谱，即收缩期快速上升延续为舒张期缓慢下降的曲线。

七、注 意 事 项

1. 彩超检查血流显示程度与仪器性能、质量关系密切。高性能彩超能显示病灶内微小血管（1mm），中、低性能彩超难以显示。检查前将仪器调整为最佳功能状态；灰阶、灰度、对比度及彩色多普勒超声检查的速度标尺要适宜。一般肝脏深度、浅包膜亮度适中，肝实质回声细小均匀，血管纹理清楚，门静脉与肝静脉血流显示清晰，彩色充盈管腔内无溢出。

2. 分析图像清晰度要考虑到肥胖者腹壁厚，透声差，可用2.5MHz探头；肝硬化时肝缩小向右上后移，结肠上移，气体较多，影响较大，可从右腋中线第5肋间开始向下检查。

3. 正常肝脏大小测量值与个体差异、高矮胖瘦有关，影响因素较多，肝脏形态不规则，同一部位声束稍倾斜测量值即可有不同；吸气时肝左叶较长，厚度略小，呼气时则稍短而略厚；进餐后胃腔胀大向上推挤肝脏，门静脉系统回流增加、管径增粗。故同一肝脏不同状态的测量值可有差异。

4. 肝脏左外叶和右后下叶边缘部分易被胃肠气体遮挡，右膈顶部易被肺内气体遮挡，成为超声检查的盲区，检查时应指导患者通过呼吸、改变体位等方式进行配合，对上述部位进行充分观察，避免漏诊。为了获得满意的超声图像，扫查时宜采取"你动我静""你静我动"的方法，即在受检者吸气时，探头保持静止状态，观察目标的自然活动状态；在受检者屏气时，应缓慢移动或侧动探头顺序扫查，防止遗漏小病灶。

5. 注意肝脏的正常变异，如右肝的舌状叶、里德尔（Reidel）叶，增大的尾状叶等，勿将其误认为肿瘤。

6. 观察门静脉和肝静脉系统血流时，适当降低彩色多普勒脉冲重复频率（PRF），加大彩色增益、多普勒增益及使用较低的壁滤波，可使图像信号充分得到显示。

第3节 肝脏占位性病变

 案例 7-1

患者,女,32 岁,无明显不适,体检时超声发现肝右后叶大小约2.2cm×1.8cm强回声结节,边界清。
问题: 依据上述临床及超声表现,最可能的诊断是什么?

一、肝 血 管 瘤

（一）病理与临床

肝血管瘤（hepatic hemangioma）是肝最常见的良性肿瘤，多在中年以后发病，女性多于男性。其生长缓慢，病理上分为海绵状血管瘤、硬化性血管瘤、血管内皮细胞瘤及毛细血管瘤四型，其中以海绵状血管瘤最多见。患者的症状取决于肿瘤发生的部位、大小、增长速度和邻近器官受压情况。一般无明显临床症状，血管瘤位于肝边缘、直径较大或增长快的患者，可表现为上腹部闷胀不适、肝区隐痛等症状；血管瘤位于肝实质内较小的患者多无症状，常在体检或手术中偶然发现；血管瘤破裂出血，可引起急腹症及出血症状。

（二）超声表现

1. 二维超声表现

（1）肿瘤形态　较小的血管瘤多为球形，肿瘤较大时呈圆形或不规则形。位于肝实质深部的较小血管瘤多不引起肝脏外形的变化，对肝内管道系统也无明显的挤压和推移作用。对较大且位置表浅的血管瘤，经探头适当加压，可见瘤体前后径变小，回声稍增强，放松探头可恢复原状，如同海绵受压一样。肝血管瘤二维超声声像图见图7-10。

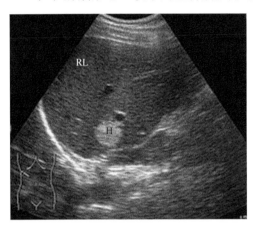

图7-10　肝血管瘤二维超声声像图
RL：肝右叶；H：肝血管瘤

（2）血管瘤回声分型　①高回声型：多见于肝内较小的血管瘤，肿瘤呈高回声，其内纤细间隔及圆点状无回声区，呈筛网状。②低回声型：见于较大的肝血管瘤，肿瘤实质呈低回声为主，其内有不规则"小等号"状的血管断面回声，瘤体后方回声可轻度增强。③混合回声型：多见于直径＞5cm的较大血管瘤，肿瘤内可见低回声、强回声及小的不规则无回声区混合存在，可见粗网格状或蜂窝状结构，分布不均匀。瘤内血窦较大时，瘤体后方回声可以轻度增强。血管瘤伴有纤维化、钙化时，内部回声可更复杂。④无回声型：极少见，瘤体一般较小，实质内回声稀少，酷似囊肿。

（3）肿瘤边界　较大的低回声血管瘤周边常可见带状高回声，呈"花瓣状"，较小的高回声血管瘤边界清晰、锐利。等回声及混合回声血管瘤周围也有完整或不完整的线状高回声包绕。

2. 多普勒超声表现　血管瘤血流速度极缓慢，彩色多普勒血流信号显示率低，仅少部分血管瘤周边可见短线状血流信号，多为低速血流。对较小的血管瘤，难以检测到血流信号。彩色多普勒能量图可以更敏感地显示血管瘤内部的血流信号。

3. 超声造影表现

（1）动脉期　典型表现为周边呈结节状增强或环状增强，中心无增强。

（2）门脉期　逐渐向中央或全部充填。

（3）延迟期　完全充填。血管瘤充盈的速率取决于瘤体的大小，较小的血管瘤在动脉期或门脉期完全充填，大的血管瘤要在延迟期才能完全充填。

（三）鉴别诊断

1. 高回声型血管瘤与肝细胞性肝癌相鉴别　高回声型血管瘤较多见，边缘锐利，或呈线样强回声，内部回声呈"筛网状"，而肝细胞性肝癌大多为低回声团块，高回声少见，周边常伴声晕。

2. 低回声型肝血管瘤与肝细胞性肝癌相鉴别　低回声型肝血管瘤周边有整齐的线状强回声环绕，其内可见不规则"小等号"状的血管断面回声，瘤体边缘可有"周缘裂隙征"；彩色多普勒血流显示率低，少部分血管瘤周边可见短线状血流信号，且为低速血流。而低回声型肝细胞性肝癌外周常有声晕，内部回声不均匀，多普勒超声检查肝细胞性肝癌结节周边或内部常有较明显的血流显示，呈高速的动脉频谱。

3. 混合回声型肝血管瘤与肝细胞性肝癌相鉴别　混合回声型肝血管瘤常较大，边界清晰，外周有不完整的线状高回声环绕，瘤体大小与其对周围组织结构的挤压不相称，无明显的球体占位感。肝细胞性肝癌的边界多不规则，内部回声不均，可表现为多个小结节融合状，肿瘤外周可出现不完整的声晕，对肝组织产生明显的挤压和浸润。

（四）临床价值

超声诊断肝血管瘤，因其敏感度和特异度均较高而成为诊断本病的首选影像学方法，它能准确地指出肝内血管瘤的位置、数目及大小。

二、肝囊性病变

（一）肝囊肿

1. 病理与临床　单纯性肝囊肿（simple hepatic cyst）是一种良性病变，原因不明，多为潴留性、先天性或老年退行性变，肝囊肿生长缓慢，60岁以后较常见，可为单个或多发，以多发多见。小的肝囊肿可以没有临床症状，较大的肝囊肿可出现餐后饱胀、食欲减退、嗳气、恶心、呕吐、右上腹痛，并发感染时可伴寒战、发热、剧痛、黄疸。

2. 超声表现

（1）二维超声表现　囊肿较小时，肝形态无变化，轮廓正常。较大的肝囊肿可使肝局限性膨大，靠近肝被膜的肝囊肿常有肝局限性隆起。囊肿内可有分隔，表现为内部由多条纤维分隔分成大小不等的多个囊腔。囊肿多为圆形或椭圆形，囊壁光整、菲薄，囊肿内一般呈无回声，后方回声增强、常伴有侧方声影。囊肿较小时也可表现为两条短亮线而侧壁显示不清。囊肿合并感染或出血时，囊腔内可见弥漫性点状低回声，并可随患者体位改变而移动，这一点可以与实性肿瘤相鉴别。肝囊肿二维超声声像图见图7-11。

（2）多普勒超声表现　肝囊肿内部无血流信号，少数于囊壁可见短线状血流。

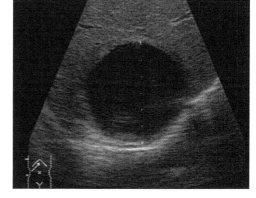

图7-11　肝囊肿二维超声声像图
肝右叶囊性肿物，边界清晰

3. 鉴别诊断　单纯性肝囊肿，诊断并不困难。囊肿较小时，需与正常肝内胆管、血管的断面相鉴别，囊肿达2～3cm时，应与肝转移灶（腺癌、淋巴瘤和肉瘤等）相鉴别。前者囊内无血流，后者呈彩色血流。肝内血管的形态随超声切面的不同而变化，彩色多普勒检查肝内血管内被彩色血流信号充填。扩张肝内胆管无血流，在某些切面与胆道相通。超声检查为诊断肝囊肿的首选方法。对于巨大肝囊肿还可在超声引导下进行肝囊肿穿刺硬化治疗。

（二）多囊肝

1. 病理与临床　多囊肝（polycystic liver）是一种先天性遗传病，常常有家族史，可同时伴有肾、脾等多囊性疾病。囊壁菲薄，囊液多为透明无色或呈微黄色。同样，若合并感染和出血，则囊液可以混浊或变红。本病多在30～50岁出现症状，近1/3的患者是无意中触及上腹肿块而就诊或体检时发现；有的是在发现有多囊肾的同时被证实有多囊肝。多数患者有消化道受压症状，可以出现腹胀、腹痛等表现。腹部体检时可发现肝大或右上腹触及囊性肿块。

2. 超声表现

（1）典型多囊肝　表现为肝弥漫性增大，肝包膜回声凹凸不平，肝的形态失常。肝实质回声增强、

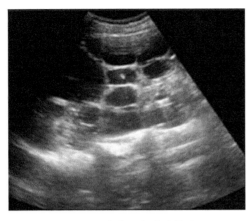

图 7-12 多囊肝超声声像图

肝脏增大，内见多发、大小不等的囊性回声

增粗，有较多的"小等号"状回声。这种超声表现可代表肝实质内多量微小囊肿的回声。体积稍大的囊肿在肝实质内形成多发性、大小不等、边缘整齐的无回声区，形态以圆形或类圆形多见，囊壁菲薄，后方回声增强。严重时全肝布满囊肿，见不到正常肝实质回声及肝内管道结构。多囊肝常合并多囊肾等其他脏器的多囊样病变，故应注意检查这些器官是否具有多囊样改变。多囊肝超声声像图见图 7-12。

（2）轻型的多囊肝　超声表现为肝脏轻至中度增大，形态大致正常。全肝可见有数目较多的囊肿回声，其直径以 2～5cm 多见。囊壁薄，囊肿多呈圆形。囊肿之间的肝组织显示为正常回声，肝内管道结构也易于辨认。

3. 鉴别诊断　肝内多发囊肿，同时有多囊肾，并有家族史，多囊肝的诊断可以确定。多囊肝需与单纯性肝囊肿相鉴别。单纯性肝囊肿一般不超过 10 个，囊肿之间肝组织正常，肝脏形态一般无变化。多囊肝多合并多囊肾，后期肝脏功能常常不正常。

（三）肝脓肿

1. 病理与临床　肝脓肿（liver abscess）是由阿米巴原虫或细菌感染引起，一般的病理变化过程为炎症、部分液化坏死、脓肿形成。由于卫生状况的改善，阿米巴原虫感染相对较少，临床一般为细菌性肝脓肿，细菌性肝脓肿是由化脓性细菌侵入肝所致，常伴有典型的临床症状，以恶寒、高热、右上腹痛、肝大和肝区压痛为主要症状和体征，可分为单发性和多发性。阿米巴性肝脓肿多发生于阿米巴痢疾后 1～3 个月后，临床症状不典型，多单发于肝右叶，脓腔较大，脓腔内充满褐色黏稠的坏死物质。

2. 超声表现

（1）初期　脓肿尚未液化，超声表现为局部低弱回声区，周边常有稍高回声环绕，病变不规则，边界模糊不清，与周围肝组织相延续。病灶内部及周边有点状或条状彩色血流信号，脉冲波多普勒超声可探及动脉血流信号，且多为低阻力指数。

（2）进展期　脓肿部分开始液化，液化不全，超声声像图上可见液化区呈无回声，后方回声轻度增强，有时也可表现为蜂窝状结构，也有病灶内出现点片状高回声区，周围可出现较宽的高回声带或低回声晕环。脓肿边界清楚但边缘不光滑。液化区内无彩色血流信号，未液化区域有少量点状或条状彩色血流信号，脉冲波多普勒超声可探及低阻动脉血流信号。肝脓肿超声声像图见图 7-13。

（3）形成期　脓肿形成期（典型肝脓肿）的脓肿轮廓清晰，脓肿液化范围较广，呈无回声区，其内有少许细小的点状回声或斑块状回声，脓肿壁常较厚，内壁常不光滑，呈"虫蚀状"，脓肿后壁和后方回声增强。若合并产气型细菌感染，还可见强回声气体回声。脓肿壁处偶可见少量彩色血流信号。当脓汁黏稠而分布均匀时，内部回声呈均匀的低回声，与肝脏实质性占位病灶相类似。

（4）吸收期　肝脓肿吸收期的脓肿无回声区逐渐缩小，脓腔减小甚至闭合。可见边界清晰的回声减低区，也可见稍高的斑块状回声，局部血流信号逐渐恢复。

（5）慢性厚壁肝脓肿　脓肿无回声区内多有不规则的团状或点状高回声，由于脓肿壁肉芽组织形成，与周围组织炎性粘连，脓肿壁厚而不光滑，回声较强，有时可伴有钙化，表现为强回声伴后方回声衰减。

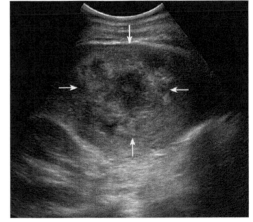

图 7-13 肝脓肿超声声像图

肝内不均匀回声肿块（箭头），边界欠清楚，内回声不均匀

3. 鉴别诊断　阿米巴性肝脓肿与细菌性肝脓肿超声声像图表现相似，难以区分，但阿米巴性肝脓肿起病多较缓和、隐匿，多为单个位于肝右叶，且较大，导致肝明显增大，阿米巴性肝脓肿壁较细菌性肝脓肿薄，脓液内有细小、均匀的点状弱回声，脓腔内无气体样强回声，偶可在脓肿壁上见到彩色血流信号。

肝脓肿超声表现与脓肿的病理过程有关，某一次超声检查常只反映脓肿病程中某一阶段的超声声像图变化，而各个阶段的病理变化特征不同，肝脓肿超声表现复杂多样。因此，在肝脓肿的诊断过程中应密切结合病史、体征、治疗过程，进行动态观察。

三、原发性肝癌

（一）病理与临床

原发性肝癌（primary carcinoma of liver）是最常见的肝原发性恶性肿瘤，＞80%的肝细胞癌继发于肝硬化。肝癌早期多无临床症状，出现症状时已属中、晚期。主要表现为肝区疼痛、上腹饱胀、食欲减退、乏力、消瘦、发热、肝脾大、黄疸和腹水等。其病理分为以下几型。

1. 巨块型　最多见，多发于肝右叶，肿块直径＞5cm，少数达10cm，可为单个巨大肿块或多个癌结节融合而成，周围可见小的卫星癌结节。

2. 结节型　肿瘤直径1.0～5.0cm，癌结节可单发或多发，为多中心发生或肝内转移所致，大多伴有严重肝硬化。

3. 弥漫型　最少见，癌结节小且数目众多，弥漫分布于肝，大多伴有明显肝硬化。与肝硬化结节无法区分。

从组织学上原发性肝癌可分为肝细胞癌、胆管细胞癌及混合型3类，其中肝细胞癌占90%以上。

（二）超声表现

1. 二维超声声像图表现

（1）巨块型　最多见，占80%。肝内巨大的实性肿块，呈类球形或分叶状，边缘可见低回声声晕，与肝实质分界清晰，回声多不均匀，瘤体较大时表现为多个结节融合状。有时在其邻近有小的散在卫星结节。巨块型肝癌容易发生坏死、液化、破裂和出血。伴有急性出血时可见腹腔游离积血。原发性肝癌二维超声声像图见图7-14A。

（2）结节型　低于20%的肿瘤呈一个或多个球形或椭圆球形，边界清晰，边缘可见低回声晕，一般宽0.2～0.5cm，又称为晕环、晕圈、晕征等，被认为是原发性肝癌特征性超声声像图改变。肿块多呈高回声，也可表现为等回声或不均匀回声，肿块可见"镶嵌样"结构。周围肝实质常伴有肝硬化表现。

（3）弥漫型　低于2%的肿瘤数目众多，弥漫散布于肝脏，其直径多在1.0cm左右，内部以不均匀低回声多见，也可出现不均匀高回声。常伴有肝硬化，超声声像图上有时很难区别癌结节和硬化结节，但弥漫型肝癌易伴发门静脉及肝静脉内广泛性癌栓，且弥漫型肝癌肝动脉血流丰富，呈高速血流。

2. 多普勒超声表现　绝大多数原发性肝癌肿块（包括部分门静脉癌栓）内及周边可见斑片状、线状乃至呈树枝状分布的彩色血流信号，频谱呈高速的动脉频谱，阻力指数可高可低。伴发门静脉癌栓的患者，门静脉血流可由向肝血流变为离肝血流，门静脉-肝动脉短路时可在门静脉腔内检测到动脉样搏动频谱。少血供型肝癌仅见肝癌结节周围血管围绕或无彩色血流，频谱为高速动脉频谱。原发性肝癌彩色多普勒超声声像图见图7-14B。

3. 超声造影表现　肝细胞癌的典型表现是"快进快出"，即注射造影剂后在动脉相早期病灶出现整体或斑片状增强，早于并强于周围肝实质，随后病灶增强的高回声较快消退，逐渐呈等回声，并在门脉相和延迟相始终呈低回声改变。

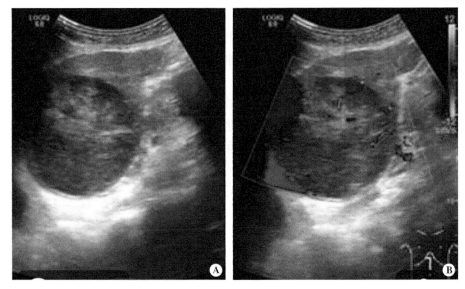

图7-14 原发性肝癌超声声像图

A.肝内实性低回声肿物，边界清楚，内回声欠均匀；B.彩色多普勒超声肿物周边及内部血流信号

（三）鉴别诊断

1. 与肝血管瘤相鉴别 肝血管瘤生长缓慢，边界较清晰，形态规则，周边多有线状强回声环绕，内呈网状及血管穿透征，没有声晕。肿块质地柔软，较大者探头加压可发生形变，很少发生肝内血管绕行征和血管压迫征。原发性肝癌的肿块边界多不规则、不清晰，周边多有声晕，对周围管道系统有明显的挤压征象，多普勒超声检查血管瘤周边及内部仅可见彩色血流信号。

2. 与转移性肝癌相鉴别 转移癌一般为多发，高回声病灶往往具有典型的"牛眼征"，癌结节边界较清晰，多数为低回声，大小及形态相似，呈"葡萄征"。多数情况下，超声发现转移癌的患者已确诊其他部位有原发肿瘤存在。

（四）临床价值

超声是诊断肝脓肿首选的诊断方法，如发现上述超声声像图特点，诊断并不困难。超声引导下对已液化的肝脓肿进行穿刺诊断及引流治疗。

四、转移性肝癌

（一）病理与临床

转移性肝癌（metastatic hepatic carcinoma）常为多发性，少数转移也可为单个结节。转移性肝癌较少合并肝硬化和侵犯门静脉而形成癌栓，癌结节自发性破裂者也很少见。转移性肝癌早期无明显症状和体征，一旦出现临床症状，病灶多已巨大或数目众多，可出现类似原发性肝癌的症状，但多较轻。

（二）超声表现

1. 肿块的形态类型及超声表现 ①结节型：最为多见，常多发，多个结节可以融合，形成"葡萄串"征，偶有单发肿块内部回声多种多样，可为低回声、强回声或混合回声，且常出现"牛眼征"，即高回声中央部有小片状无回声区或弱低回声，为出血、坏死所致；或"靶环征"，即癌肿周边有较宽的低回声晕环绕，其边界清晰，内部为比较均匀的高回声或等回声。②巨块型：单发为主，直径5～10cm，内常发生大片出血、坏死，超声声像图上主要表现为混合型回声。③浸润型：位于肝周邻近器官如胃、右肾、胆囊等部位的肿瘤可直接浸润至肝。超声声像图显示原发癌与肝脏毗邻部有不规则肿块，其边界不清晰，内多为不均匀的低回声。有时从超声图像上难以区分何为原发癌。

2. 转移性肝癌内部回声类型及超声表现 ①高回声型：肿块内部的回声高于正常肝组织，边界清楚，形态欠规则，内部回声不均匀，后方回声可见轻度衰减。常见于结肠癌、胃癌、食管癌。②低回声型：肿块内部回声低于正常肝组织，肿块较小，直径常＜3cm，形态规则，边界尚清晰。多见于乳腺癌和胰腺癌。③无回声型：肿块表现为无回声，囊壁可厚薄不均，可呈多房性，分隔较厚，少数内壁可见乳头状突起，边界清晰，后方回声略增强，易被误认为肝囊肿。多见于鼻咽癌。④混合回声型：较少见，肿瘤内部回声高低不均匀，一般界限较清晰，内部回声以高回声或等回声为主，中心为不规则无回声区。见于较大的转移性肝癌。消化道、卵巢、骨肉瘤及部分腺癌的肝转移瘤可见肿块内出现弧形或块状强回声，伴声影。⑤等回声型：极少见，肿块内部的回声与正常肝组织接近，边界清楚，形态欠规则，内部回声均匀。周围常伴有声晕、血管绕行和局部肝被膜隆起等征象。肝多发低回声转移癌超声声像图见图7-15。

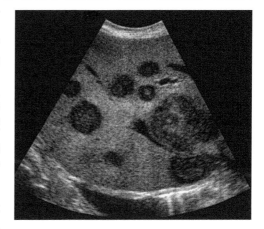

图7-15 转移性肝癌超声声像图

肝内显示多发低回声结节，边界清楚，内回声不均匀

3. 多普勒超声表现 转移性肝癌在彩色多普勒超声检查时显示率不高，常表现为短线状或点状彩色血流，脉冲波多普勒超声可检测到动脉血流。部分富血供肿瘤的肝脏转移可见肿块周边血流信号。

（三）鉴别诊断

1. 与肝细胞癌相鉴别 原发性肝癌多为单发，且常伴有不同程度的肝硬化，易侵及门静脉引起癌栓。多普勒超声检查显示原发性肝癌周边及内部可见彩色血流信号，且多为高速动脉血流，而转移性肝癌多属少血供。

2. 与肝血管瘤相鉴别 高回声型转移性肝癌后方可伴衰减，并常伴有声晕，而血管瘤后方无衰减，亦无周边声晕；低回声型转移性肝癌与血管瘤的鉴别主要是后者周边多见线状强回声环绕，且内部见筛网状回声。

（四）临床价值

超声有助于确诊原发于肝外的恶性肿瘤患者是否有肝内转移，可对肿瘤的临床分期和治疗有一定帮助。

🔗 链接 **超声造影**

超声造影是利用血液中气体微泡在声场中的非线性特征性和所产生的强烈背向散射来获得对比增强图像，为配合不同造影剂和提高造影剂的潜能所设计的专用软件也在逐步发展，从简单的基波成像、基波触发成像、谐波成像到具有减数效果的脉冲反相谐波成像，超声仪器的相应软件平台日趋完善。超声造影剂微泡在超声照射下将会扩张和收缩，但由于内部含有气体，所以微泡易于扩张而不易于收缩，导致微泡在低机械指数声场中会产生非线性谐波信号，采用特殊的脉冲差码技术，选择性提取由微泡造影剂产生的非线性谐波信号而滤除组织产生的线性基波信号从而实现器官与组织的实时血流灌注显像，这就是目前临床常规使用的各种低机械指数超声造影成像技术的基本原理，与CT、MRI增强显像的最大区别在于超声造影是纯血池造影显像。目前，包括二次谐波成像、反相脉冲谐频成像、间歇谐频灰阶成像、相干造影成像、对比脉冲成像、对比造影成像等。

第 4 节 肝脏弥漫性病变

案例 7-2

　　患者，男，45 岁，乙肝病史 18 年，超声显示肝右前叶见一 4.1cm×3.6cm 中等回声团块，外周见低回声晕，CDFI 显示高速高阻动脉血流信号。

问题：依据上述临床及超声表现，最可能的诊断是什么？

一、脂 肪 肝

（一）病理与临床

　　脂肪肝（fatty liver）是一种常见的肝脏疾病。因过量饮酒、肥胖、糖尿病和药物毒性作用等而发生的肝细胞内脂肪堆积。正常肝含脂肪约 5%，当肝内脂肪含量增加或肝细胞内出现大量脂肪颗粒时，称为脂肪肝。镜下观察受累肝细胞分布在肝小叶中央静脉周围或在汇管区周围。早期脂肪肝为可逆性，合理治疗后可恢复正常。临床多无自觉症状，部分可表现为轻度食欲缺乏、腹胀、维生素缺乏、易疲劳等一般症状。

（二）超声表现

　　1. 肝形态改变　肝体积均匀性增大，实质回声增强，边缘可变钝，严重时与相邻的胆囊、右肾分界不清。

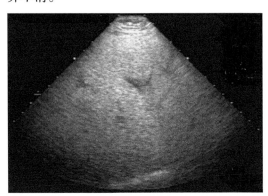

图 7-16　弥漫性脂肪肝超声声像图
肝实质回声明显增强，肝内管道系统显示欠清楚

　　2. 肝实质回声改变

　　（1）弥漫性脂肪肝　肝内脂肪均匀性累及全肝，表现为整个肝回声增强，称为"明亮肝"，同时出现不同程度的声衰减。弥漫性脂肪肝超声声像图见图 7-16。

　　（2）局限性脂肪肝　肝内脂肪部分堆积，又可分为叶段型、团块型及小叶间型 3 种。叶段型脂肪肝的脂肪浸润局限于一个或多个叶段，超声声像图显示肝一个或多个叶段回声增强，边界与肝静脉一致；团块型脂肪肝表现为一个或多个回声增强区，形态欠规则，边界清晰，其余肝实质回声正常；小叶间型脂肪肝为脂肪组织堆积在肝横窦周围、胆囊旁、第一肝门区门静脉或肝静脉主干周围，超声表现为不规则的片状低回声，可呈三角形、条形等多种不规则形态，边界清楚，内部回声均匀。

　　（3）肝内正常管道结构回声改变　肝内管道结构多显示欠清，各级分支不易显示，血管管腔变窄，管壁回声模糊。但不出现血管移位或受压、中断现象。

（三）鉴别诊断

　　1. 与肝癌相鉴别　局限性不均匀脂肪肝常需与肝癌鉴别，前者在脂肪肝背景中见低回声的正常肝组织，多数呈不规则形，不同断面观察往往不是圆球形，有正常血管通过。后者有肝炎、肝硬化病史，肿物多呈低回声且有球体感，周边有晕环和后方回声增强等。

　　2. 与肝血管瘤相鉴别　血管瘤多呈圆形，边界清晰，内可呈网格状改变，周边常有线状高回声包线。内部常检测不到血流信号，脂肪肝内血流分布与正常肝脏相同。

（四）临床价值

根据典型的超声声像图表现，可以对脂肪肝做出正确诊断，提示患者进行适当治疗，争取良好预后。对不典型者，如鉴别征象不明确时，应进行短期随访观察，或进行超声引导下细针穿刺活检或细胞学检查，以明确诊断。

二、肝　炎

（一）病理与临床

肝炎（hepatitis）是以肝细胞变性、坏死及炎性反应为特征的病变，多见的是病毒性肝炎。病毒性肝炎据病程长短可分为急性和慢性两种。慢性肝炎病程长，容易被患者忽视，反复的肝细胞损伤及反应性的纤维组织增生，使其最容易发展成肝硬化。病毒性肝炎可表现为发热、肝区疼痛，并伴有食欲减退等。触诊有肝大，触痛，实验室检查有白细胞及中性粒细胞升高。

（二）超声表现

按其病程长短不同分为急性肝炎和慢性肝炎。

1. 急性肝炎超声表现　肝脏肿大，各径线测量值增大，形态饱满，边缘钝。肝炎早期由于肝细胞变性、坏死、胞质水分过多，加之汇管区炎性细胞浸润、水肿，肝实质回声明显低于正常，常有黑色肝脏之称。肝内血管可呈正常表现。

2. 慢性肝炎超声表现　随病变程度不同而有变化。轻度慢性肝炎，肝脏超声声像图上可能无异常发现或仅有肝实质回声稍增强、增粗表现；中度慢性肝炎，肝实质回声增强、增粗，分布欠均匀，肝内血管可呈正常表现，亦有肝静脉内径变细改变；重度慢性肝炎，肝实质回声明显增强、增粗，分布不均匀，肝静脉内径变细，有僵直感。重度慢性肝炎超声声像图见图7-17。

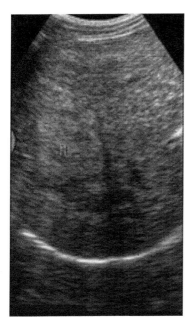

图7-17　重度慢性肝炎超声声像图
肝回声增粗、不均匀，肝静脉粗细不均匀

（三）鉴别诊断

急性肝炎应与淤血性肝肿大相鉴别。后者肝静脉内径明显增宽，常常伴有心脏疾病，而急性肝炎肝静脉内径正常或变细。慢性肝病需与肝硬化鉴别，肝硬化时肝表面不平整，肝实质的再生结节呈低回声，均匀地散布在肝实质内或呈孤立的"岛屿"状结构，常常伴有腹水。

（四）临床价值

超声检查诊断慢性肝炎的敏感度和特异度均较低，对于慢性肝炎的诊断，超声只能作为一种参考资料。超声检查对急性肝炎早期有一定诊断价值。

三、肝　硬　化

（一）病理与临床

肝硬化（liver cirrhosis）是一种常见的慢性进行性疾病，是肝受一种或多种因素引起的损害，肝细胞发生变性、坏死，继而出现肝细胞结节状再生及纤维组织增生，最终导致肝小叶结构和血液循环的破坏及重建。肝硬化起病隐匿，代偿期一般无症状或症状较轻，部分患者可有腹部不适、乏力、消化不良。失代偿期常有明显的症状，如食欲减退、恶心、消瘦、皮肤及巩膜发生黄疸等，也可出现鼻腔及牙龈反复出血、皮肤色素沉着、面部黑黄等。

（二）超声表现

肝硬化早期，除肝脏增大外，内部回声常与慢性肝脏疾病表现类似，难以区分。当肝萎缩，肝尾状叶增大，尾状叶与肝左叶前后径比值＞0.5时，对于肝硬化诊断有一定特异性；肝包膜不平整，呈"锯齿"状或"凹凸"状，有结节感。肝实质回声因肝内病变程度不同，有几种变化：回声增强，分布不均匀；呈密度分布不一的短小粗线状强回声；肝内呈网状增强回声，网格回声细而整齐，围绕不规则的低回声区。有时肝内出现低回声结节，大小为5～10mm，边界整齐，为肝硬化增生结节（图7-18）。肝静脉内径明显变细，走行迂曲。肝内门静脉尤其是门静脉右支内径变细，肝外门静脉内径相对增宽，肝动脉内径增宽，肝内肝动脉较正常易于显示。CDFI检查显示：肝静脉呈迂曲，粗细不一的彩色血流，门静脉呈低速血流或双向血流。当门静脉内有血栓形成时，在血栓处出现彩色血流充盈缺损区，肝动脉呈搏动性条状花色血流。脐静脉可开放，脐静脉位于肝圆韧带内。

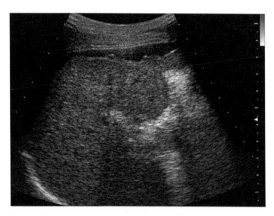

图 7-18　肝硬化超声声像图
肝被膜凹凸不平，肝实质回声增粗、不均匀

门静脉高压时，90%以上的患者可出现脾脏径线增大，内部回声增多增密，脾门部血管迂曲扩张。亦可见腹腔内游离无回声区，可出现在肝周、脾周、肠间、盆腔等部位，主要为漏出液，透声好。出现腹腔、盆腔及腹膜后等部位侧支循环的建立与开放，超声检查容易发现且对临床诊断和治疗有重要指导意义的侧支循环：脐周静脉：门静脉高压时，脐旁静脉扩张，纵断面示条状无回声，内径大于3mm，周围有条状高回声包绕，彩色多普勒示其内部血流延续至脐部。食管静脉曲张：食管下段近胃底处管壁增厚，表面不规整，局部黏膜下可见管状无回声走行迂曲甚至聚集扭曲呈蜂窝状的团块，彩色多普勒示无回声区内有血流充盈。

（三）鉴别诊断

1. 与原发性胆汁性肝硬化相鉴别　原发性胆汁性肝硬化是一种原因不明的慢性进行性胆汁淤积性肝脏疾病，其特点是肝内胆管非化脓性炎症，伴有胆管破坏，门静脉周围炎症及肝实质碎屑状坏死，最终发展成为肝硬化和门静脉高压症。超声表现为肝脏肿大，肝实质回声可增高，增粗、分布不均匀；肝内胆管可不扩张，但肝内可见散在的"等号"状回声，胆囊显示不清楚；肝门部显示肿大淋巴结。

2. 与酒精性肝硬化相鉴别　酒精性肝硬化因长期饮酒导致肝脏脂肪变性，而表现为肝回声光点密集、增粗，后方回声衰减。如出现门静脉高压，则出现脾大、腹水、侧支循环建立等超声表现。

（四）临床价值

早期肝硬化，超声表现特征性较差，不易诊断。到中、晚期时，超声根据肝脏、门静脉系统等图像异常，多数可做出正确诊断。特别是检出门静脉系统血流异常及门体侧支血管对诊断门静脉高压有重要价值。多普勒超声测定各种治疗前后门静脉血流，观察分流手术是否通畅对临床评估疗效及预后有重要意义。对超声诊断有一定困难者，可行超声引导下肝穿刺活检，以明确诊断。肝硬化患者易并发肝细胞癌，故应加强超声随访，以便做出早期诊断。

（陈雨娜）

第8章
胆道超声

第1节　胆道系统解剖概要

胆道（图8-1）由各级胆管和胆囊组成，具有输送、储存和浓缩胆汁的功能。

1. 胆囊及胆囊管　通常位于右锁骨中线和第9肋软骨的交叉处，借结缔组织连接，附着于肝的胆囊窝内，长7～9cm，宽2.5～3.5cm，容量35～40ml，可分为底、体、颈、管4部分。底部突出在肝下缘，通常指向前下方，贴近十二指肠和横结肠，与前腹壁相连接。体部呈漏斗状，紧贴在肝的胆囊窝内。颈部在胆囊窝的最深处，常呈"S"状弯曲，与胆囊管相接处有一囊状膨大，称为哈氏囊，通常胆囊结石多藏于此。胆囊管由胆囊颈向左后下延续而成，长2.5～4cm，直径0.2～0.3cm。胆囊管内的黏膜有螺旋式黏膜皱襞，粗大的黏膜皱襞称为海斯特瓣（Heister）或称螺旋瓣。胆囊的大小、形态和位置均有较大的变异，并且与胆囊内胆汁充盈情况和体位的改变有关。

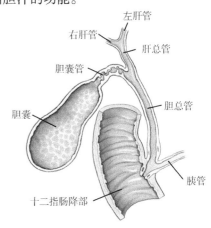

图8-1　胆道解剖

2. 胆管　通常分为肝内胆管与肝外胆管两部分。肝内胆管由胆小管、小叶间胆管和左肝管、右肝管组成。肝外胆管包括肝总管和胆总管两部分，肝总管在门静脉右支起始部的前上方由左肝管与右肝管汇合而成，长3～4cm，直径0.4～0.6cm。在肝十二指肠韧带内下行，其左为肝固有动脉，左后方为门静脉。

胆总管由肝总管和胆囊管汇合而成，长7～9cm，直径0.6～0.8cm。胆总管在肝十二指肠韧带内下行，位于门静脉前、肝固有动脉的右侧，下段位于十二指肠第一段和胰腺头部之后，约2/3的人胆总管贯穿胰腺头部，其余1/3在胰腺头部后面的沟内，末端到达十二指肠第二段的后内侧，在肠壁内扩大形成胆道口进入肠腔。

第2节　胆道系统超声检查方法和正常超声表现

一、仪　　器

实时超声诊断仪都可以用于胆道系统检查，仪器的调节与肝检查相似，以能清晰显示观察部位的胆道系统结构为原则，探头选择凸阵、线阵、扇形探头，凸阵探头效果更好，探头频率一般选用3～5MHz，肥胖患者可选用2.5MHz，小儿可选用5～7MHz。

二、检查前准备

1.在检查前，患者须24h内低脂饮食，禁食8h以上，早晨空腹检查较为适宜，以保证胆道系统有足够的胆汁充盈并减轻胃肠道内气体的干扰。

2.患者行超声检查需在钡剂造影3日后、胆道X线造影2日后进行。

3.需要观察胆囊收缩功能和胆道扩张程度的患者还应准备好脂肪餐。

三、检查体位

1.仰卧位 是最常用的体位。观察肝内胆管、胆囊效果好,但易受胃肠道气体干扰,影响胆囊底部及肝外胆管的观察。

2.右前斜位 可使肝脏和胆囊向左下移位,扩大肝脏和胆囊的透声窗,减少气体干扰,与仰卧位结合并快速改变体位,有利于观察胆囊内可疑结石的移动情况。

3.坐位或站立位 肝脏、胆囊位置较高者可利用该体位使其下降,便于扫查并可观察结石移动。

4.膝胸位或俯卧位 腹壁抬高离开床面,仍自腹部探查。有利于观察胆囊颈部结石移动,扫查胆囊颈部的隐蔽结石。

四、检查方法

1.胆囊 嘱患者深吸气后屏气,沿右上腹第4肋间向下到第6~7肋间处,可以找到胆囊。先行胆囊的纵切面,观察胆囊的底部、体部及颈部。然后再将探头旋转90°,从胆囊底部向颈部扫查,全面观察整个胆囊的全貌。特别要注意胆囊的底部及颈部是最容易遗漏的部位,要注意充分显示和观察,纵切时可显示胆囊长轴切面,测量长径和前后径,横切时可显示胆囊横切面,测量胆囊横径,然后沿肋间斜切,此时可清晰显示胆囊颈部、胆囊颈管等结构。

2.胆管 右肋缘下斜切显示胆囊长轴切面后将探头稍向左上方逆时针转动即可清晰显示胆总管长轴切面,通常位于门静脉前方,两者之间还可见小圆形的肝动脉横断面,CDFI可明确鉴别无血流信号的胆总管和有彩色血流充盈的肝动脉、门静脉观察左肝内胆管时,于深吸气后在剑突下横切探头指向患者头侧,此时可显示左肝内"工"字形的门静脉矢状部及分支,左肝管若扩张时可见一垂直跨过矢状部的无回声管状结构,可测量其宽度。观察右肝管时,于呼气后沿肋间斜切可于门静脉右支旁显示扩张的右肝管。CDFI可以区分肝内门静脉、代偿增粗的肝动脉及扩张的左、右肝管等。

3.胆囊收缩功能检查 当临床需要了解胆囊收缩功能时,可采用简便的脂肪餐试验。让受检者进食2个油煎鸡蛋后1~2h测定胆囊大小并与餐前比较,正常人脂餐后胆肪囊应至少减少30%以上。

五、胆道系统超声测量

(一)胆囊

在胆囊长轴切面上测量胆囊的长径和前后径,超声声像图要完整地显示出胆囊底部和颈部,正常胆囊超声测量值,长径不超过9cm,前后径不超过3cm。在胆囊体部的前壁处测量胆囊壁厚度,囊壁厚度为0.1~0.3cm。正常胆囊超声声像图见图8-2。

(二)胆管

右肋缘下斜纵切在肝外胆管长轴上测量肝外胆管的最大内径。成人胆总管上段内径一般不超过0.8cm,老年人可

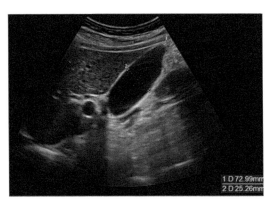

图8-2 正常胆囊超声声像图

以略＞0.8cm，胆囊切除术后胆总管多代偿性增宽至10mm，但无任何胆道梗阻的证据。婴幼儿胆总管最大内径一般不超过2mm，较大儿童一般不超过4mm。左右肝管内径＜3mm，肝内二级以上分支较难显示。

六、正常胆道系统超声表现

（一）胆囊

正常胆囊纵切面呈梨形、长茄形，横断面呈圆形或椭圆形，颈部可呈分隔状。整个胆囊轮廓清晰，壁薄而光滑，厚度＜0.3cm。胆囊内为无回声区，后方回声增强。胆囊管纤细，常不能显示。正常胆囊及肝外胆管超声声像图见图8-3。

（二）胆管

肝内胆管分为近端和外周两部分，一般均与门静脉伴行，正常肝内胆管内径多为并行门静脉内径的1/3左右，除左肝管和右肝管外，二级以上的分支一般不易显示（图8-3）。肝外胆管上段与门静脉伴行，用肝脏作透声窗易于显示，内径为伴行门静脉内径的1/3～1/2（图8-3）。横断面中与门静脉、肝固有动脉组成"米老鼠"征，肝外胆管与肝固有动脉分别为"米老鼠"的右耳和左耳。肝外胆管下段与下腔静脉平行，因受气体干扰常不易显示。正常肝内胆管超声声像图见图8-4。

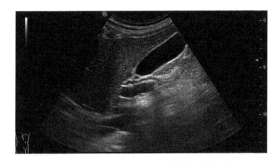 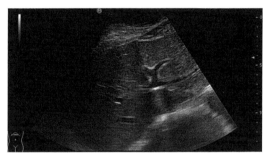

图8-3 正常胆囊及肝外胆管超声声像图　　　图8-4 正常肝内胆管超声声像图

七、注意事项

1. 如遇病情紧急患者，应及时检查，不必受空腹8h以上条件的约束。如因腹腔脏器胆道显示不清楚，建议消气后复查。

2. 胆囊检查应在X线胃肠造影及胆道造影前进行，否则应于X线胃肠造影后3h、胆道造影后2h以上进行。

3. 胆系超声检查时，应根据患者的具体情况选择合适的体位、合适的呼吸，利用肝脏作透声窗，以减少胃肠气体的干扰，清晰显示病灶。

4. 当胆囊底部的混响伪像明显时，会影响胆囊底部病变的显示效果，此时应改变声束入射方向，避免声束垂直于胆囊壁入射，以减少伪像。

第3节　胆囊疾病

 案例8-1

患者，女，28岁，胆囊壁增厚，胆囊腔内可见一不规则的低回声团块，与囊壁分界欠清。

问题：该疾病最可能诊断为什么？若判断肿块性质最有意义的方法是什么？

一、胆囊结石

（一）病理与临床

胆囊结石（cholecystolithiasis）与多种因素有关，是最常见的胆囊疾病，是引起急腹症的常见病因之一。任何影响胆固醇与胆汁酸浓度比例改变和造成胆汁淤滞的因素都能导致结石的形成。

多数患者常无症状，仅在体检或手术中发现。少数患者的典型症状为胆绞痛，疼痛位于右上腹或上腹部，呈阵发性，或者持续疼痛阵发性加剧，可向右肩胛部和背部放射，可伴恶心、呕吐，表现为急性或慢性胆囊炎。亦可出现上腹部隐痛，如饱胀不适、嗳气、呃逆等，易被误诊为"胃病"。胆囊结石按化学成分不同分为胆固醇结石、胆色素结石、混合性结石等。

（二）超声表现

1. 典型胆囊结石超声表现 ①胆囊腔无回声区内的强回声；②强回声后方伴声影；③强回声可随体位改变而移动。典型的胆囊结石超声声像图见图8-5。

2. 不典型胆囊结石超声表现

（1）充满型胆囊结石 ①胆囊无回声区不显示，胆囊区内出现一条弧形光带，其后带有一条宽而清晰的声影。②胆囊无回声区不显示，可见胆囊前壁弧形强回声，其厚度和回声强度变化不大或比正常增厚、回声减弱。在其后方出现多个团状及斑点状强回声，相互聚集在一起，其后方有一条宽的声影带。③胆囊轮廓缩小，增厚的胆囊壁低回声带包绕着结石的强回声团，其后方带有声影，构成"囊壁-结石-声影"三联征，即WES征。

（2）胆囊颈部结石 ①横断面可见"靶环征"，有胆汁衬托时更典型；②结石嵌顿于颈部时，强回声团不明显，可表现为胆囊肿大伴颈部声影。

（3）泥沙样结石 ①胆囊内出现沿胆囊后壁分布的强回声带，内为点状及斑点状强回声，回声强弱不等，直径多＜5mm；②随体位改变强回声可沿胆囊后壁移动，且强回声带的形状和大小均有改变；③层状回声较厚或回声光点、光斑粗大时常伴有声影。胆囊泥沙样结石超声声像图见图8-6。

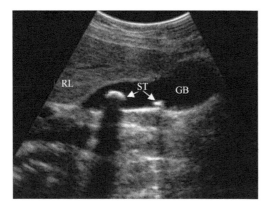

图8-5 典型的胆囊结石超声声像图
RL：肝右叶；ST：结石；GB：胆囊

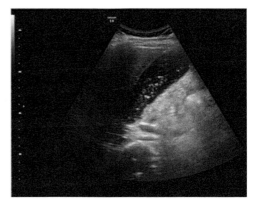

图8-6 胆囊泥沙样结石超声声像图
胆囊腔内见多发颗粒状强回声

（4）无声影的疏松结石 表现为囊内中等回声团块，无声影，随体位移动。此型结石需与凝血块、脓液、淤积胆汁、炎症等鉴别。后者均有相应临床症状，且体位改变时移动慢，可出现漂浮或分层征。

（5）胆囊壁内结石 胆囊壁可以增厚，内壁毛糙，可见单个或多个附壁点状强回声，后方出现多重反射而呈"彗星尾征"或"快闪现象"，改变体位不移动。

（三）鉴别诊断

1. 与胆囊内正常结构相鉴别 胆囊内正常结构主要是胆囊颈部粗大的黏膜皱襞，多切面观察可见皱襞来源于囊壁。

2. 与胆囊内回声伪像相鉴别 多重混响、部分容积效应及肠气旁瓣伪像均可于胆囊内见高回声，但应用适当的检查技术及多切面观察，可排除此类伪像。

3. 与胆囊旁肠道气体相鉴别 胆囊旁的肠道气体表现为强回声及后方声影，改变探头检查位置不难发现其位于胆囊壁外，且位置不随体位改变移动，但当肠道发生蠕动时其形态和位置可发生变化。

（四）临床价值

超声对胆囊结石的诊断正确率高，方便、快捷、无创，成为临床首选的诊断方法，在胆汁充盈的状态下，超声可显示直径0.2cm的结石，且具有典型的超声声像图特征。

二、胆囊息肉样病变

（一）病理与临床

胆囊息肉样病变（polypoid lesion of gallbladder）是超声检查发现直径＜15mm的胆囊壁局限性增厚突入胆囊腔内的小结节样病变的总称。包括肿瘤性息肉（如腺瘤及腺癌）和非肿瘤性息肉（如胆固醇性息肉、炎性息肉、腺瘤性息肉等）。由于病变小，一般无临床症状，多于体检时发现。

（二）超声表现

胆囊息肉样病变的诊断需符合胆囊内壁上局部突出的异常回声，不随体位改变移动，后方不伴声影的特点。胆囊息肉超声声像图见图8-7。

1. 胆固醇性息肉 常多发，体积小，大小一般在10mm以下的高回声多见，基底部较窄或带细丝状蒂，表面桑葚状或颗粒状。

2. 腺瘤性息肉 常单发，多位于胆囊颈部或底部，类圆形中等回声，表面平滑，基底部较宽也可带蒂。直径＞10mm者应警惕癌变可能。

3. 炎性息肉 较少见，常多发，基底宽，无蒂，多合并胆囊炎、胆囊结石。

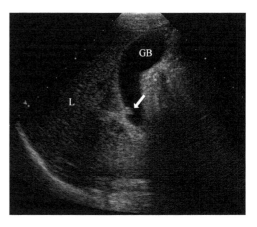

图8-7 胆囊息肉超声声像图

L：肝；GB：胆囊；箭头：胆囊息肉

（三）鉴别诊断

1. 与胆囊颈粗大皱襞相鉴别 多切面、多体位从不同方位观察，粗大皱襞呈对称性改变。

2. 与无声影结石、凝血块、浓稠的胆汁、胆泥、异物相鉴别 息肉病变不随体位改变而移动，形态也不发生改变，因此，改变体位观察多可以鉴别。

（四）临床价值

超声对于息肉样病变的检出率很高，可以清楚显示息肉样病变的部位、大小、数量、形态。因多数病例属良性病变，故超声可作为随访观察的重要手段。对其中少数有恶性可能的病例，超声检出后可提示临床手术治疗。

三、胆囊腺肌症

（一）病理与临床

胆囊腺肌症（gallbladder adenomyomatosis）是胆囊壁的一种非炎症、非肿瘤性的良性病变。病理上表现为囊壁增厚，可达正常的3～5倍，胆囊腔缩小、黏膜上皮增生，罗-阿窦增多和肌层增厚，罗-阿窦扩大成囊，穿入肌层，一般不超过浆膜面，内可形成结石。根据病变范围的不同可分为3型：弥漫型、节段型和局限型。其中以局限型较多见，常发生于胆囊底部，呈肿块样增厚。本病好发于成年女性，通常症状不明显，可有餐后右上腹不适。胆囊可有高浓缩、高激惹、高排空等特点。常在体检时偶然发现。

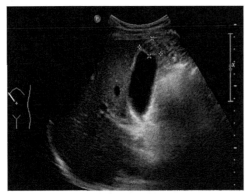

图8-8　胆囊腺肌症超声声像图
胆囊底部局部增厚（测量键），内见点状强回声

（二）超声表现

胆囊壁可呈弥漫型、节段型增厚或底部的局限增厚。增厚的胆囊壁内有小的圆形液性囊腔。可合并胆囊壁内小结石，显示为强回声斑后方的彗星尾征。脂肪餐试验显示胆囊收缩功能亢进。CDFI：一般无彩色血流信号，胆囊动脉频谱无明显变化。胆囊腺肌症超声声像图见图8-8。

（三）鉴别诊断

本病需与慢性胆囊炎相鉴别，一般胆囊腺肌症有其典型的表现。鉴别有困难时，则可观察脂肪餐后的胆囊收缩状态。胆囊腺肌症表现为收缩功能亢进，而慢性胆囊炎和胆囊癌则表现为收缩功能减低，由此可鉴别。局限型腺肌增生症有时难以与息肉和腺瘤相鉴别。但增厚囊壁内有类圆形无回声区结构，是与胆囊癌及慢性胆囊炎鉴别的重要征象。

（四）临床价值

在超声检查胆囊时，如发现胆囊壁弥漫性、局限性（胆囊底部）增厚或出现环形狭窄，应想到本病存在的可能性，必要时进行口服胆囊造影，相互印证，有利于提高胆囊腺肌症的诊断率。

四、胆　囊　炎

（一）急性胆囊炎

1. 病理与临床　急性胆囊炎（acute cholecystitis，AC）是常见的急腹症之一，细菌感染、胆石梗阻、缺血和胰液反流是本病的主要诱因，其中多数合并胆囊结石，是由于结石梗阻引起的胆汁淤滞、胆囊内压增高和血供障碍等综合作用引起。

急性胆囊炎视炎症改变的程度不同，临床病理学可分为3种类型：①单纯性胆囊炎，胆囊稍肿胀，壁轻度增厚，黏膜充血水肿，胆汁正常或略混浊，常伴有黏膜腺分泌亢进。②化脓性胆囊炎，胆囊肿大，囊壁充血水肿，明显增厚，胆汁混浊或呈脓性。胆囊与周围组织粘连，或形成胆囊周围脓肿。③坏疽性胆囊炎，胆囊极度肿大，如胆囊壁血液循环发生障碍时该处可发生出血坏死，至穿孔而并发局限性或弥漫性腹膜炎。

临床表现为突然发作上腹绞痛，绞痛后右上腹痛持续加重，可向右肩背部放射，常伴恶心、呕吐、发热或寒战。少数患者出现轻度黄疸。可反复发作，脂肪餐、饱食、劳累、受凉后易诱发；胆囊结石引起者，夜间发病是一特点。体格检查时右上腹压痛，肌紧张及反跳痛，墨菲（Murphy）征阳性，部分患者可触及肿大的胆囊。

2. 超声表现

（1）单纯性急性胆囊炎 超声声像图上仅表现胆囊轻度增大，胆囊张力增高，壁轻度增厚，内壁粗糙或模糊。急性胆囊炎超声声像图见图8-9。

（2）急性化脓性胆囊炎 胆囊显著肿大，前后内径可达4cm，壁弥漫性增厚＞3mm，因浆膜下水肿而呈"双边征"。内外缘轮廓线都比较模糊，胆汁透声性减低，出现较多的回声。探头稍加压力时，患者疼痛反应明显。

（3）急性坏疽性胆囊炎 胆囊体积增大，壁明显增厚＞5mm，且囊壁厚薄不规则，回声强弱不均匀或呈多层弱回声带，气性坏疽时囊内可伴气体多重反射。

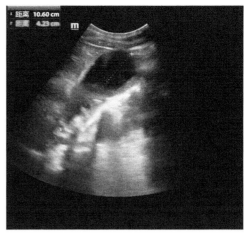

图8-9 急性胆囊炎超声声像图
胆囊增大（测量键），胆囊壁欠光滑

（4）胆囊穿孔 扩张的胆囊缩小，胆囊内回声增多，胆囊周围出现无回声或胆囊周围炎症改变与透声性减低的胆囊形成一模糊的炎性肿块，整个胆囊轮廓模糊不清。穿孔同时十二指肠形成内瘘时，胆囊腔内可有积气。

（5）胆囊腔内出现稀疏或粗大的絮状回声，后方无声影，可以出现沉积性回声带。

（6）常伴有胆囊结石，包括结石颈部嵌顿。

（7）胆囊收缩功能差或丧失。

3. 鉴别诊断

（1）胆囊体积增大 胆道梗阻及胆囊颈部结石均可致胆囊体积增大，但可发现颈部有结石或肝外胆管结石或肿瘤等征象。长期空腹和胃切除术后也可导致胆囊增大，胆囊内可见点状强回声沉积物，但其囊壁一般无增厚，进食后改善。

（2）胆囊壁水肿增厚 多种疾病均可导致胆囊壁增厚，至呈双边影，如肝硬化、低蛋白血症、急性肝炎、右心衰竭、腹水等，但这些疾病引起的胆囊壁水肿，胆囊体积大小正常，临床上有相应的临床表现和实验室检查结果，易于鉴别。

（3）胆汁内异常回声包括沉积物、胆泥、凝血块及胆固醇结晶，这些回声可移动，但多切面多体位观察后方无声影。

（二）慢性胆囊炎

1. 病理与临床 慢性胆囊炎（chronic cholecystitis，CC）是胆囊常见疾病，常由于急性炎症反复发作迁延而来，常与结石并存，由于炎症和结石反复刺激，使胆囊壁纤维组织增生、囊壁增厚，囊腔缩小、肌纤维萎缩，收缩功能减退或丧失。

不同病程阶段患者临床表现差别很大，通常病史中有多次急性胆囊炎的症状，反复发作。一般症状不典型，可有右上腹发胀、隐痛、反酸、厌油等"消化不良"的症状，常被误认为胃病。部分患者右上腹胆囊区有轻压痛或不适感，少数患者可触及肿大的胆囊。

2. 超声表现

（1）轻型慢性胆囊炎无明显的超声声像图特征，胆囊壁可稍增厚。

（2）胆囊壁增厚呈均匀的弱回声或中等高回声，厚度大于3mm。当胆囊与周围粘连萎缩时，轮廓及内腔均变得模糊不清而且固定。慢性胆囊炎超声声像图见图8-10。

（3）胆囊无回声区内可出现中等或较弱的沉积性回声团，呈团块状、乳头状或长条状，无声影，伴体位改变而缓慢流动和变形。这是陈旧、稠厚胆汁或炎性胆汁团的表现，反映其胆囊功能不全。常伴有结石强回声及声影。

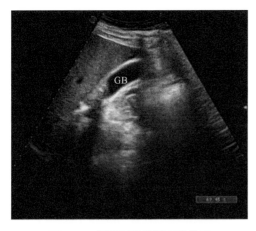

图 8-10 慢性胆囊炎超声声像图
GB：胆囊，胆囊壁略增厚，壁欠光滑

（4）增殖型胆囊炎的胆囊壁显著增厚，可以超过15mm，呈中等或较弱回声，黏膜腔显著缩小，黏膜表面较光整。萎缩型显示胆囊缩小，囊腔变窄，严重萎缩的胆囊仅残留一块瘢痕组织，超声显像难以发现和识别。

（5）胆囊收缩功能明显减低或消失。

3. 鉴别诊断

（1）判断胆囊壁增厚时应注意排除伪像和非胆囊病变所致的胆囊壁增厚。

（2）慢性胆囊炎囊壁增厚与胆囊癌鉴别　前者囊壁增厚呈弥漫性，且连续性好，后者囊壁呈局限性增厚明显，可同时伴有弥漫性浸润，胆囊内腔模糊不清，胆囊有变形，彩色多普勒超声检查可显示其内血流信号丰富。

4. 临床价值　超声检查急性胆囊炎不受患者条件限制，诊断准确率高，可清晰显示胆囊大小、轮廓、壁水肿及胆囊内外情况，为临床诊断和选择治疗方案提供了可靠依据，是临床首选的检查方法。对于轻症或早期的慢性胆囊炎超声诊断价值有限，但对于炎症严重者绝大多数可做出正确诊断。

五、胆 囊 癌

（一）病理与临床

胆囊癌（carcinoma of gallbladder）是胆道系统最常见的恶性肿瘤，早期无临床表现，肿瘤浸润周围组织可引起胆囊区疼痛、黄疸、厌食和体重下降，发现时多为晚期。大多数肿瘤呈浸润性生长，好发于胆囊颈部和体部。根据肿瘤大体病理可分为结节型、肿块型、厚壁型。组织学类型有腺癌和鳞状细胞癌两种，前者居多。

（二）超声表现

根据胆囊癌大体病理的不同，超声声像图表现略有差异，可分为5种类型。

1. 厚壁型　胆囊呈局限性或弥漫性不均匀增厚，以颈部、体部显著，外壁不光滑，内壁线不规则，胆囊腔不均匀性狭窄或扩张。

2. 结节型　为早期表现，病灶一般较小，呈乳头状中等回声，呈乳头状突入囊腔（图8-11），基底较宽，表面不光整。

3. 蕈伞型　肿块呈低回声或中等回声，似蕈块状突入囊腔，基底宽而不规则，囊壁连续性破坏，可单发，也可多发或相互融合呈不规则团块状。

4. 混合型　胆囊壁增厚，同时伴有结节状或乳头状肿块突入腔内。

5. 实块型　正常胆囊腔消失，整个胆囊表现为低回声或回声粗而不均匀的实性肿块，边缘不规则，常伴有结石强回声。

彩色多普勒超声表现为胆囊壁或肿块内探及丰富的动脉血流信号，阻力指数多＜0.4。

声学造影显示绝大多数肿块增强，早期呈迅速高增强，并迅速减低为低增强，胆囊壁连续性及完整性破坏，各层

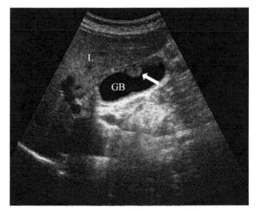

图 8-11 胆囊癌超声声像图
L：肝；GB：胆囊；箭头：胆囊癌，胆囊前壁中等回声结节，宽基底

次结构显示不清。

胆囊癌易侵犯肝，发生早期转移，表现为肝内转移灶、肝门部胆管梗阻、肝胆管扩张、囊颈或胰头等部位淋巴结肿大。

（三）鉴别诊断

1. 增生性胆囊炎　胆囊壁多均匀增厚，内壁规则，且胆囊壁与周围组织分界清晰。胆囊癌多为不均匀增厚，内壁不平滑，若侵犯周围组织则分界不清。

2. 胆囊腺肌症　增厚的囊壁内有小的囊性回声，有些壁内还有小结石回声，增厚的胆囊壁外壁连续性完整，与周围组织分界清晰，胆囊癌内则没有囊性结构。

3. 胆囊腺瘤　相对形态规则，瘤体的宽度往往较基底部宽，与周围组织分界清晰，而胆囊癌形态不规则，最宽处多在基底部，可侵犯周围组织。

4. 胆泥团、凝血块和脓团等，内部没有血流信号，且随体位改变移动，与胆囊癌较易鉴别。

5. 肝实性肿瘤　实块型胆囊癌与肝实性肿瘤鉴别，肝门部肿块常可显示正常或移位的胆囊回声，鉴别容易。但如果肝门肿块合并胆囊不显示时需注意鉴别，此时可根据肝主裂强回声线判断是否为胆囊肿块，正常肝主裂强回声线由门静脉右支根部指向胆囊颈部。

（四）临床价值

超声检查是本病的首选诊断方法，对部分病例可在早期做出诊断，当诊断困难时可行CT、MRI进一步检查，必要时可进行超声引导下穿刺活检确诊。

第4节　胆管疾病

案例 8-2

患儿，10岁，因阵发性腹部剧痛行超声检查，超声示胆总管轻度扩张，内见双线状强回声带呈弧形。问题：最可能的诊断是什么？

一、胆管结石

（一）病理与临床

胆管结石分为原发性和继发性两种。原发性胆管结石是指原发于胆管系统（包括肝内胆管）内的结石，结石的性质大多为含有多量胆红素钙的色素性混合结石；继发性胆管结石是指胆囊内结石通过扩大的胆囊管进入胆总管而形成的结石。结石的形状和性质多与胆囊内的结石相同，多数呈多面形的胆固醇混合结石。由于继发胆道感染，结石的外层带有胆红素钙沉着。

胆总管结石的典型临床表现为上腹痛、寒战高热、黄疸，即查科三联征（Charcot triad）。但不少患者缺乏完整的查科三联征表现。多数患者有剑突下偏右突发性绞痛，可放射至右肩背部，少数患者可完全无痛，仅感上腹闷胀不适。约2/3的患者继急性腹痛发作后出现寒战和高热。一般继腹痛后12～24h开始出现黄疸，此时腹痛常已缓解。黄疸一般不很深，并有波动性的特点。有时黄疸也可为少数胆总管结石患者唯一的临床表现。

（二）超声表现

1. 肝外胆管结石　肝内外胆管扩张，肝外胆管管壁可有增厚，回声增强；管腔内出现恒定的强回

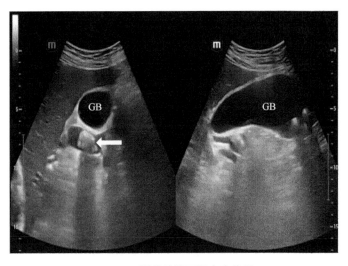

图8-12 胆总管结石超声声像图

GB：胆囊；胆总管扩张，内见强回声（箭头），后伴声影；胆囊增大

声团；强回声团与胆管壁之间有分界，典型者可见液性暗环包绕结石强回声而成为"靶环"样，强回声团后方伴有声影。胆总管结石超声声像图见图8-12。

2. 肝内胆管结石 肝内出现强回声伴声影，沿胆管走行分布；强回声远端小胆管扩张呈小双管、囊状或分叉状；有胆汁淤积表现为扩张的肝内胆管内出现结石强回声，后方伴声影。

（三）鉴别诊断

1. 肝内胆管结石与肝内钙化灶相鉴别 肝内胆管结石沿胆管走行分布，周围胆管可见扩张，肝内钙化可出现在肝内任何部位，但以肝周围多见，且不伴周围胆管扩张。

2. 肝内胆管结石与肝内胆管积气相鉴别 后者可呈条状强回声，后方可伴彗星尾征，排列成串，其形态可随时发生改变，多有胆道手术史。

（四）临床价值

超声对胆管结石的诊断准确性较高，为首选方法。

二、先天性胆管囊状扩张症

（一）病理与临床

先天性胆管囊状扩张症（congenital biliary cystic dilatation）主要为胆管囊性扩张，可发生于除胆囊外的肝内胆管和肝外胆管的任何部位。胆管末端狭窄或闭锁及胆管壁先天性发育不良是本病的基本因素。

本病典型的临床表现为腹痛、黄疸和腹部包块三联征，但临床上具有典型的三联征者非常少见。大多数患者无特异性的临床表现。

（二）超声表现

1. 先天性胆总管囊肿 胆总管扩张，呈囊状、梭形或椭圆形，常在10mm以上，特别注意囊状扩张的两端与胆管相通为特征性表现，壁光滑清晰，其内回声清亮。合并结石、胆汁淤积时其内可见强回声或中低回声。多无其他胆道系统异常表现，可合并肝内胆管囊性扩张。

2. 先天性肝内胆管囊状扩张症 又称卡罗利病（Caroli disease），超声声像图表现为左、右肝内胆管节段型或弥漫型的囊性扩张，呈椭圆形或梭形，囊腔间相互连通，边缘清晰光滑。

（三）鉴别诊断

与肝门区的肝囊肿相鉴别：肝囊肿呈圆形无回声区，上、下端无与之相通的管状结构，囊肿周围可见受压的肝外胆管及门静脉。

（四）临床价值

超声可明确诊断并判断其类型及有无并发症，与经内镜逆行胆胰管成像（ERCP）、经皮穿刺肝胆道成像（PTC）等比较，具有简单、无创等优点。

三、胆道蛔虫病

（一）病理与临床

胆道蛔虫病（biliary ascariasis）是肠蛔虫的并发症，蛔虫成虫寄生于小肠中下段，人体全身及消化道功能紊乱、驱虫不当、手术刺激等，均可激惹虫体异常活动，加之蛔虫有喜碱厌酸、钻孔习性，胆管炎、结石及括约肌松弛等情况更易引起成虫钻入胆道。钻入胆道者80%在胆管内，其机械刺激可引起括约肌强烈痉挛收缩，出现胆绞痛。蛔虫所引起的胆管阻塞是不完全的，故极少发生黄疸，主要是蛔虫带入的细菌导致胆管炎症，严重者出现胆管炎、胰腺炎症状。症状和体征不相称是本病的特点。实验室检查会有白细胞、嗜酸性粒细胞增高，粪便可见蛔虫卵。

（二）超声表现

1. 肝内外胆管不同程度的扩张。
2. 扩张的肝外胆管内出现均匀的中等回声或高回声条索，边缘光滑，形态自然，与胆管壁分界清晰。典型者可见到蛔虫假体腔的低回声带或无回声带，呈"等号"状，表现为两条光滑的平行线（图8-13）。
3. 位于胆囊内的蛔虫多为弧形或卷曲样管状回声。
4. 蛔虫死后萎缩、碎裂成段后，呈片状或团粒状高回声。
5. 多条蛔虫显示为重叠的、线状强回声带。
6. 实时扫查观察到虫体蠕动，具有特异性诊断意义。

（三）鉴别诊断

与胆道结石相鉴别：胆道蛔虫病的临床症状典型，表现为疼痛剧烈而体征轻微，超声声像图表现为特有的"等号"状改变，且可发现虫体蠕动，容易鉴别，但虫体坏死破碎后与结石不易鉴别。

1. 胆管积气　一般有胆道手术史，超声检查可见点线状强回声呈"串珠"状沿胆道系统走行，后伴"彗星尾征"，改变体位可见强回声变形，向上移动、聚集。

2. 胆总管置管引流　患者有明确的手术史，动态观察未见其有蠕动感。

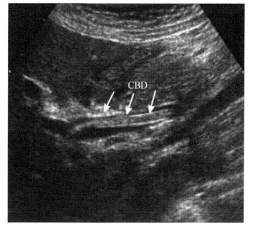

图8-13　胆管蛔虫超声声像图
CBD：胆总管；箭头：蛔虫虫体

（四）临床价值

超声能够显示胆管形态及走行的改变，并能准确判断胆管内虫体的形态特征。

四、胆管肿瘤

（一）病理与临床

胆管癌（carcinoma of bile duct）较胆囊癌少见，近年来发病率有增高的趋势。胆管癌好发于肝门部左、右肝管汇合处，胆囊管与肝总管汇合处，以及壶腹部。多为腺癌，偶见未分化癌和鳞癌。胆管因癌细胞的弥漫性浸润变硬、增厚，肿瘤环绕胆管浸润使胆管狭窄或堵塞，亦可呈乳头状或结节状肿块突入管腔，使胆管部分或完全阻塞。

胆管癌的临床表现以阻塞性黄疸最为突出，其起病隐袭，早期即出现黄疸，黄疸进行性加重。常伴有上腹疼痛或胆绞痛样发作。如伴继发感染，有高热、上腹剧痛、胃肠道症状。其他症状有体重减轻、身体瘦弱、乏力、肝大、腹水、恶病质等。另外，胆总管壶腹部癌可有消化道出血及顽固性脂肪泻，并可发生继发性贫血。

（二）超声表现

胆管内见中等回声或低回声，自管壁突入扩张的管腔内，肿块边缘不整，与管壁黏膜层分界不清，管壁回声中断或胆管壁局限性不均匀增厚，致管腔明显狭窄（图8-14）。CDFI：其内无或见少许血流信号，其远段胆管扩张。晚期胆管癌可见肝脏弥漫性肿大，回声粗糙不均匀，以及肝门淋巴结肿大或肝内出现转移灶。

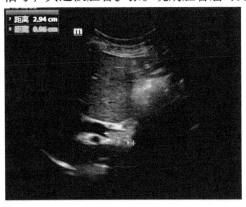

图8-14 胆管癌超声声像图
胆总管扩张，内见低回声（测量键）

（三）鉴别诊断

1.与胆管结石相鉴别 胆管结石在扩张的肝管内可见结石的强回声，后方伴声影，局部管壁连续、整齐，与结石分界清楚。

2. 与十二指肠乳头癌和胰头癌相鉴别 胰头癌可见胰头体积增大，胰头内可见低回声团块，同时伴有胰管扩张等征象，特别是胰管扩张而胆管扩张不明显者诊断更明确。十二指肠乳头癌等壶腹周围肿瘤与胆管癌的鉴别比较困难，需要病理才能完全区分。

（四）临床价值

超声易发现胆管扩张，能对大多数胆管癌做出准确诊断，在临床上有重要的应用价值。

（陈雨娜）

第**9**章
胰腺超声

第1节 胰腺解剖概要

胰腺是腹膜后器官，在上腹深处横过第1～2腰椎前方，右侧嵌入十二指肠降部与水平部所形成的C形凹陷内，左侧端靠近脾门，前面通过小网膜囊与胃分开，后面为腹主动脉、下腔静脉、腹腔神经丛及胸导管的起始部等结构（图9-1）。

胰腺分为头（包括钩突）、颈、体、尾四部分。各部间没有明确的分界标志，主要根据它们的毗邻关系和外形粗略划分。头部被C形十二指肠所环抱。钩突是从头部下部发出并向内侧延伸至胰腺体下方的突起，它位于肠系膜上血管的后方。颈部位于胰头和胰体之间，肠系膜上静脉常在其后方与脾静脉汇合成门静脉。胰体位于身体中央，穿过人体中线，位于胃后方、肠系膜上动脉前方。尾部指向脾门，它与脾血管一起包含在脾肾韧带内，是胰腺唯一位于腹膜内的部分。

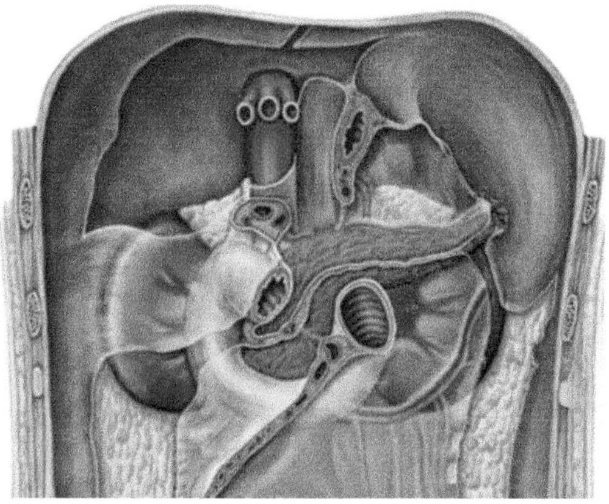

胰腺具有消化（外分泌）和分泌激素（内分泌）功

图9-1　胰腺解剖图

能。作为外分泌腺体分泌胰液，通过主胰管引流。主胰管沿胰腺长轴延伸，后与胆总管在胰头后方汇合形成肝胰壶腹（法特壶腹），穿过十二指肠降部内侧壁开口于十二指肠乳头。

第2节 胰腺检查方法和正常超声表现

一、仪　　器

使用配备中低频凸阵或线阵探头的超声诊断仪，成人常用3.5MHz凸阵探头，消瘦者及儿童可选用5.0～10.0MHz凸阵或线阵探头，肥胖者可选择低频凸阵探头，如选用2.5MHz探头。

二、检查前准备

患者应禁食8h以上，检查前日晚应清淡饮食，次日上午于空腹下进行检查。对于腹部胀气或便秘的患者，应禁食豆、奶等易产气食物，检查前晚可服用缓泻剂，当日晨起排便或灌肠后检查。检查中，必要时可饮水500ml，以充盈的胃腔作为透声窗以达到清楚显示胰腺的目的。

三、检查体位

1. 仰卧位　为最常用的体位，在平静呼吸状态进行。当深吸气时，可以下移的左肝为透声窗观察胰腺。

2.侧卧位 当胃肠气体较多时，可采用左侧卧位，使胃内气体向右侧移位以利于胰体尾部显示。采用右侧卧位以利于胰头显示。

3.半卧位或坐位 胃内气体上移、肝充分下移，使胰腺得以良好显示。

4.俯卧位 经背侧或经左侧腹部以脾和左肾为透声窗观察胰尾，但显示范围有限。

四、检查方法

1.经腹部横切扫查 剑突下横切扫查，可上下移动探头，探头向左上倾斜15°～30°，可清晰显示胰腺的长轴切面，观察胰头、胰体、胰尾等结构。

2.经腹部纵切扫查 横切显示胰腺长轴后，旋转探头做一系列纵切扫查，以显示胰腺矢状面或斜矢状切面。常用切面：上腹偏右系列纵切面，显示胰头和钩突部与胆管、门静脉、肠系膜上静脉之间的关系；上腹偏左系列矢状面或斜矢状切面，显示胰尾与脾血管、肾上极、肾上腺之间的关系。

3.经左肋间斜切扫查 以脾为透声窗，沿脾门血管显示胰腺尾部。

4.经腰部纵切扫查 以肾或脾为透声窗，在肾上极前方并紧贴肾上极处显示胰腺尾部。

五、胰腺超声测量

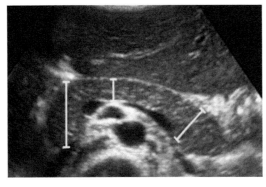

图9-2 胰腺超声测量方法示意图

常见的胰腺测量方法有两种：切线测量法和最大前后径测量法。切线测量法是根据胰腺走行的弯曲度，在前缘画出切线，并在胰腺的头、体、尾的切点作垂直线测量胰腺的厚度。最大前后径测量法测量的是各部位的前后径。目前临床上常用的方法是将二者进行结合，虽然统称为胰腺厚度，但实际上胰头测量的是前后径，胰体、胰尾测量的是厚度。具体方法为在下腔静脉前方测量胰头前后径，在腹主动脉前方测量胰体厚度，在腹主动脉左侧或脊柱左侧测量胰尾厚度。胰腺超声测量方法示意图见图9-2。

综合国内、外的胰腺测量值，胰腺的正常值一般为：胰头厚度＜2.5cm，体、尾部厚度＜2cm，因胰腺的个体差异较大，受探头切面方向和呼吸的影响，此数据仅供参考，诊断中应在测量胰腺大小的同时，重点观察胰腺整体形态和回声变化。正常胰管超声测量在胰体部，管腔内径一般≤0.2mm。

六、正常胰腺超声表现

正常胰腺分为胰头、胰颈、胰体、胰尾四部分。胰头一般较膨大，略呈椭圆形，其向左后突起部分称为胰头钩突部，与胰头相连最窄的部分称为胰颈部，逐渐向左延伸为胰体部（腹主动脉前方），位于脾门前方者为胰尾部。后者较其他部分相对较长，截面多呈三角形。正常胰腺边界光整，内部回声均匀、细小，较之肝脏回声略高，有时可显示纤细的主胰管回声。随着年龄的增长，胰腺组织萎缩，纤维组织增多和脂肪浸润增加，胰腺的回声强度逐渐增高。寻找胰腺的方法主要依靠血管定位法：在脊柱前方的下腔静脉、腹主动脉、肠系膜上动/静脉及脾静脉寻找胰腺。正常胰腺长轴超声声像图见图9-3。

七、注意事项

1. 胰腺是超声检查最困难的腹部脏器之一。利用胰腺背侧的血管，如下腔静脉、腹主动脉、肠系膜上动/静脉的短轴切面以及脾静脉的长轴切面等血管标志来判断胰腺的位置。

2. 在进行横切面扫查时，要清楚显示脾静脉的走行，其位于胰腺的后方。不要将头侧的脾动脉或足侧的左肾静脉误认为脾静脉。

3. 当胰头部肿瘤等病变不显著，而胰管均匀性扩张时，易将扩张的主胰管误认为脾静脉而导致漏诊。彩色多普勒有利于鉴别。

4. 与胰头紧贴的肝尾叶，容易被误认为胰腺肿瘤。多切面扫查可判定肝尾叶与肝左叶背侧的连续关系。

5. 胰腺周围肿大的淋巴结与胰腺紧贴时，很容易将其误认为胰腺肿瘤。

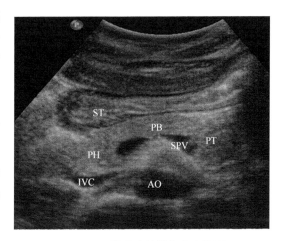

图9-3 正常胰腺长轴超声声像图

PH：胰头；PB：胰体；PT：胰尾；ST：胃；SPV：脾静脉；
IVC：下腔静脉；AO：腹主动脉

第3节 胰腺疾病

一、急性胰腺炎

案例 9-1

某患者，因急性腹痛就诊。超声检查发现胆囊腔内多发结石，胰腺弥漫性肿大，回声减低，不均匀，胰腺周围可见弱回声带，肠管扩张，腹腔内见大量混浊液体。

问题：依据上述临床及超声表现，最可能的诊断是什么？

（一）病理与临床

急性胰腺炎（acute pancreatitis）是临床常见急腹症之一，分为急性水肿型（轻型）胰腺炎和急性出血坏死型（重型）胰腺炎两种。轻型胰腺炎患者主要表现为胰腺局限或弥漫性水肿、表面充血、包膜张力增高。重型者表现为高度充血水肿，呈深红、紫黑色。镜下见胰腺组织结构破坏，有大片出血坏死灶、大量炎症细胞浸润。晚期坏死胰腺组织可合并感染，形成胰腺脓肿。两型间无根本差异，仅代表不同的病理阶段。

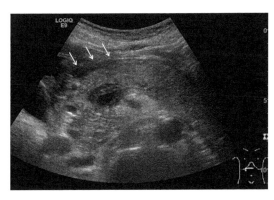

图9-4 急性胰腺炎超声声像图

胰腺肿大，回声不均；箭头：胰周积液

急性胰腺炎多见于青壮年，起病急，发展快，表现为剧烈的上腹痛，并多向肩背部放射，同时伴有恶心、呕吐、发热、黄疸等症状，血、尿淀粉酶增高。主要发病原因为胆道疾病，尤其是胆管结石和酗酒。

（二）超声表现

1. 胰腺形态、大小 体积弥漫性肿大，也可局部明显肿大，以胰头、胰尾部多见。轻型者胰腺形态只是略显饱满，边缘整齐，形态规则；重型者胰腺形态变化显著，呈不规则，边缘模糊不清，与周围组织分界不清。急性胰腺炎超声声像图见图9-4。

2. 胰腺实质 肿大的胰腺回声明显减低，后方回声增强。急性水肿型胰腺实质回声尚均一，出血坏死型内部回声不均，呈混合回声，可见液化区及钙化强回声。彩色多普勒超声难以显示胰腺内部血流信号，出血坏死区及脓肿形成区无血流信号。超声造影时坏死区域无增强。

3. 胰管 内径轻度扩张或正常，存在胰液外漏时扩张可消失或减轻。

4. 局部并发症 胰腺周围、小网膜囊及肾旁间隙、腹腔、盆腔积液。胰腺周围出现假性囊肿。胰腺内部脓肿形成时胰腺结构显示不清晰，可呈不均匀混合回声。

（三）鉴别诊断

与胰腺癌相鉴别：局限性胰腺炎可见胰腺局部回声减弱，边缘完整或模糊，其内可见胰管回声，远端胰管不扩张或有轻度扩张。胰腺癌则呈边缘不规则的低回声区，呈"蟹足样"改变，胰管于肿块区域中断，远端胰管明显扩张。

（四）临床价值

超声可以对急性胰腺炎进行诊断、鉴别诊断，并初步评估病情严重程度，以指导临床治疗；可以动态监测病情变化；可以对胰周积液、假性囊肿、胰周血管有无血栓形成等局部并发症进行随访。

链接　超声造影

超声造影（contrast-enhanced ultrasound，CEUS）是使用造影剂来改善解剖结构与病变的显像效果，能更好地确定其特征。超声造影剂为 1～10μm 的微泡，与红细胞大小相当或更小，因此大血管和微血管系统均可显像。微泡可完好通过肺循环，从而实现全身超声增强。CEUS 可实时呈现所有血管期（动脉期、门静脉期和延迟期）的增强模式，因此其时间分辨率高于其他影像学检查。CEUS 与其他影像学检查相比还有以下几点优势：便携；无辐射，这对需要重复检查的患者尤为重要；造影剂不含碘且无肾毒性；消除时间短（大约20min），便于更快开展后续检查。

二、慢性胰腺炎

（一）病理与临床

慢性胰腺炎（chronic pancreatitis）是一种由遗传、环境等因素引起的胰腺组织进行性慢性炎症性疾病。其病理特征为胰腺腺泡、胰管、胰岛细胞萎缩、破坏，间质纤维化，可伴有胰管结石、胰腺实质钙化，胰管狭窄、胰管不规则扩张，胰腺假性囊肿形成等，导致不同程度的胰腺内、外分泌功能障碍。

临床上主要表现为反复发作性的腹痛以及腹泻或脂肪泻、消瘦、营养不良等胰腺功能不全的症状。

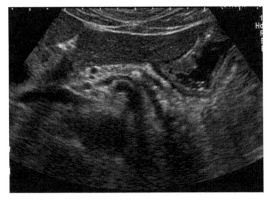

图9-5　慢性胰腺炎超声声像图

胰腺腺体萎缩，胰管不规则扩张，内见强回声

（二）超声表现

1. 胰腺形态、大小 早期胰腺体积可轻度肿大，后期萎缩。形态僵硬，轮廓不清，边缘不整齐。

2. 胰腺实质 弥漫性或局灶性回声增粗、增强，并可见钙化灶。

3. 胰管 不规则扩张，呈串珠样，管壁不光滑，腔内可有单发或多发的结石。

4. 胰腺假性囊肿 胰腺内、外可有假性囊肿形成，囊壁较厚，囊内见弱回声。

慢性胰腺炎超声声像图见图9-5。

（三）鉴别诊断

慢性局限性胰腺炎与胰腺癌较难鉴别。超声造影有助于诊断，慢性局限性胰腺炎表现为肿块与胰腺实质同步增强、同步消退。必要时可在超声引导下穿刺活检。

（四）临床价值

超声是诊断慢性胰腺炎的一线检查方法。可诊断胰腺假性囊肿，并可行超声引导下穿刺引流治疗。必要时可在超声引导下行穿刺活检以鉴别胰腺局部肿块。

三、胰腺囊肿

（一）病理与临床

胰腺囊性病变在病理学上可分为非肿瘤性胰腺囊肿（non-neoplastic pancreatic cyst）、胰腺假性囊肿（pancreatic pseudocyst）和胰腺囊性肿瘤。胰腺囊肿这一概念通常包括非肿瘤性胰腺囊肿和胰腺假性囊肿。

非肿瘤性胰腺囊肿包括真性囊肿（内壁衬有上皮细胞故称为真性囊肿）、潴留囊肿（胰管阻塞引起小分支扩张所致）、非肿瘤性黏液性囊肿（内衬有黏蛋白层，但无任何肿瘤特征，术前难与囊性肿瘤相鉴别）和淋巴上皮囊肿（常位于胰周，周围有独特的淋巴组织层），均少见，通常无症状，无需切除。

胰腺假性囊肿系炎症或外伤后胰液外渗被邻近组织包裹而成，囊壁由纤维组织构成，壁上无上皮细胞，故称为假性囊肿。

（二）超声表现

1. 非肿瘤性胰腺囊肿 单发或多发，体积较小，呈圆形或椭圆形；壁薄、光滑，边界清楚；囊肿内呈透声好，呈无回声。潴留囊肿有时可见其与扩张的胰管相通。

2. 胰腺假性囊肿 胰腺周围液性区，少数位于胰腺内，边界清楚，胰腺囊壁较厚，内呈无回声或低回声，多为单房。不典型胰腺假性囊肿可表现为囊内分隔、囊肿壁钙化等。胰腺假性囊肿超声声像图见图9-6。

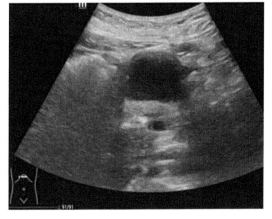

图9-6 胰腺假性囊肿超声声像图
胰腺周围见囊性肿物，边界欠清楚，内透声差

（三）鉴别诊断

1. 胰尾部假性囊肿可以通过呼吸运动与脾囊肿、左肾上极囊肿相鉴别。

2. 胰腺囊肿需与胰腺周围血管病变相鉴别，如脾动脉瘤、脾动脉假性动脉瘤等，因此发现囊性病变时应常规加彩色多普勒血流成像进行观察以与血管病变进行鉴别诊断。

3. 胰腺囊肿需与胰腺囊性肿瘤相鉴别。如果囊肿体积较大，壁厚，壁上有乳头，囊内有分隔或实性回声，则需要进一步检查。

（四）临床价值

超声经常是首先发现胰腺囊肿的影像学方法，有可疑胰腺囊性肿瘤的征象时需要进一步检查。超声可用于胰腺假性囊肿的随访观察。定性困难时可在超声引导下行穿刺活检。

四、胰腺癌

（一）病理与临床

胰腺癌（pancreatic cancer）通常是指起源于胰腺导管上皮的腺癌，占胰腺恶性肿瘤的85%～90%。男性较女性多见，常发生于胰头部，胰头和体、尾部的比例约3∶1。致密的间质纤维化是其特征，因此大多数为质硬肿物，常侵犯其邻近结构，如十二指肠、门静脉或肠系膜上血管等，故肿物边界多不清楚。胰周淋巴结常有转移。

胰腺癌起病隐匿，早期症状不典型。最常见的症状为腹痛、黄疸和体重减轻。首发表现因肿瘤位置而异。相比体、尾部肿瘤，胰头癌因其阻塞胆总管更常表现为黄疸且发现较早。严重腰背痛则提示为胰体、尾部肿瘤。

（二）超声表现

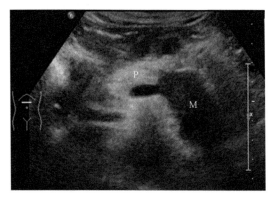

图9-7　胰腺癌超声声像图
P：胰腺；M：胰腺尾部肿瘤

1. 胰腺低回声肿物，边界不清楚，常无明显血流信号。胰腺癌超声声像图见图9-7。

2. 肿瘤较小时胰腺大小、形态可无变化，较大时所在部位可局限性增大、外突。

3. 胰头部肿瘤常压迫或侵犯胆总管、主胰管，使近段胆管、主胰管扩张，于肿瘤处突然截断。

4. 可疑胰腺癌时，应评估肿瘤进展情况，帮助临床判断可切除性，如是否侵犯周围脏器，是否累及周围大血管，胰周、腹腔、腹膜后淋巴结有无肿大，肝脏、腹腔有无转移瘤，有无腹水等。

（三）鉴别诊断

胰腺癌常需与慢性胰腺炎相鉴别。慢性胰腺炎病史长，常反复发作，急性发作时可出现淀粉酶升高，极少出现黄疸。超声显示胰腺轮廓不规整，呈结节样隆起，实质回声不均匀，钙化是其较特异的征象。

（四）临床价值

超声通常是出现黄疸或腹痛患者的一线检查方法。但其诊断胰腺癌的敏感性和特异性高度依赖于操作者的经验、疾病进展程度及患者的体型等。当发现病变时，可行超声造影帮助诊断和鉴别诊断，也可行超声引导下经皮穿刺活检、超声内镜引导下穿刺活检定性。超声未发现病变并不能排除肿瘤，应结合其他影像学检查。

五、壶腹周围癌

（一）病理与临床

壶腹周围癌（periampullary carcinoma）是指发生在肝胰壶腹周围2cm范围内，起源于肝胰壶腹、胆总管下段、胰管开口处、十二指肠乳头的癌。虽然来源不同，但因解剖部位特殊，有着相同的临床表现和相似的影像学表现，手术时也难以将其明确鉴别，故统称为壶腹周围癌。病变很小时即可阻塞胆管和（或）胰管开口，引起阻塞性黄疸，临床出现症状早，预后好于胰腺癌。但早期病变影像学诊断困难。

（二）超声表现

1. 肿瘤较小，常位于胰头及下腔静脉的右侧区域。
2. 较早出现胆管、胰管扩张，胆管扩张程度较胰管显著。
3. 扩张的胆总管在末端截断。

（三）鉴别诊断

由于胰腺癌和非胰腺来源的壶腹周围癌生物学行为不同，因此鉴别壶腹周围癌的组织起源有重要意义。但由于进展期壶腹周围癌临床表现、体征及影像学表现类似，术前鉴别很困难，需要依赖病理进行鉴别。

（四）临床价值

1cm以下肿瘤超声上不易显示，大量饮水有助于提高诊断率。出现阻塞性黄疸，并且扩张的胆总管于末端截断，而未发现明显病变时，应建议进一步行其他影像学检查，如MRCP。

厚德行医、医德共济的"雷锋式好院长"

医者仁心

　　徐克成青年时受雷锋精神影响深远，他曾经说过："能为患者多工作一天，就是我人生的意义！"在近半个世纪的从医生涯中，"雷锋精神"成为他人生的灯塔。他罹癌8年，依然重燃青春，用"雷锋精神"砥砺团队，救治了成千上万名癌症患者。2014年，中央宣传部面向社会宣传"时代楷模"徐克成的先进事迹，徐克成说："这是一种奖励，更是一种鞭策。只有救助更多的患者，才能对得起这个称号。"

（范秀萍）

第10章
脾脏超声

第1节 脾脏解剖概要

脾脏位于左季肋部稍靠后方的膈肌下，长轴与第10后肋平行。外形似蚕豆，有上、下两极，前、后两缘，脏、膈两面。凸面为膈面，与膈肌相贴。凹面为脏面，中央凹陷处为脾门，有脾血管、神经和淋巴管出入，是重要的超声解剖标志。脏面上方与胃底相邻，后下方与左肾、左肾上腺相邻，内下与胰尾、结肠脾曲相邻。除脾门外，脾其余部分均被腹膜所遮盖。脾实质由红髓和白髓形成，含有丰富的血窦，质地柔软，易破裂。

脾脏的供养血管主要是脾动脉，起自腹腔干，沿胰腺上缘向左走行至脾门附近分成数支入脾脏。脾静脉在脾门处出脾后在脾动脉稍下方与其伴行，走行至胰颈后方与肠系膜上静脉汇合形成门静脉主干。

在脾门附近可存在副脾，发生率达10%～40%，位置、大小、数目不定，通常为单个。

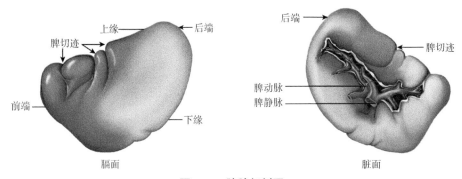

图10-1 脾脏解剖图

第2节 脾脏超声检查方法和正常超声表现

一、仪 器

仪器选择彩色多普勒超声诊断仪，成人常用3.5～5.0MHz凸阵探头，消瘦者及儿童可选用更高频率的探头。

二、检查前准备

上午空腹检查为佳。胃肠道气体较多时可饮水充盈胃后以胃腔为透声窗进行检查。

三、检查体位

常用仰卧位或右侧卧位，左手上举增加肋间隙宽度。脾较小、肺气肿或其他体位时脾脏显示不清者，可取俯卧位实行扫查，该体位有时也用于脾区病变需要与其他脏器来源鉴别时。

四、检查方法

将探头置于左侧第9～11肋间，沿脾长轴扫查显示其纵切面，前后移动探头，选择脾最长径和脾门血管显示清晰的切面冻结图像，测量脾脏长径和厚度。观察脾轮廓、实质回声，必要时彩色多普勒观察脾门部血管及其走行。检查过程中可让患者深吸气使脾下移以避开肺气的影响。

五、脾脏超声测量

临床上常通过超声测量脾脏长径和厚度评价脾大小，因为这两个径线与脾脏实际大小和重量相关性较好。选择脾最长径和脾门血管显示清晰的斜纵切面，脾上、下缘间距离为其长径，通过脾门向对侧膈面的切线作垂线即为脾厚度。通常成年人脾长径小于12cm，厚度小于4cm。脾脏超声测量图见图10-2。

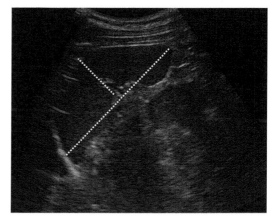

图10-2 脾脏超声测量方法

六、正常脾脏超声表现

脾脏纵切面呈半月形，包膜呈光滑的线状高回声，实质呈均匀点状回声，回声强度与肝脏相似，比肾皮质回声稍强，比胰腺回声低。脾门处可见血管出入，脾动脉相对较细，不叠加彩色多普勒时不易显示；脾静脉较宽，超声上可明确显示。正常脾脏超声声像图见图10-3。

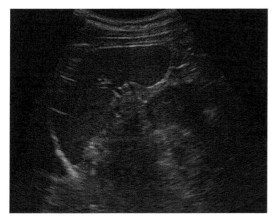

图10-3 正常脾脏超声声像图

七、注意事项

1. 脾脏显示困难时，可通过改变体位、移动探头、受检者深呼吸等方法进行改善。

2. 如果脾窝未见脾脏，需要了解受检者有无手术史，若无手术史，应注意寻找和鉴别有无脾脏先天性异常，如异位、游走、内脏反位等。

第3节 脾脏疾病

一、脾脏先天性异常——副脾

案例 10-1

患者，女，25岁。体检时发现脾门结节。超声检查：脾门下方有类圆形结节，实性，回声类似脾。

问题：依据上述临床及超声表现，最可能的诊断是什么？

（一）病理与临床

副脾（accessory spleen）为先天变异，发生率高达10%～30%，多为单发，脾动脉供血，有包膜，常位于脾门或沿脾血管分布，约20%发生在腹部或腹膜后任何地方。

副脾多无临床症状，无需特殊处理。脾功能亢进或肝硬化门静脉高压行脾切除时应寻找副脾一并切除，以防疗效不佳。

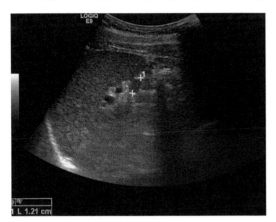

图10-4 副脾超声声像图
脾门部见结节（测量键），边界清楚，回声同脾回声

（二）超声表现

脾门附近实性结节，与脾分界清楚，类圆形，边界清楚，回声与正常脾类似。有血管门，可见与脾血管相通的血管分支出入。副脾的超声声像图见图10-4。

（三）鉴别诊断

1. 多脾综合征 超声上表现为两个或两个以上脾脏融合在一起，同时合并先天性心脏畸形。

2. 脾门淋巴结肿大 常有原发病因，多数为多发，动态观察可有变化。

（四）临床价值

超声可用于术前寻找副脾并定位，但特殊部位的副脾不易被发现。

二、脾 大

（一）病理与临床

脾大（splenomegaly）原因有多种，其中肝脏疾病（肝硬化、肝纤维化等）和血液系统恶性肿瘤（白血病、淋巴瘤等）各占1/3，感染（寄生虫、病毒等）约占1/4。大多数机制为血管压力增高导致脾脏被动充血、溶血引起脾增大，以及细胞或其他物质浸润导致脾增大。一些较大的局灶性病变也有可能引起脾大。

临床表现多与原发病有关，如脾大伴发热、盗汗、消瘦或淋巴结肿大者常为血液病、恶性肿瘤、感染和炎症性疾病。脾大明显时周围脏器受压也可产生相应症状。

（二）超声表现

成人脾脏长径大于12cm，厚度大于4cm。小儿脾脏长径/左肾长径大于1.25。

（三）鉴别诊断

脾大需要与周围脏器肿瘤相鉴别，如腹膜后巨大肿物、左肝肿物、左肾肿物等压迫导致脾脏移位，而误认为脾大合并脾肿瘤。

（四）临床价值

超声可确定有无脾大，并评估肿大程度。可鉴别是弥漫性肿大所致还是局灶性病变所致。但单独依靠超声无法判断弥漫性脾大的病因。

三、脾脏肿瘤

（一）病理与临床

脾脏肿瘤发病率低。

血管瘤是脾最常见的良性肿瘤，由大小不等、相互连通的血管腔构成，内覆内皮细胞。大体病理上为边界清楚的结节，切面呈暗红色海绵状。一般直径在 2cm 以下，直径＞2cm 的病变中有20%可发生破裂出血。

脾淋巴瘤为脾脏最常见的恶性肿瘤，原发性少见，多为全身性淋巴瘤累及。大体类型可分为四种，弥漫浸润型、粟粒性小结节型、多发肿块型、单发大肿块型。

脾脏转移性肿瘤一般指非血液系统来源的实体瘤转移，最可能转移至脾脏的肿瘤为乳腺癌、肺癌和卵巢癌。大体病理上可呈巨块状、多结节状，镜下表现与原发性肿瘤类似。临床病史对诊断转移瘤非常重要。

脾肿瘤缺乏特异性临床表现。早期或较小的良性肿瘤一般无明显症状，当肿瘤较大压迫消化道而出现相应症状并触及肿物时，肿瘤破裂出血可出现腹膜炎症状。恶性肿瘤可有不同程度的全身症状，转移瘤可有原发病灶引起的症状。

（二）超声表现

1. 脾血管瘤　超声表现与肝血管瘤类似。高回声结节，边界清晰，有时边缘可有裂隙征（周围血管进入病灶形成），内无明显血流信号。脾血管瘤超声声像图见图10-5。

2. 脾淋巴瘤　弥漫浸润型表现为脾大，内部回声减低。粟粒性结节型表现为脾内弥漫分布的小结节，直径小于5mm。肿块型表现为脾内单个或多个低回声肿物，内回声均匀。各型淋巴瘤均常表现为脾脏血流丰富。脾淋巴瘤超声声像图见图10-6。

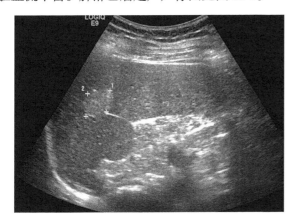
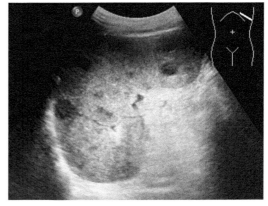

图10-5　脾血管瘤超声声像图
脾实质内见偏高回声结节（测量键），边界清楚

图10-6　脾淋巴瘤超声声像图
脾实质内见多发低回声结节，边界清楚，内回声均匀

3. 脾转移瘤　脾实性结节，单发或多发，回声水平与肿瘤病理结构有关，部分结节周边可见低回声晕环。有原发病灶是诊断转移瘤的有力证据。

（三）鉴别诊断

除根据上述表现进行各型脾肿瘤鉴别外，还应与脾内局灶性非肿瘤性病变进行鉴别。

1. 淋巴瘤回声极低时应注意与脾囊肿相鉴别，除提高增益进行观察外，还可根据彩色多普勒血流成像帮助两者鉴别，脾囊肿内无血流信号。

2. 与脾脓肿鉴别　诊断脾脓肿时临床表现非常重要，包括发热、左侧腰痛、白细胞计数升高等。

3. **与脾梗死鉴别** 急性脾梗死常继发于血液系统疾病或心源性栓塞，可有疼痛、发热，脾内出现楔形病灶，底部朝向脾包膜，尖端指向脾门，无或少血流信号。

（四）临床价值

超声是发现脾脏肿瘤的首选方法。但常规超声有时难以定性，超声造影有助于提高诊断价值，必要时可在超声引导下行穿刺活检定性。

四、脾 破 裂

（一）病理与临床

脾实质脆弱，且血运丰富，是腹部脏器最容易受损的器官。损伤原因以外伤居多（约占85%），其次为医源性和自发性。脾破裂（splenic rupture）根据损伤的范围和程度可分为3种类型：①真性脾破裂，脾实质与包膜破裂，可引起不同程度的出血，如脾周血肿或游离性腹腔内出血，大量时易导致失血性休克；②中央型破裂，脾包膜完整，是发生在脾实质内部的破裂，易形成血肿，致脾在短期内不同程度增大；③包膜下破裂，脾包膜完整，包膜下脾实质出血积聚在包膜下形成血肿。随着出血量的增多，可发生迟发性脾破裂，而见腹腔内急性大出血现象。各部位血肿最终液化吸收或形成囊肿；也可能继发感染形成脓肿。

脾破裂的症状和体征与出血多少、快慢，破裂的性质、程度，以及有无合并其他脏器的损伤有关。包膜下破裂和中央型破裂由于出血量少，无腹腔内出血，可无明显症状或仅有左季肋部疼痛，临床易漏诊。真性脾破裂可出现弥漫性腹痛甚至休克症状。

（二）超声表现

1. **中央型破裂** 脾内见血肿，形态多不规则，边界不清，回声与出血时间有关。新鲜出血为不均质低回声，血凝块形成后呈高回声或等回声，此时易漏诊。随着血凝块液化，回声再次减低甚至呈无回声。

2. **包膜下破裂** 脾包膜下血肿，呈月牙形（图10-7）。

3. **真性脾破裂** 局部脾被膜回声中断，脾周血肿，腹腔可有游离液（图10-7）。

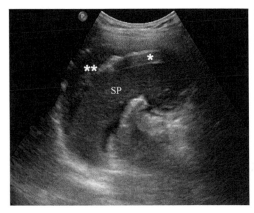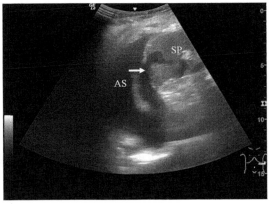

图10-7 包膜下破裂和真性脾破裂

SP：脾；AS为腹水；箭头：脾被膜连续性中断处；*为脾被膜下血肿；**为脾周血肿

（三）鉴别诊断

创伤性脾破裂结合病史容易诊断。非创伤性脾破裂较少见，但可能致命，因此有引起脾大的疾病病史者，如白血病、淋巴瘤、传染性单核细胞增多症等，应警惕脾破裂的发生。

（四）临床价值

外伤后脾内或脾周出血见异常回声即可明确诊断脾破裂。但早期出血量少或血肿呈等回声时易漏诊，此时应常规扫查腹腔有无游离液以间接提示脏器是否损伤，并在出现阴性结果时注意提醒临床及时复查超声。超声造影可明显提高脾破裂的检出率与准确性。对脾内或包膜下血肿可用超声密切观察，以尽早发现病情变化。

> 🔗 **链 接**　创伤超声重点评估（FAST）
>
> 　　超声是一种便携、经济、无电离辐射且医生可在床旁快速、反复实施以获得诊断性信息的检查方法。对胸腹部创伤的成人患者进行初步评估时，超声能够提供准确和有用的信息。创伤超声重点评估（focused assessment with sonography for trauma，FAST）是一套标准的创伤患者超声筛查方法，包括对心包进行评估，以检查是否存在心包积血和心脏压塞；对左侧腰部、右侧腰部和盆腔进行评估，以检查是否存在腹腔内游离液体。在很多病例中，需进行扩展评估（E-FAST），以确定是否存在气胸。FAST 和 E-FAST 检查结果为阳性时最有帮助，此时可缩短开始确定性治疗的时间。

（范秀萍）

第11章
胃肠超声

第1节　胃肠解剖概要

胃位于上腹部，为一呈J形的囊袋状结构，分入、出口，前、后壁，大、小弯。上由入口贲门与食管相连接，下经出口幽门延续为十二指肠。前、后壁相连接的上缘较短为胃小弯，其最低点弯度明显折转处为胃角；下缘较长为胃大弯。贲门平面以上向左上方膨出的部分为胃底；胃底至胃角处的部分为胃体；胃角处至幽门的部分为幽门部，它被大弯侧的浅沟分为近胃角的胃窦和近幽门的幽门管。胃解剖示意图见图11-1。

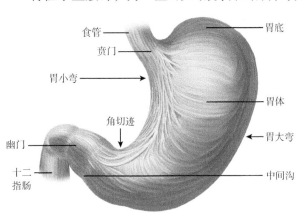

图11-1　胃解剖示意图

小肠是消化管中最长的一段，成人全长为5～7m，上端从幽门起始，下端在右髂窝与盲肠相接，可分为十二指肠、空肠和回肠三部分。小肠呈多层卷曲状，由肠系膜将小肠悬吊于后腹壁。十二指肠呈C形包绕胰头，可分为球部、降部、水平部及升部。球部是溃疡好发部位。降部中后内侧壁有十二指肠乳头，是胆总管与胰管的共同开口处。空肠约占空回肠全长的2/5，主要位于左中上腹，回肠占远侧3/5，主要位于右下腹及盆腔，二者之间并无明显界线。环形皱襞是小肠的标志性结构，在十二指肠远侧部及空肠近侧部最发达，以下逐渐减少且变小，近回肠的中部则消失。

大肠位于空、回肠周围，包括盲肠、阑尾、结肠、直肠和肛管。盲肠是大肠的起始部分，位于右下腹，其内回肠盲肠交界处有回盲瓣。阑尾位于盲肠后下端，远端为盲端，位置变化较大，近端开口于回盲瓣下方20～30mm处，位置较固定，体表投影为脐与髂前上棘连线的中外1/3交界处，即麦氏点。结肠介于盲肠与直肠之间，分为升结肠、横结肠、降结肠、乙状结肠四部分，横结肠与升结肠相连续的弯曲部分为结肠肝曲，左侧与降结肠相连续的弯曲部分为结肠脾曲。结肠带、结肠袋和肠脂垂是结肠的特征性结构。直肠续于乙状结肠，沿骶尾骨前面下行，穿过盆膈移行于肛管。男性直肠前方与膀胱、精囊、前列腺相邻；女性直肠前方与子宫及阴道后壁相邻。

所有胃肠道管壁由内向外均分为黏膜层、黏膜下层、肌层和浆膜层四层。

第2节　胃肠超声检查方法和正常超声表现

一、仪　　器

选用高分辨力实时超声诊断仪。建议用"双探头"模式，即凸阵探头（频率2～6MHz）与线阵探头（频率3～10MHz）相结合进行扫查。凸阵探头用于系统扫查整个胃肠道，尤其适用于位置较深的部位和腹壁较厚的患者；然后换用线阵探头观察细节，测量胃肠道管壁厚度。

二、检查前准备

除急腹症外，检查前须禁食8～12h以上。行胃超声检查需准备温水350～500ml作为对比剂。行肠道超声需服用泻药或晨起灌肠进行肠道准备，以减少气体及粪便的影响；应使膀胱良好充盈。如果检查当日还有X线钡剂造影或消化内镜检查，应先行超声检查以避免钡剂和气体的影响。

三、检查体位

扫查胃时在患者饮用对比剂后，应采取不同体位，让对比剂充盈感兴趣区域，如扫查胃底和胃体上段时取左侧卧位，扫查胃体下段、胃窦时取右侧卧位。

小肠、结肠扫查一般取仰卧位。

四、检查方法

1. 空腹扫查 可疑消化道梗阻者应先空腹扫查了解胃肠潴留物多少和梗阻情况，再确定是否需要口服对比剂。可疑急性胃扩张、胃肠穿孔者禁用对比剂。

2. 胃充盈扫查 嘱患者一次饮入对比剂（温开水或胃肠显影剂）350～500ml，然后按序扫查贲门、胃底、胃体、胃窦、幽门和十二指肠，扫查中需要患者不断改变体位让对比剂将目标部位良好充盈。

3. 小肠扫查 小肠分布范围广，为全面扫查，可从回盲部开始，先尽量向小肠近端追踪扫查，至无法追踪后，再行从左到右、从上到下割草坪式扫查。采用逐级加压法，以使探头接近扫查目标，并可排挤开肠道内气体使肠壁清晰显示，还可观察肠壁和周围脂肪组织的硬度。

4. 结肠扫查 宜采用连续追踪扫查法，以横切面扫查为主。因回盲部（位于右髂窝，右侧髂腰肌前方）和乙状结肠（左侧髂腰肌前方）相对容易辨认，所以可先找到回盲部顺行扫查至乙状结肠，或找到乙状结肠后逆行扫查至回盲部。乙状结肠远端和直肠需充盈膀胱后观察，但因位置较深常无法全面显示。

5. 阑尾扫查 先选用腹部探头在盲肠周围进行扫查，发现可疑回声和最大压痛点后，换用高频探头进一步观察。逐级加压法尤其适用于检查阑尾。

6. 直肠扫查 经腹扫查时需充盈膀胱。推荐用直肠腔内探头经直肠扫查，需先排便，采取左侧卧位并屈髋屈膝。

五、胃肠超声测量

1. 胃壁厚度 胃适度充盈，声束垂直于胃壁，胃体部壁厚<5mm，胃窦部壁厚<7mm。

2. 肠壁厚度 一般选择靠近超声探头侧肠壁、垂直于肠壁长轴方向测量其长度。在充盈或有内容物的状态下，正常小肠和结肠管壁厚度<2mm。在空虚或收缩状态下管壁厚度会加大，目前尚未建立正常值参考标准。

3. 肠腔直径 正常小肠直径上限为2.5～3.0cm，结肠直径<5cm。

4. 阑尾 横切面测量阑尾前后外径，正常<6mm。

六、正常胃肠超声表现

（一）正常胃

正常胃壁大多数呈五层结构，从内向外

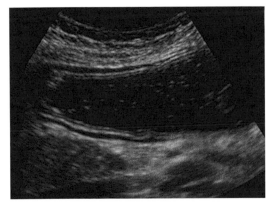

图11-2 正常胃壁超声分层图
自内向外分为5层，分别为强—弱—强—弱—强回声

第一层强回声为胃腔与黏膜层所形成的界面及黏膜浅层，第二层低回声为黏膜层，第三层强回声为黏膜下层，第四层低回声为肌层（分辨力较高的探头可分辨出环肌、纵肌的分界），第五层强回声为浆膜层及其与周围组织的界面。探头频率低或患者腹壁较厚时分层减少。正常胃壁超声分层图见图11-2。

空腹时胃腔应无内容物，仅可见气体。饮用对比剂后胃腔呈相应的无回声（温开水）或高回声（胃肠显影剂）。

餐后胃蠕动常起自胃体，向幽门部传送，其收缩呈节律性、对称性，每分钟约3次。每分钟＜2次或蠕动幅度减小（蠕动切迹不明显）即为蠕动减弱。

（二）正常肠道

小肠壁的特征是具有环形皱襞，肠腔充盈状态下易显示，长轴切面呈"阶梯状"结构或称为"琴键征"（图11-3A）。从近端空肠到远端回肠，环形皱襞的数量和高度逐渐减少和减低。而空虚状态下，皱襞堆积难清晰分辨（图11-3B）。

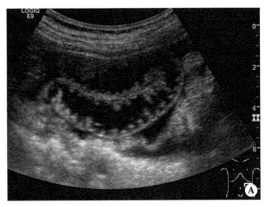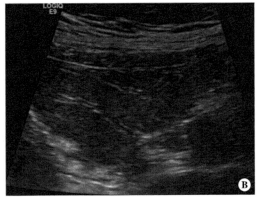

图11-3 小肠环形皱襞超声声像图
A.肠腔充盈状态，小肠环形皱襞呈"琴键征"表现；B.肠腔空虚状态，小肠环形皱襞难清晰分辨

结肠的特征性表现是结肠袋，在结肠内有粪便或气体时长轴切面上易显示（图11-4），而收缩状态下（此状态左半结肠常见）难显示。

肠壁分层情况与胃相似，并且与探头频率、肠腔状态、探头加压等情况有关。肠腔空虚、含少量内容物或少量液体状态下用中高频探头观察，从内向外肠壁也呈五层，回声强度依次为强—弱—强—弱—强回声，分别代表肠腔与黏膜间形成的界面、黏膜层、黏膜下层及其与黏膜间界面、固有肌层、固有肌层与浆膜间界面。肠腔内容物或液体较多时分层则会减少，后壁也受影响显示不清。一般结肠分层比小肠多且显示更清晰。

空腹时小肠空虚或其内仅见少量液体和气体。进食后，肠腔内气体增多，液体回声强度依食物不同而强弱不等。饮水、肠内营养或小肠梗阻时小肠内容物回声相对更低。结肠内粪便较多、留存时间较长甚至便秘时，结肠内容物回声变得较强，结肠袋超声声像图见图11-4。

正常阑尾呈管壁分层的靶环状（高频探头），腔内可见气体（图11-5）。

空腹时小肠蠕动减弱，进食或饮水后蠕动增强，可见内容物在腔内往返运动。结肠和阑尾则很少能用超声观察到其明显的运动。

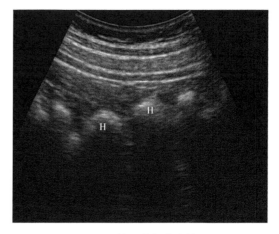

图11-4 结肠袋超声声像图

H：结肠袋

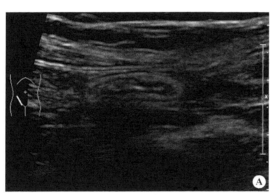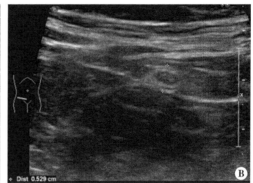

图11-5 正常阑尾超声声像图

A. 阑尾长轴切面，阑尾壁分层清楚；B. 阑尾长轴切面，呈靶环状

七、注意事项

1. 胃肠道为囊袋状或管状结构，扫查时应采用连续追踪扫查法，且以横切为主，以避免漏诊。
2. 以温水为对比剂扫查胃腔，应注意在饮用后让患者左侧卧位静躺片刻以消除气泡。
3. 胃肠道内有气体时，可借用探头加压或改变患者体位驱除气体。

第3节 胃肠疾病

一、胃　癌

案例 11-1

患者，女，54岁。右上腹痛2个月，空腹、夜间加重，进食后缓解。超声显示胃壁局部增厚呈肿物状，向腔内隆起，呈低回声，表面有深大溃疡。病变处胃壁分层消失，动态观察无蠕动。胃周可见多个肿大的淋巴结。

问题：依据上述临床及超声表现，最可能的诊断是什么？

（一）病理与临床

胃癌（gastric cancer）是最常见的恶性肿瘤之一，发病率在我国消化道恶性肿瘤中占第一位，可发生于胃的任何部位，半数以上发生于胃窦部、胃小弯及前后壁，其次在贲门部，胃体部相对较少。按照胃癌侵犯胃壁的深浅，被分为早期胃癌与进展期胃癌。侵犯深度不超过黏膜下层者称为早期胃癌，患者常无症状。侵至肌层者称为中期胃癌，侵及浆膜及浆膜以外者称为晚期胃癌，中、晚期胃癌合称进展期胃癌。

进展期胃癌大体形态常能反映其生物学特性，故常为人所重视。1923年博尔曼（Borrmann）提出的分型方法简便实用，一直为国内外所沿用。Borrmann Ⅰ型：隆起型。向胃腔内隆起，可有浅表溃疡或糜烂，浸润不明显，生长缓慢，转移晚。Borrmann Ⅱ型：局限溃疡型。溃疡明显，边缘隆起，浸润现象不明显。Borrmann Ⅲ型：浸润溃疡型。明显溃疡伴明显浸润。Borrmann Ⅳ型：弥漫浸润型。病变浸润胃壁各层且广泛，边界不清，黏膜皱襞消失，胃壁增厚变硬故称"皮革胃"。四型中以Ⅲ型和Ⅱ型多见，Ⅰ型则少见。

胃癌按照组织学分类可分为肠型和弥漫型（浸润型）。肠型胃癌多见于胃癌高发国家，可能与肠化生或萎缩性胃炎有关，预后比弥漫型胃癌好。而弥漫型多见于低危人群。

患者可出现胃部饱胀疼痛，餐后加重，食欲下降，体重减轻等非特异性症状。如有转移，可出现相应脏器受累的表现。

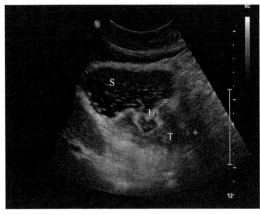

图 11-6　胃癌超声声像图
T：低回声肿物；U：肿物表面溃疡；S：胃腔

（二）超声表现

早期胃癌经腹超声难以显示。进展期胃癌的超声表现如下。

1. 胃壁局部非均匀性增厚或呈肿物状，呈低回声（图11-6）。

2. 黏膜面不平整，可有溃疡。

3. 向外侵犯。

4. 病灶所在部位胃壁僵硬、蠕动消失。

5. 可伴胃周淋巴结肿大。

（三）鉴别诊断

1. 胃淋巴瘤与胃癌相比，累及范围更广，病灶质韧而非僵硬，管腔明显狭窄的发生率低，无明显外侵征象。

2. 溃疡型胃癌需与胃消化性溃疡相鉴别。良性溃疡在胃壁厚度、增厚范围、溃疡大小和深度等方面的测量值均要小于溃疡型胃癌。此外，一般良性溃疡呈口大底小状，恶性溃疡则呈口小底大状。

（四）临床价值

经腹超声能显示胃壁全层，可发现大部分进展期胃癌。可提供病灶部位、大小和大体分型等信息，估计病变侵犯胃壁的范围和深度，了解腹部器官转移情况，是胃镜和X线检查的有力补充手段，尤其是对老年体弱晚期患者，它是不可缺如的替代方法。但对早期胃癌检出率低，故不能作为早期胃癌的筛查手段。

二、结直肠癌

（一）病理与临床

结直肠癌（colorectal carcinoma）在我国的发病率和死亡率均保持上升趋势，其中城市高于农村，且结肠癌的发病率上升显著。大多单发，以直肠最常见，其次为乙状结肠和盲肠。早期结直肠癌可无明显症状，病情发展到一定程度可出现排便习惯或大便性状改变，粪便隐血试验阳性，血癌胚抗原

（CEA）、CA199等肿瘤标志物增高。

与胃癌一样，根据肿瘤浸润深度可分为早期癌（局限于黏膜或黏膜下层）和进展期癌（突破黏膜下层）。进展期结直肠癌大体类型：①隆起型，肿瘤主体向肠腔内突出，有蒂或广基；②溃疡型，是最常见的大体类型，瘤体一般较小，早期形成溃疡，溃疡底可深达或穿透肠壁侵入邻近器官和组织；③浸润型，肿瘤向肠壁各层弥漫浸润，使局部肠壁增厚，形成环形狭窄，易引起肠梗阻。

（二）超声表现

1. 肠壁局限性、非均匀性增厚，分层不清或消失。全周性增厚时可与腔内气体形成"假肾征"（图11-7），也可向腔内隆起形成一肿物。

2. 病变呈低回声。

3. 病变肠段管壁僵硬，蠕动消失。

4. 可出现肠腔狭窄，伴肠梗阻。

5. 肠周淋巴结或肝脏转移。

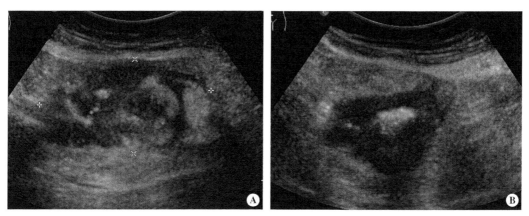

图11-7 结肠癌超声声像图

A. 肿瘤长轴切面图像，结肠壁非均匀增厚，分层消失；B. 肿瘤短轴切面图像，呈"假肾征"

（三）鉴别诊断

1. 炎性肠病　累及肠道范围要更广（常常长于10cm），并可累及多段肠管。肠壁增厚程度较肿瘤轻，严重时也可见分层消失，但比较均匀，僵硬度不高。炎症可累及肠管周围，肠周脂肪组织可增厚。

2. 淋巴瘤　好发于回盲部。黏膜相对比较完整，出血较少见。超声上也表现为肠壁增厚或形成肿物。与结肠癌相比，病灶回声更低，肠腔狭窄和肠梗阻发生率低。

（四）临床价值

经腹超声对进展期结肠癌有较高显示率，可显示肿瘤部位、大小与周围组织关系，方便快捷。但其对早期结肠癌的检出率低，故不宜作为首选方法。经腹超声在肿瘤分期方面有一定的价值，但对于较小的淋巴结的检出与判断有难度。

三、胃肠道间质瘤

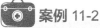 **案例 11-2**

患者，男，81岁。下腹胀半个月。查体：左下腹有约8cm肿块，边界清晰，无压痛。超声检查显示左下腹腔实性为主肿物，约6.5cm×5.7cm×5.2cm，边界清楚，呈葫芦状，内可见不规则囊性区，透声差。彩色多普勒血流成像：实性区内见少量血流。肿物可随体位改变而移动。

问题：依据上述临床及超声表现，最可能的诊断是什么？

（一）病理与临床

胃肠道间质瘤（gastrointestinal stromal tumor，GIST）是胃肠道最常见的间叶源性肿瘤，占所有消化道肿瘤的1%～3%。可发生于胃肠道的任何部位，好发于胃和小肠，偶发于消化道外（腹膜后、肠系膜和网膜）。大体标本表现为起源于胃肠道管壁肌层内的肿块，可向腔内生长，使黏膜隆起，引起继发性溃疡；或向外生长，表现为浆膜下肿物；或同时向腔内外生长形成"哑铃"状。肿瘤多边界清楚，呈圆形或分叶状，切面为灰白或灰红色，较大者常伴出血、坏死、囊性变等。依靠病理确诊，免疫组化检测通常CD117和DOG1有表达。

GIST好发于中老年，男性略多于女性。临床症状无特异性，取决于肿瘤发生的部位及大小，常见的症状包括腹痛、腹部不适、消化道出血、腹部包块等，肿瘤较小者（径线<2cm）常无症状，多为偶然发现。GIST具有广谱生物学潜能，目前临床上使用"危险度"来代表肿瘤复发和转移的风险程度，与肿瘤部位、大小、细胞核分裂象、肿瘤有无破裂相关。肿瘤大小一般以胃部5cm、小肠3cm为界。最常见的转移部位为肝、网膜和腹膜，极少转移至腹部淋巴结或腹腔外。

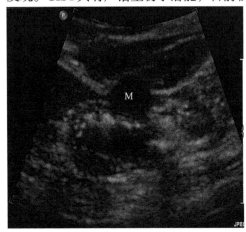

图11-8 胃间质瘤超声声像图
胃壁外生性低回声肿块（M），边界清楚

（二）超声表现

1. 来源于胃壁或肠壁的实性肿物（图11-8），多呈类圆形，突向腔内或腔外，大小数毫米至十几厘米不等，有包膜回声。

2. 内部回声不均质，较大者可有出血坏死，偶见钙化。因与胃肠道不相通，内部一般不会出现气体回声。

3. 肿物处胃肠道黏膜多完整光滑。

4. 部分肿物活动度较大。

5. 肝内转移灶易发生液化坏死。

（三）鉴别诊断

1. 胃癌或结肠癌 多呈浸润性生长，致管壁不规则增厚，并且僵硬，易导致胃肠道梗阻。而GIST多垂直于胃肠道管壁生长，具有体积大但附着点局限的特点，一般不影响胃肠道蠕动功能，很少发生梗阻。此外，GIST以血行转移为主，肝脏转移多见。而胃癌、结肠癌常首先发生淋巴结转移。

2. 淋巴瘤 累及腹腔或腹膜后肿大的淋巴结，部分可融合形成较大肿物，常环绕动脉形成"三明治"征象。

（四）临床价值

超声除可发现GIST病灶外，还可用于判断GIST生物学行为，高复发风险的间质瘤常体积较大（≥5cm），多位于小肠或直肠，形态不规则，内部回声明显不均匀，坏死液化灶较多见，超声造影显示内部呈显著的不均匀性增强。

四、胃肠道淋巴瘤

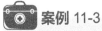 **案例 11-3**

患者，女，80岁。乏力、消瘦，腹痛7个月。超声检查：胃体、胃窦管壁呈弥漫不均匀增厚，似以黏膜下层增厚为主，较厚处1.8cm，低回声，蠕动消失，但加压探头柔韧感尚存，管腔未见狭窄，浆膜面尚完整。

问题：依据上述临床及超声表现，最可能的诊断是什么？

（一）病理与临床

胃肠道淋巴瘤（gastrointestinal lymphoma）多为非霍奇金淋巴瘤累及胃肠道，原发性胃肠道淋巴瘤少见。该病可累及整个消化道，最常累及胃（68%～75%），其次为小肠（约9%）、回盲部（7%）。6%～13%可累及多个部位。胃肠道淋巴瘤起自黏膜固有层和黏膜下层的淋巴组织，淋巴细胞沿胃长轴方向浸润。无成纤维反应，受累管壁硬度相对较低，管腔狭窄少见。

胃肠道淋巴瘤发病高峰年龄为50～60岁，男性稍多。常见临床表现有上腹痛或不适、厌食、体重减轻、恶心、呕吐及大便潜血阳性。由于溃疡坏死不如胃癌明显，故消化道出血和贫血症状不明显。小肠淋巴瘤发病年龄呈双峰状，部分特殊类型的淋巴瘤以青少年多见，另外的则多见于中老年人。病程较胃肠道淋巴瘤短，症状较明显，主要有腹痛（2/3）、腹泻、吸收不良、体重下降、间歇性出血及腹部包块等。

（二）超声表现

1. 胃肠管壁增厚，以黏膜下层为著（图11-9），晚期则分层消失。

2. 病变呈极低回声。

3. 质地较软，有时加压可变形，可见蠕动。

4. 胃肠腔狭窄少见，部分可扩张呈"动脉瘤样"表现。

5. 病变周围可见多发肿大淋巴结。

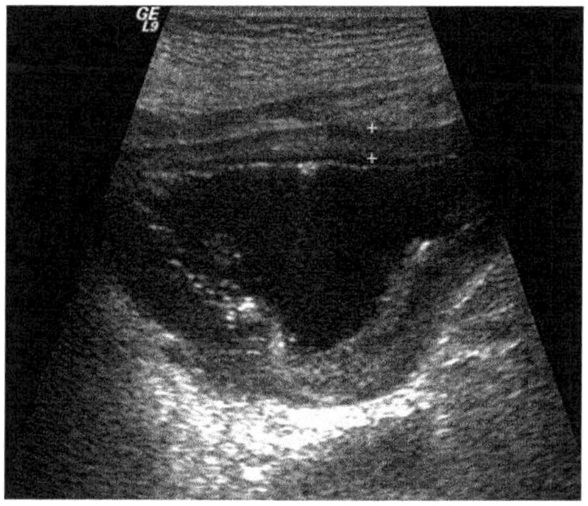

（三）鉴别诊断

1. 胃癌、结直肠癌发病年龄相对较大，管壁受侵袭范围一般较淋巴瘤小，更倾向于向外浸润，僵硬突出，易出现管腔狭窄。另外淋巴瘤胃周、肠周淋巴结肿大比癌要多见。

图11-9 胃肠道淋巴瘤超声声像图
胃肠局部管壁增厚，以黏膜下层为主，质地偏软

2. 胃肠道间质瘤多表现为向腔外生长的肿块，多为孤立肿物，常有中心坏死，淋巴结转移少见。

3. 克罗恩（Crohn）病一般为肠道多节段性病变，范围较广，常致肠梗阻。周围肠系膜内可有淋巴结肿大，但体积一般较小。

（四）临床价值

超声可显示胃肠道淋巴瘤的部位、范围、病变浸润深度，判断淋巴结及邻近器官有无累及，并进行初步鉴别诊断。

五、机械性小肠梗阻

案例 11-4

患者，女，67岁。因子宫内膜癌行子宫、双附件切除术后5年，两天前始出现腹胀、腹痛，肛门停止排气、排便。查体：腹部膨隆，肠鸣音亢进。超声检查：小肠扩张，较宽处3.0cm，肠腔积液，肠蠕动亢进，可见内容物"往返运动"。结肠空瘪。腹腔内有少量游离液体。

问题：依据上述临床及超声表现，最可能的诊断是什么？

（一）病理与临床

肠内容物正常流动受阻时即发生肠梗阻（intestinal obstruction）。根据病因可分为机械性肠梗阻

（因肠腔内梗阻或外部压迫所致）和功能性肠梗阻（由肠道功能异常所致）。根据部位分为小肠梗阻和大肠梗阻。临床上以机械性小肠梗阻更常见，肠粘连是其最常见病因。主要病理生理改变为梗阻部位以上肠管内积聚大量气体和液体，肠管扩张。肠管扩张引起肠腔内压增高，肠壁变薄，血循环障碍。首先肠壁静脉回流受阻，血管通透性增加，液体可渗入腹腔引起腹水；进而动脉血运障碍，严重缺血缺氧时可出现肠坏死、穿孔。机械性肠梗阻时，梗阻部位近端肠管蠕动亢进；发生血循环障碍时则肠蠕动减弱甚至消失。

有腹部手术、腹部或盆腔肿瘤、炎性肠病和放疗史，临床表现为"痛、吐、胀、闭"时，要高度怀疑机械性小肠梗阻。

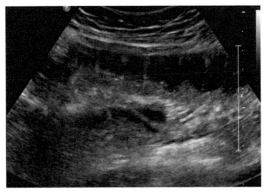

图11-10　小肠梗阻超声声像图
小肠扩张，肠腔内积液，肠皱襞呈"琴键状"

（二）超声表现

1. 梗阻部位以上肠管扩张，小肠直径大于2cm，管腔内积气、积液（图11-10）。肠蠕动亢进，可见肠内容物"往返运动"。

2. 梗阻部位远端肠管塌陷空虚。

3. 有时可发现肠梗阻的原因，如梗阻末端结石或粪石、肿瘤、肠套叠、腹外疝等。

4. 腹腔可有积液。

（三）鉴别诊断

机械性肠梗阻应与麻痹性肠梗阻或血运性肠梗阻相鉴别。麻痹性肠梗阻多发生于腹部手术后，或由腹膜炎、创伤、肠缺血、精神药物等引起。除病史外，观察肠蠕动情况非常重要，机械性肠梗阻近端肠管蠕动增强，而后两者则表现为肠管蠕动减弱或消失。

（四）临床价值

1. 明确是否为肠梗阻，并与部分急腹症进行鉴别诊断。

2. 鉴别是机械性肠梗阻还是麻痹性肠梗阻。

3. 提示病情严重程度，如短期内腹水大量增加，或肠蠕动由强变弱，说明肠壁血供障碍，应尽快手术。

4. 可以发现部分肠梗阻的原因。

六、急性阑尾炎

 案例 11-5

患者，男，26岁。转移右下腹痛8小时。查体：麦氏点压痛、反跳痛阳性。化验：血白细胞升高，C反应蛋白（CRP）升高。超声检查：阑尾增粗，直径1.2cm，管壁增厚，分层尚清楚，管腔近端可见1.0cm粪石，远端腔内积液。阑尾周围脂肪组织增厚。腹腔未见明显游离液体。

问题：依据上述临床及超声表现，最可能的诊断是什么？

（一）病理与临床

急性阑尾炎（acute appendicitis）是由于阑尾腔阻塞（常由粪石及淋巴组织增生等引起）合并细菌感染所致。从病程发展来看，主要有四种病理类型：急性单纯性阑尾炎、急性化脓性阑尾炎、坏疽性-穿孔性阑尾炎、阑尾周围脓肿。四型通常是炎症发展的不同阶段，但也可直接呈现为各种类型。基本病理改变为阑尾壁充血水肿,大量炎症细胞浸润,组织不同程度破坏,伴发穿孔时,可引起阑尾周围脓肿弥漫性腹膜炎。临床上将急性阑尾炎分为两大类,即非复杂性阑尾炎(急性单纯性阑尾炎和急性化脓性阑尾炎)和复杂性阑尾炎(发生坏疽、穿孔或阑尾周围脓肿),两者临床处理措施不同。

典型的临床表现为转移性右下腹痛,右下腹固定压痛或伴反跳痛。外周血白细胞升高,体温升高。

（二）超声表现

1. 阑尾增粗,直径≥6mm;阑尾壁增厚、分层,腔内积液,积液与管壁形成"靶环征";腔内可有强回声粪石（图11-11）。

2. 探头加压肿大阑尾处有明显压痛。

3. 阑尾周围组织肿胀增厚,回声增高,有时可见增厚大网膜包裹其前方,肠系膜淋巴结肿大,盲肠和相邻的小肠壁可增厚。

4. 阑尾坏疽时高回声黏膜下层消失;穿孔时有腹水,偶见游离气体回声;阑尾周围脓肿形成时右下腹可见囊实性包块,有时内部可见气体回声。

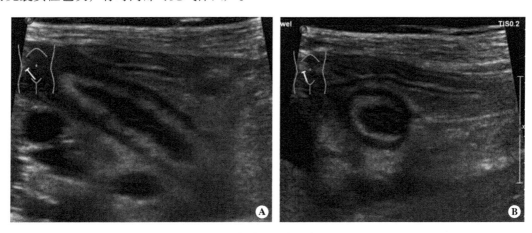

图11-11 急性阑尾炎超声声像图
A.肿大的阑尾长轴切面图;B.肿大的阑尾短轴切面图;阑尾肿大,壁增厚,管腔内积液,阑尾周围见网膜聚集

（三）鉴别诊断

1. 急性末端回肠炎表现为回肠末端管壁增厚,有时累及盲肠;常见周围肠系膜淋巴结肿大;而阑尾一端为盲端且无蠕动,急性阑尾炎时加压阑尾,其不可压缩,直径增大但很少超过15mm。

2. 克罗恩病好发于末端回肠和右半结肠,常表现为肠壁节段性增厚,有时累及阑尾;但其常为慢性病程,有长期腹泻、腹痛、体重减轻、发热等表现。

3. 右下腹结肠或小肠憩室炎也可表现为局部疼痛,但无转移性右下腹痛的特点;超声上表现为小肠或结肠旁低回声包块,内可见气体,与相邻的肠腔相通,该处肠壁增厚。

4. 还应注意与右侧输尿管结石、卵巢囊肿蒂扭转或破裂、异位妊娠等急腹症相鉴别。

（四）临床价值

超声对急性阑尾炎的检出率较高,可帮助临床明确诊断,并可明确是否有阑尾周围脓肿形成。对腹壁较厚、肠气较多的患者或盲肠后位阑尾的患者,超声难以显示病变,此时不能仅靠超声来排除阑尾炎的诊断。

（范秀萍）

第**12**章
腹膜后间隙、肾上腺超声

第1节　腹膜后间隙超声

一、腹膜后间隙解剖概要

　　腹膜后间隙的范围，上界为膈，下界为盆膈，两侧到腰大肌外侧缘。间隙的前界为壁腹膜、肝右叶裸区、十二指肠、升降结肠及直肠的腹膜后部分，后界为椎体、骶骨及腰大肌等。肠系膜根部两层腹膜之间，也可看作腹膜后间隙的延伸部分。腹膜后间隙一部分在髂窝，向下为真盆腔，其底部由肛提肌、坐尾肌组成，为间隙的下界。

　　腹膜后间隙由前向后可分为3个解剖区（图12-1）。

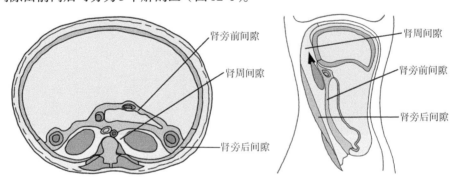

图12-1　腹膜后间隙断面解剖

　　1. 肾旁前间隙　位于壁腹膜与肾前筋膜之间、升结肠和降结肠的后方，此间隙向上延伸至肝裸区，向下经髂窝与盆腔腹膜后间隙相通，其内有胰腺、十二指肠的降部和横部、升横结肠及脂肪组织。

　　2. 肾周间隙　由肾前筋膜和肾后筋膜围成，两层筋膜间充满脂肪组织包裹肾，故又称肾脂肪囊。肾前筋膜越过腹主动脉和下腔静脉的前方，与对侧的肾前筋膜相延续。右肾周围间隙向上开放并与肝裸区相通。肾周围间隙向下延伸的过程中，前层融合盆腔脂肪组织，后层与髂筋膜疏松相结合，在肾周围间隙下方略向内成角，开口于髂窝。此间隙内有肾上腺，肾、输尿管和肾门处的肾血管及较多的肾周脂肪。

　　3. 肾旁后间隙　位于肾后筋膜、覆盖腰大肌和腰方肌前面的髂腰筋膜之间，主要内容物为中等量脂肪。

二、腹膜后间隙超声检查方法和正常超声表现

（一）超声检查方法

　　1. 仪器　选用实时彩色超声诊断仪，选用3.0～5.0MHz凸阵探头，婴幼儿患者可选择更高频率的线阵探头。

2. 检查前准备　检查时患者需禁食8h以上，以减少胃肠道内气体及内容物对腹膜后显示的干扰。若肠道气体仍较多时可口服缓泻剂或清洁灌肠。检查中可饮水充盈胃腔形成透声窗。如观察下腹部或盆腔腹膜后病变，检查前要充盈膀胱。检查前两天禁作钡餐造影和钡灌肠。

3. 检查体位　常规采用仰卧位，为了观察肿块的移动性以及与肠管的关系也可采用侧卧位、半卧位、俯卧位或膝胸卧位等，需要经直肠超声检查盆腔内包块时可选取截石位。

4. 扫查方法

（1）经腹进行从上到下、从左到右的系列连续扫查，全面观察有无腹膜后肿块及肿大淋巴结。

（2）对临床触及肿块或超声扫查发现可疑肿块的区域，进行纵、横、斜等多角度断层扫查，观察肿块的位置、大小、形态、内部及边界回声、活动度，以及彩色、频谱多普勒血流图像，注意肿块与邻近脏器、周围大血管的关系。

（3）探头加压扫查，可减少局部胃肠道气体的干扰。

5. 探测要点

（1）腹膜后间隙为一潜在腔隙，位置深在且受胃肠道气体的影响，超声无法直接显示，可通过显示腹膜后脏器（胰腺、肾、肾上腺等）、腹膜后大血管（腹主动脉，下腔静脉，髂总动、静脉等）和脊柱腹后壁肌肉等对腹膜后间隙进行超声解剖定位。

（2）腹膜后肿物位置较固定，可通过结合呼吸运动和体位变化来观察肿物的移动性，从而与腹腔肿物进行鉴别诊断。

（二）超声表现

经腹对腹膜后间隙进行纵、横、斜等多角度断层扫查，显示其与腹膜后脏器、血管之间的毗邻关系，基本超声切面图像如下。

1. 经腹主动脉长轴纵切图　显示腹主动脉长轴，其腹侧有腹腔干、肠系膜上动脉等发出（图12-2）。腹主动脉位于肾周围间隙，十二指肠横部、胰腺和肠系膜上动脉位于肾旁前间隙。

2. 经胰腺长轴横切面　胰腺、十二指肠降部、胆总管下段、门静脉、脾静脉和肠系膜上动脉所在的区域，相当于肾旁前间隙。腹主动脉和下腔静脉位于肾周间隙（图12-3）。

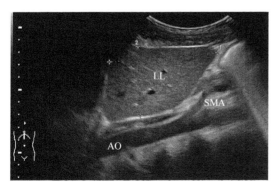

图12-2　经腹主动脉长轴纵切面超声声像图
LL：肝左叶；SMA：肠系膜上动脉；AO：腹主动脉

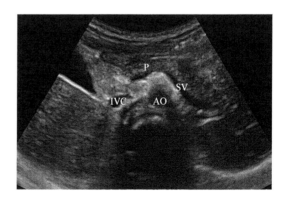

图12-3　经胰腺长轴横切面超声声像图
P：胰腺；IVC：下腔静脉；AO：腹主动脉；SV：脾静脉

3. 经肾门横断图　显示肾门部肾动、静脉，肾、肾血管和输尿管位于肾周间隙，肠系膜上动、静脉位于肾旁前间隙。

4. 经髂血管的下腹横断图　显示脊柱前缘呈强回声带，脊柱两侧的腰大肌和腰方肌呈宽带状弱回声。髂外动、静脉位于后腹膜与髂腰筋膜之间的间隙。

三、腹膜后肿瘤

（一）腹膜后囊性肿瘤

1. 病理与临床 腹膜后囊性肿瘤较少见，种类颇多，常见的有囊状淋巴管瘤（婴幼儿常见，好发于颈部，位于腹膜后者不多）、囊性畸胎瘤、外伤性囊肿、寄生虫囊肿等。

腹膜后囊性肿瘤增大可挤压周围脏器，周围脏器可发生形态、位置和病理生理学的改变，如压迫输尿管可引起输尿管及肾积水，如压迫肠管可引起肠梗阻等。由于腹膜后囊肿发生部位的不同，可引起不同的临床症状。

2. 超声表现

（1）肿块呈椭圆形、分叶状或形态不规则，壁薄，表面光滑，边界清楚。

（2）肿块内部一般显示为无回声，可有分隔，呈多房性，囊性畸胎瘤等的无回声区内可探及密集细小光点回声，改变体位可见无回声区内光点漂浮移动征象，有时可见脂质回声与液性部分之间形成清楚的分界线（脂液分层征），牙或骨骼表现为强回声团后方伴声影，而毛发表现为高回声团或线状高回声。

（3）肿块贴近后腹壁，体积较大，位置深在、固定，不随呼吸及体位改变而移动或移动度小。

（4）腹膜后大血管及分支受压变细、变形及移位等，腹腔器官（如肝脏、胃、小肠等）受压前移。

（5）多普勒超声，肿瘤内一般无明显血流信号。当囊内伴有分隔时需注意分隔中有无血流信号。

3. 鉴别诊断

（1）腹膜后囊性肿瘤与腹膜后脓肿的鉴别　腹膜后囊性肿瘤在临床上多表现为病变对周围脏器的压迫症状，而腹膜后脓肿，多源于腹膜后脏器的炎性病变播散，患者常有寒战、发热、白细胞增多、腰痛等临床症状；腹膜后脓肿患者在超声检查中还可发现相应原发脏器病变的超声像图表现。

（2）腹膜后囊性肿瘤与腰大肌寒性脓肿的鉴别　腰大肌寒性脓肿表现为病变侧腰大肌肿胀，病变的肌纤维内可显示坏死的无回声区，该病常伴有腰椎结核的临床症状及超声表现，主要表现在受侵椎体骨质破坏，脊柱椎体前缘强回声线中断，椎体变小，回声减弱不完整，局部骨质及其周围出现不规则低回声区。

（3）腹膜后囊性肿瘤与腰大肌血肿的鉴别　腹膜后囊性肿瘤患者多无明显的外伤史，超声表现一般为壁薄、表面光滑、境界清楚的囊性包块。腰大肌血肿患者常有明显的外伤史，受伤的腰大肌纤维部分中断，局部结构不清，因出血可发现局部无回声区，因血液向周围浸透可使局部肌纤维之间间距增大。

（4）腹膜后囊性肿瘤还需与肾上腺囊肿、卵巢囊肿、阑尾黏液囊肿等相鉴别，与以上疾病的鉴别要点主要在于病变的发生部位不同。

4. 临床价值 超声诊断腹膜后囊性肿瘤的敏感性较高。它可以明确病变的位置、形态、大小、数目等，因受肥胖、胃肠道气体等影响，腹膜后较小的囊性肿瘤易漏诊。

（二）腹膜后实性肿瘤

1. 原发性腹膜后实性肿瘤

（1）病理与临床　原发性腹膜后实性肿瘤是指来源于腹膜后间隙的非器官性肿瘤，不包括胰腺、肾、肾上腺、输尿管等腹膜后间隙器官的肿瘤，主要来自脂肪组织、肌肉组织、纤维组织、血管和淋巴管、神经组织来源、泌尿生殖嵴残余组织、胚胎残余组织及不明来源的肿瘤。原发性腹膜后实性肿瘤中60%～85%为恶性，其余为交界性或良性。良性肿瘤常见的是神经鞘瘤、神经纤维瘤等神经源性肿瘤；恶性肿瘤中以脂肪肉瘤最多。除淋巴瘤外，原发性腹膜后实性肿瘤通常不发生远处淋巴结转移，仅在局部浸润。由于腹膜后间隙较大，肿瘤位置深在，临床症状大多出现较晚，除了有内分泌功能的肿瘤如嗜铬细胞瘤，因分泌肾上腺素和去甲肾上腺素而出现高血压症状，另一种为巨大的纤维组织肿瘤，因分泌胰岛素类物质而引起低血糖症状外，大部分肿瘤体积逐渐增大后可出现：占位症状、压迫症状、全身症状，肿瘤发展到一定时期，会出现发热、食欲下降、体重减轻甚至恶病质等。

（2）超声表现　肿瘤形态多样，可呈圆形、椭圆形、分叶状、哑铃状或不规则状；良性肿瘤多包膜完整、轮廓清晰、边界清楚，有时可见侧方声影；恶性肿瘤多无完整包膜或包膜厚薄不均，轮廓或境界不清，呈浸润性生长的肿瘤与邻近器官边界不清。

肿瘤内部多呈均匀或不均匀的低回声或中等回声（图12-4），当内部发生坏死、出血、囊性变、纤维化或钙化时，可出现相应的低回声、无回声或强回声。畸胎瘤内可出现牙齿和骨骼的强回声。

肿瘤包绕、挤压腹膜后的大血管时，超声声像图上显示血管在肿瘤中穿行或大血管受压向前方及对侧移位。

富含血管和淋巴管的肿瘤、脂肪瘤或脂肪肉瘤等质地柔软，加压时，肿瘤可有一定程度变形或移动。腹膜后良性肿瘤内血流信号稀疏，恶性者血流信号较丰富。超声造影时，恶性肿瘤内部超声造影剂进入方式以由内向外的中央型较多，表现为快进慢出，良性肿瘤内部造影剂进入方式以由外向内的周边型较多；恶性腹膜后肿瘤的造影剂灌注缺损发生率较良性腹膜后肿瘤高。

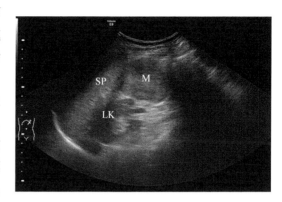

图12-4　腹膜后肿瘤超声声像图
SP：脾脏；LK：左肾；M：肿物

（3）鉴别诊断　原发性腹膜后肿瘤应与腹腔内脏器肿物相鉴别。

1）原发性腹膜后肿物位置固定、深在，与腹腔内脏器有分界，嘱患者深呼吸运动或改变体位观察可见两者之间的相对位置变化。

2）原发性腹膜后肿瘤较大时常伴有腹膜后血管受压变细、变形及移位等。

3）膝胸位扫查时，腹腔内肿物活动度较大，而腹膜后肿物位置固定、活动度小；腹腔内脏器肿瘤，原发脏器会有相应的超声声像图变化，如脏器肿大、轮廓变形、内部结构紊乱等。

原发性腹膜后肿瘤与腹膜后纤维化的鉴别：①原发性腹膜后肿瘤常呈结节状或分叶状包块，腹膜后纤维化病变可表现为一个回声较均匀、形态较规则、范围较广泛的包块或肿块；②原发性腹膜后肿瘤常使腹部大血管和输尿管受压移位，病变内血流信号丰富，并可侵蚀破坏周围骨质结构，甚至在血管内形成癌栓；腹膜后纤维化时腹部大血管常无明显移位，病变内无明显血流信号。

（4）临床价值　原发性腹膜后肿瘤种类繁多，形态多样，超声声像图表现复杂，常规超声诊断虽然不能完全确定肿瘤的组织来源，但可以明确肿瘤的解剖位置、大小、数量、物理性质，以及肿瘤是否浸润和破坏邻近脏器和腹膜后大血管，有助于临床医生术前评估肿瘤能否切除及术后的疗效观察，判断预后。

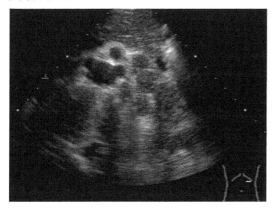

图12-5　腹膜后肿瘤转移性淋巴结肿大超声声像图
腹膜后见多发低回声结节，相互融合

2. 继发性腹膜后肿瘤

（1）病理与临床　继发性腹膜后肿瘤即腹膜后转移癌，是人体其他部位的恶性肿瘤通过直接蔓延或经淋巴转移等方式侵犯腹膜后间隙所致，该种类型的肿瘤大部分以肿大淋巴结的形式存在。肿瘤合并腹膜后转移时，病程一般已是晚期，多有明显的原发肿瘤症状，或者是手术后复发转移，患者常有消瘦、恶病质、腹水等临床表现。

（2）超声表现

1）继发性腹膜后肿瘤的主要侵犯目标是淋巴结，其超声声像图主要表现为低回声肿块，较小的肿块内部一般回声均匀，无明显衰减（图12-5）。较大的肿块内部可发生坏死、纤维化等改变，显示为高回声区与低、无回声区混杂成不均质图像。

2）孤立性转移的淋巴结呈散在的圆形或椭圆形结节，边界清楚，多个肿大的淋巴结可聚集、融合，呈分叶或不规则形。

3）肿瘤对腹部大血管及其分支造成挤压推移或浸润时，可出现血管受压抬高及血管包绕的征象。

4）肿瘤较小者不易探及血流信号，较大者内可探及点状、杂乱的血流信号。

（3）鉴别诊断

1）继发性腹膜后肿瘤与原发性腹膜后肿瘤的鉴别　继发性腹膜后肿瘤的患者多有原发性肿瘤的病史或肿瘤切除病史。超声检查除发现腹膜后淋巴结肿大外，有时能发现腹内原发病变的超声特征。超声检查发现腹膜转移引起的肠粘连和腹水有助于确诊继发性腹膜后肿瘤。对原发病灶不明者，必要时可在超声引导下穿刺活组织做病理检查，以确定肿瘤的组织学来源。

2）腹膜后肿瘤转移性淋巴结肿大与淋巴瘤的鉴别　单凭超声声像图表现两者很难鉴别，需结合临床资料进行分析。淋巴瘤可合并表浅淋巴结肿大，而发生肠粘连或腹水者甚少；肿瘤转移性淋巴结肿大，如合并腹膜转移，往往伴发肠粘连和腹水。必要时可行超声引导下的穿刺活检以进行鉴别诊断。

（4）临床价值　超声检查有无腹膜后淋巴转移，对确定肿瘤分期、选择治疗方案及观察治疗效果均具有重要意义。

（三）腹膜后脓肿

1. 病理与临床　腹膜后间隙是位于后腹膜与腹横筋膜间的潜在间隙，其范围自膈至盆底和腰方肌外侧缘与壁腹膜之间。因腰大肌和腰方肌位于腹横筋膜后，也属腹膜后范围。本病患者男女比例大致相似，年龄多在30～60岁。常主诉不固定腹痛和各种胃肠道及全身症状，如发冷、寒战、发热和出汗。如穿入腹内，可出现恶心、呕吐、腹泻、下腰背痛及肌紧张；如穿入腰大肌鞘，由于腰骶神经根受压，患者可诉有髋痛及股后方感觉异常；有的可在腹股沟韧带区形成脓肿，可压迫股神经，患者处于屈髋位时，腰大肌征试验阳性。

2. 超声表现

1）急性炎症期：腹膜后局部组织肿胀，脂肪间隙模糊，内部回声不均质，可见小灶性低回声暗区。

2）脓肿液化坏死期：腹膜后局部梭形肿胀，内呈液性暗区，并可见有散在点状或条索状实性回声反射光团，代表坏死组织和颗粒碎片。伴或不伴有不规则钙化灶，脓肿后方回声增强。病灶与周围组织分界欠清晰。

3）脓肿壁形成期：超声可探及单、多房性梭形厚壁的液性暗区，病灶与周围组织分界较清楚，厚壁是由坏死物质及增生的结缔组织组成。脓肿后方回声增强。

4）经穿刺抽吸及抗感染治疗后短期内动态观察，脓肿逐渐缩小，吸收好转。

3. 鉴别诊断

（1）腹膜后脓肿和腹膜后囊性淋巴管瘤的鉴别　腹膜后囊性淋巴管瘤多见于婴幼儿，无外伤史，在临床上多表现为病变对周围脏器的压迫症状，超声表现呈单房或多房液性区。腹膜后脓肿临床表现多有发热、畏寒，白细胞计数升高等。

（2）腹膜后脓肿和腹膜后寒性脓肿的鉴别　腹膜后寒性脓肿病灶多位于腰大肌内、椎旁，病变多来源于脊柱结核，临床上患者多有低热、盗汗、乏力等结核症状。腹膜后脓肿临床表现多有发热、畏寒，白细胞计数升高等，多无结核病史及临床症状。

4. 临床价值　超声检查对软组织脓肿比较敏感，也有助于与血肿、囊肿及肿瘤相鉴别，并可作为临床疗效观察追踪。

第2节 肾上腺超声

一、肾上腺解剖概要

肾上腺是人体重要的内分泌器官之一，位于双侧肾的内上方，左右各一，肾上腺与肾共同为肾筋膜和脂肪组织所包裹。正常肾上腺高4.0～6.0cm，宽2.0～3.0cm，厚0.2～0.8cm。右侧肾上腺呈三角形，部分位于下腔静脉的后方，膈肌脚的前方，肝右叶的内侧。左侧肾上腺呈月牙形，位于腹主动脉外侧，胰尾的后上方，左肾内上缘的内侧（图12-6）。

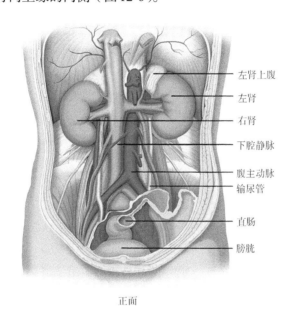

左肾上腹
左肾
右肾
下腔静脉
腹主动脉
输尿管
直肠
膀胱

正面

图12-6 肾上腺解剖示意图

二、肾上腺的超声检查方法和正常超声表现

（一）超声检查方法

1. 仪器 选用实时彩色超声诊断仪，常规使用凸阵探头，成人常用3.5MHz探头，体型肥胖者可选用2.5MHz探头，体瘦或少年儿童可选用5.0MHz探头，新生儿可选用7.5MHz探头。

2. 检查前准备 肾上腺检查最宜在晨起空腹排便后进行，患者肠气较多时，服用缓泻药或清洁灌肠，以减少肠气干扰。

3. 检查体位 超声检查最常用体位为仰卧位，也可按照需求采用侧卧位、俯卧位和立位等。检查时可嘱患者一手上举，通过增加肋间隙宽度或配合深吸气使肝和脾下移增加透声窗，必要时需站立位检查。

4. 扫查方法与常用切面

（1）肋间斜切面 患者取侧卧位，以左右两侧腋前线为中点，沿第7～10肋间作斜行扫射，以肝或脾作为透声窗，可显示双侧肾上腺。右侧肾上腺位于肝、下腔静脉、右膈脚所组成的三角区内，左侧肾上腺位于脾、左肾内上缘或左膈脚、腹主动脉所组成的三角区内。

（2）冠状切面 患者取仰卧位，沿右侧腋中线、左侧腋后线冠状扫查，显示肾脏长轴后，探头向内前方稍侧动，可显示两侧肾上腺。

（3）上腹部横切面 患者取仰卧位，饮水500～1000ml后将胃作为透声窗扫查左侧肾上腺，左侧肾上腺位于腹主动脉左外侧、左肾上极前内方、胰尾及脾静脉的后方。右侧以肝为透声窗，右肾上腺位于下腔静脉后方、右肾上极前内方。

（4）背部纵切面 俯卧位纵切显示肾脏后，探头指向内侧。右肾上腺在下腔静脉的后方，右肾上极的前方。左肾上腺在腹主动脉外侧、左肾上极内前方。

为排除异位的肾上腺嗜铬细胞瘤的存在，还应注意扫查肾门、腹主动脉旁、髂血管两侧和膀胱。

（二）正常超声表现

正常肾上腺超声声像图可因扫查切面不同，形态略有改变，一般显示呈 Y 形、V 形、三角形或一字形等，中间为较薄的强回声带，周围为较厚的低回声带。正常成人肾上腺右侧以肝作为透声窗较易显示，而左侧常受到胃肠道气体等的干扰相对较难显示。

三、常见的肾上腺疾病

肾上腺由皮质和髓质两部分组成。肾上腺皮质分泌糖皮质激素，肾上腺髓质分泌肾上腺素和去甲肾上腺素。①皮质肿瘤中常见的有皮质醇增多症、原发性醛固酮增多症、无功能性肾上腺皮质腺瘤和皮质腺癌。②髓质肿瘤中常见的是嗜铬细胞瘤，其次为神经母细胞瘤、节细胞神经瘤、肾上腺髓样脂肪瘤等。

（一）皮质醇增多症

1. 病理与临床

皮质醇增多症（hypercortisolism）又称库欣综合征（Cushing syndrome，CS），是指各种原因引起肾上腺皮质分泌过多的糖皮质激素所致疾病的总称。主要由肾上腺皮质增生或肿瘤引起，其中皮质腺增生约占 70%，皮质腺瘤约占 20%，皮质腺癌约占 10%。皮质增生多为双侧，腺体增大而肥厚，但肾上腺形态一般无改变，有时皮质呈结节样增生，直径可达 1cm，皮质增生多因垂体肿瘤或下丘脑功能异常，引起垂体前叶分泌过多的促肾上腺皮质激素（ACTH）所致。肾上腺皮质腺瘤，常为单侧性，直径约 3cm，切面呈棕黄色，有完整的包膜。肾上腺皮质腺癌较少见，体积一般较大，形态不规整，直径常在 6～8cm，常伴出血、坏死。

本病多发于中青年女性。临床表现为向心性肥胖、满月脸、水牛背、高血压、多毛、月经紊乱、性功能减退，皮肤出现紫纹、瘀斑。实验室检查血及尿中皮质醇增高，ACTH 依赖性皮质醇增多症患者见血浆 ACTH 升高。

2. 超声表现 根据不同的病理改变，超声声像图可表现为以下几点。

（1）肾上腺皮质增生 超声不易显示，有时可见双侧肾上腺皮质低回声带增厚，形态饱满，前后径增大＞1.0cm；肾上腺皮质结节样增生表现为肾上腺区可见直径 1cm 的圆形弱回声结节，边界清楚，较大的结节直径可达 2～3cm。

（2）皮质腺瘤 常单发，直径一般为 2～3cm，圆形或类圆形低回声肿块，有完整的包膜，内部回声多分布均匀，少部分肿块呈分叶状，内部回声不均匀。

（3）皮质腺癌 瘤体较小时与腺瘤相似，瘤体较大时，多呈圆形或椭圆形，内部回声均匀或不均匀，出血坏死时伴无回声区，彩色多普勒血流成像显示血流信号丰富。邻近脏器受压后可出现压迹和移位。肿瘤生长迅速，直径 6～8cm。

3. 鉴别诊断

（1）肾上腺库欣瘤与醛固酮瘤的鉴别 肾上腺库欣瘤一般大小在 2～3cm，而醛固酮瘤相对小一些，为 1～2cm，此外两者临床表现和生化指标也有差异，可资鉴别。

（2）肾上腺库欣瘤与嗜铬细胞瘤的鉴别 嗜铬细胞瘤一般较库欣瘤大，为 3～5cm，嗜铬细胞瘤内部一般呈中等回声，可伴有无回声区，彩色多普勒血流图显示嗜铬细胞瘤内可见星点状血流信号，而库欣瘤多没有血流信号，此外两者临床表现和生化指标也有差异，可资鉴别。

4. 临床价值 肾上腺超声检查主要用于定位诊断，以利于手术切除。但定位的同时，也常解决了病因诊断。

（二）原发性醛固酮增多症

1. 病理与临床 原发性醛固酮增多症（原醛症）（primary hyperaldosteronism，PHA）是由醛固酮分泌过多，造成以高血压、低血钾为特征的综合征。发病年龄多为30～50岁，女性较男性多见，病理改变以皮质腺瘤最多见，约占70%，其次为皮质结节样增生，皮质腺癌极少见。皮脂腺瘤90%以上是单发，直径多小于2cm，肿瘤呈黄色，有完整的包膜。

主要临床表现是高血压、肌无力或麻痹、多尿三大症状。实验室检查示血钾低，尿钾高。一般降压药物治疗高血压效果不显著，螺内酯试验治疗，高血压及低血钾可以减轻。

2. 超声表现 超声显示皮质腺瘤体积小，直径多在1～2cm，多呈圆形或椭圆形，边界清晰，包膜完整明亮，内呈均质低回声。肿瘤内一般没有明显血流信号。

3. 鉴别诊断 肾上腺醛固酮瘤与肾上腺结节样增生的鉴别：醛固酮瘤体积多较小，故有时与肾上腺结节样增生鉴别存在一定困难。但醛固酮瘤有较明显包膜，内部多呈低回声，与周围腺体组织的高回声差别较大，而结节样增生无明显包膜，内部回声多比较高，与周围的肾上腺组织亦无明显分界，上述超声声像图表现有助于两者的鉴别。

4. 临床价值 肾上腺超声，可作为原发性醛固酮增多症的临床常规筛查手段。主要用于定位诊断，以利于手术治疗。临床和生化检测并不能可靠地鉴别双侧肾上腺增生（BAH）和醛固酮腺瘤（APA），放射影像学检查对两者的鉴别可以发挥重要作用。用于原醛症检查的影像学方法有肾上腺CT、MRI、核素扫描和肾上腺静脉采血（adrenal vein sampling，AVS）。完成确诊试验后，应作CT或MRI及AVS，以鉴别属单侧APA、BAH还是其他原因的原醛症。

（三）嗜铬细胞瘤

案例 12-1

患者，女，21岁。高血压史3年。高血压呈阵发性，发作时血压常达210/160mmHg以上，常伴有头痛、心悸、呕吐和视物模糊。超声特征：右肾上腺区可见一直径4cm大小的边界清楚的低回声肿块（图12-7）。

问题：请根据超声声像图特点做出初步诊断并给出诊断依据。

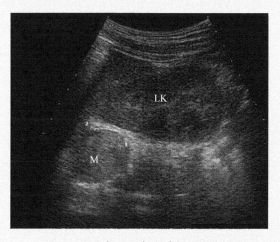

图12-7 左肾及左肾上腺超声声像图

LK：左肾；M：肿瘤

1. 病理与临床 嗜铬细胞瘤（pheochromocytoma，PHEO）约90%起源于肾上腺髓质，绝大部分为单侧单发性，且多见于右侧。肾上腺外的嗜铬细胞瘤一般为多发性，位于主动脉两侧交感神经节或嗜铬体处，也可见于膀胱壁、卵巢、睾丸等处。肿瘤有完整包膜，大小不等，多在3～5cm。瘤体内多发生囊性变或出血。嗜铬细胞瘤大多为良性，5%～10%为恶性，恶性嗜铬细胞瘤可发生邻近脏器浸润、血管内癌栓及肝、骨骼、肺等脏器转移。由于儿茶酚胺分泌过多，并作用于肾上腺素能受体，导致血压增高，其为本病的主要症状。血压呈间歇性或持续性升高，阵发性加剧，发病时收缩压可骤升到26.6kPa以上。表现为突发性头痛、心悸、呕吐和视物模糊等。发作时持续时间从十几分钟到几天不等。

2. 超声表现

（1）肿物呈圆形或椭圆形，多数直径在4～5cm，也有直径10cm的肿瘤。

（2）肿物边界清晰，边缘呈高回声，与肾的包膜回声形成"海鸥征"。

（3）肿物较小时内部多呈均匀的中等回声，当肿物增大，发生囊性变或出血时，实质内可出现无回声区。

（4）彩色多普勒血流成像有时可在肿瘤内发现点状血流信号。

异位嗜铬细胞瘤常发生在肾门、腹主动脉旁、髂血管旁，也有异位于膀胱、卵巢、胸腔等脏器内者。恶性嗜铬细胞瘤可伴发肝或淋巴转移。

3. 鉴别诊断

（1）肝肿瘤　右肾上腺嗜铬细胞瘤体积较大时，突向肝右叶，需与肝脏肿物相鉴别。嗜铬细胞瘤与肝有清晰的边界，同时可嘱咐患者做深呼吸，可发现肿物与肝存在相对运动。

（2）肾肿瘤　肿瘤较大时可压迫肾，使之移位或变形，易误认为肾上极肿瘤，但肾上腺肿瘤具有边界，与肾脏的包膜回声形成"海鸥征"，而肾肿瘤则与肾实质无明确分界。

（3）脾及胰尾部肿瘤　均位于脾或胰腺实质内。胰尾肿瘤位于脾静脉前方，使之向后受压，肾上腺肿瘤位于脾静脉下方，使之前移。

（4）其他　副脾、脾门部血管横断面、十二指肠横断面等易与肾上腺皮质腺瘤混淆。副脾多位于脾门部，回声与脾实质一致；彩色多普勒可显示脾门部动静脉内血流，能明确诊断；十二指肠等肠管通过饮水可加以鉴别。

4. 临床价值 超声检查对肾上腺肿瘤有较高的检出率，文献报道其定位准确率在90%以上，肾上腺肿瘤的超声声像图缺乏特异性，其定性诊断需要结合临床表现和实验室检查结果。对于肥胖患者、有肾上腺皮质增生者或直径＜1cm的肾上腺肿瘤，超声检出率较低。目前认为对于临床或生化检查怀疑有肾上腺肿瘤的患者，超声诊断应作为病灶定位的首选方法，但对上腹部胀气或肥胖患者、病灶较小超声显示困难者，CT较超声优越，CT对于肾上腺肿瘤，特别是异位嗜铬细胞瘤的检出率较高。

（张　君）

第 1 节　泌尿系统解剖

一、肾脏的解剖概要

（一）肾脏的位置和形态

肾脏是实质性器官，左右各一，位于腹膜后脊柱两旁的肾窝内。肾脏外形似蚕豆，分为上下两端，前后两面及内外两侧缘。正常成人肾长径10～12cm，宽径5～7cm，厚径3～5cm，重量100～150g。因为受肝脏影响，右肾位置比左肾低1～2cm，左肾上端平第11胸椎，下端平第2腰椎；右肾上端平第12胸椎，下端平第3腰椎。呼吸时，肾脏位置略有移动，一般不超过一个椎体范围。双肾上极向内、下极向外，略呈八字形排列，双肾长轴与脊柱之间各形成15°左右的夹角（图13-1）。

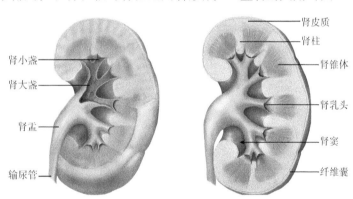

肾皮质
肾柱
肾锥体
肾小盏
肾大盏
肾乳头
肾盂
肾窦
输尿管
纤维囊

图13-1　肾的构造

（二）肾实质和肾窦

肾脏分为肾实质和肾窦两部分。肾实质的厚度为1.5～2.5cm，由肾皮质和肾髓质组成。肾皮质在外层，厚度为0.8～1.0cm，肾皮质伸入肾髓质之间的部分称为肾柱。肾髓质在内层，由10～12个肾锥体构成，其底部朝向皮质，尖端指向肾窦称为肾乳头，与肾小盏相接。肾实质围成的腔隙为肾窦，肾窦内含有肾盂、肾盏、肾动脉、肾静脉和脂肪组织等，脂肪组织充填于肾盂、肾盏和肾血管的间隙中。肾盂呈扁平漏斗状，为输尿管上端膨大部分，在肾窦内向肾实质展开，形成2～3个肾大盏后又分成8～12个肾小盏。

（三）肾门及肾血管

肾内侧缘中部凹陷，是肾动脉、肾静脉、肾盂、神经和淋巴管的出入部位，称为肾门。肾动脉起源于腹主动脉，在肠系膜上动脉分支下方的两侧分出右肾动脉和左肾动脉。右肾动脉走行于下腔静脉、胰腺头部和肾静脉之后；左肾动脉走行于左肾静脉、胰体尾部后方。双侧肾动脉到达肾门附近处分为前后两支进入肾窦。前支较粗，分成4支段动脉与后支一起进入肾实质。上述5支段动脉再分出大叶间动脉进入肾柱，沿肾锥体周围向肾表面伸展，到达髓质与皮质交界处时，大叶间动脉呈弓状转弯移行为弓状动脉。弓状动脉随后成直角向肾皮质分出小叶间动脉。

肾静脉由出球小动脉在肾实质内形成毛细血管网，在肾门附近汇合成左右肾静脉。右肾静脉向左行经肾动脉前方，注入下腔静脉，左肾静脉则向右行经肾动脉前方、穿过腹主动脉与肠系膜上动脉之间后注入下腔静脉，因此左侧肾静脉稍长于右侧。肾静脉及其属支与同名动脉伴行。

（四）肾的被膜

肾的表面有3层被膜，肾实质表面有纤维膜，纤维膜外由脂肪囊包绕，脂肪囊外有肾周筋膜。纤维膜很薄，称为肾包膜或真包膜。在肾包膜之外，肾周筋膜呈囊状包围肾脏，在肾周筋膜与肾包膜之间有丰富的脂肪组织，此脂肪组织在肾下极周围尤为丰厚。肾周筋膜及其脂肪组织有固定和保护肾脏的功能。

二、输尿管解剖概要

输尿管是一对细长的肌性管状器官，长20～30cm，粗0.5～0.7cm，左右各一，起自肾盂，终止于膀胱三角区。全长可根据其行程分为腹段、盆段和膀胱壁内段。腹段位于腹膜后方，沿腰大肌的前面下行至小骨盆上口处跨越髂血管的前面转为盆段；盆段仍在腹膜后方下行止于膀胱底；输尿管斜穿膀胱壁的部分为壁内段。输尿管有三处生理性狭窄：分别是肾盂与输尿管移行处，与髂血管交叉处和膀胱入口处。这些生理性狭窄是输尿管结石的滞留部位。

三、膀胱解剖概要

（一）膀胱的位置、形态

膀胱是一个肌性囊状器官，位于盆腔的前部，耻骨联合的后方。膀胱充盈时略呈椭圆形或近圆形，空虚的膀胱似三棱锥形，分为膀胱尖、膀胱体、膀胱底和膀胱颈四部分，各部分间无明显分界。膀胱尖细小，朝向前上方。膀胱底近似三角形，朝向后下方。膀胱尖与膀胱底间的部分为膀胱体，膀胱底的下方为膀胱颈部，尿道内口位于该处，它是膀胱超声声像图正中矢状面的重要解剖标志。

（二）膀胱的内部结构

膀胱壁由内至外分别为黏膜层、黏膜下层、肌层和浆膜层。黏膜层为移行上皮，膀胱空虚时，黏膜聚集成皱襞。肌层由3层平滑肌组成，内外两层为纵行肌纤维，中层为环行肌纤维。在膀胱底的内面，由两个输尿管口和一个尿道内口形成的三角区，称为膀胱三角，此处膀胱黏膜与肌层紧密连接，缺少黏膜下层组织，是肿瘤、结核和炎症的好发部位。

（三）膀胱与毗邻脏器关系

膀胱前方是耻骨联合和下腹壁，两侧为髂腰肌，男性膀胱后方有精囊、输精管壶腹和直肠，膀胱颈下方紧邻前列腺。女性膀胱后方为子宫和阴道。

第2节 肾脏、输尿管、膀胱超声检查方法和正常超声表现

一、超声检查方法

（一）仪器

泌尿系的探测应首选高分辨力的彩色多普勒超声诊断仪。探头首选凸阵探头，避免肋骨遮挡，视野广阔，容易获得整个肾的切面图像。成人常用的探头频率为2.0～5.0MHz，婴幼儿和瘦小的成人可用5.0～7.0MHz。经直肠扫查探头频率为5.0～10.0MHz。

（二）检查前准备

肾脏探测一般不需要作特殊的准备，但若同时检查膀胱、输尿管、前列腺或盆腔其他结构，可令受检者在检查前饮水500～1000ml并适量憋尿；需探查肾静脉、下腔静脉和肾门淋巴结时，患者应在空腹状态下检查，避免肠气干扰。

（三）检查体位

1. 仰卧位 常规体位，受检者平卧，双臂上举，充分暴露腹部和腰部两侧。该体位有利于双侧肾动脉与肾静脉出入肾门的显示，也利于输尿管的显示。

2. 侧卧位 取左侧或右侧卧位，因重力作用肠道向对侧移位，减少了肠道气体的干扰，充分显示肾与毗邻脏器的关系，是观察肾和肾上腺的重要途径，有利于肠道气体较多的患者检查时输尿管的显示。

3. 俯卧位 让受检者俯卧暴露两侧腰部肾区，双手平放于身体两侧。该体位是对肾进行长轴和短轴断面扫查的常用体位。

（四）扫查方法

1. 肾脏的扫查方法

（1）仰卧位经侧腰部冠状切面扫查 仰卧位作冠状切面，探头置于腋后线第11肋间下缘，声束指向内侧偏前方。将肝、脾作为透声窗扫查右肾和左肾，可清晰显示肾皮质、肾盂、输尿管上段和肾血管。

（2）侧卧位经侧腰部扫查 左侧卧位时检查右肾，右侧卧位时检查左肾，受检者手臂抬高放于头部侧卧位扫查可使肠管移向对侧，有利于肠道气体较多的患者检查时肾的显示，是全面观察肾内结构和肾上腺区极为重要的一个途径。

（3）俯卧位经背部扫查 俯卧位作纵断切面和横断切面，探头置于脊柱旁，俯卧位背部肾长轴呈外八字形，故探测方向应沿肾长轴相应倾斜。显示肾盂和输尿管移行处后沿腰大肌走行扫查输尿管腹部。俯卧位背部横切扫查肾实质呈C形，C形的缺口即肾门结构，位于人体的内前方。

2. 输尿管的扫查方法

（1）仰卧位经侧腰部扫查 首先显示肾脏长轴及肾门结构，观察肾盂输尿管移行处有无病变。然后沿输尿管走行自上而下纵断扫查，观察输尿管腹部有无病变。

（2）俯卧位经背部扫查 首先沿肾脏长轴向内纵断扫查，显示肾门和肾盂输尿管移行处后，再沿腰大肌走行对输尿管腹部进行纵断扫查。

（3）仰卧位经腹壁扫查 首先经侧腹壁对肾脏进行冠状断面扫查，清晰显示肾门后了解肾盂有无扩张，重点观察肾盂输尿管连接处及输尿管上段有无扩张。扫查时可适当加压探头，以排除肠道气体

干扰。然后经前腹壁沿输尿管走行方向自上而下行纵断扫查，利用膀胱作透声窗观察输尿管。最后在耻骨联合上方横断扫查膀胱三角区，观察输尿管壁内段及其开口，了解有无病变。

3. 膀胱的扫查方法

（1）经腹壁扫查 嘱患者充分暴露下腹部至耻骨联合，探头局部涂耦合剂后，首先进行正中矢状位扫查，在清晰显示膀胱和尿道内口后，将探头分别向左右两侧缓慢移动，直至膀胱图像消失，然后进行横断，先朝足侧方向扫查膀胱颈部及三角区，随后将探头向上滑动直至膀胱顶部。

（2）经直肠扫查 嘱患者脱下右侧裤腿后，双腿弯曲躺在检查床上，检查前探头表面涂适量耦合剂，然后套一次性避孕套，避孕套与探头紧贴，中间不留空隙后，再在避孕套外涂一层耦合剂，插入肛门即可开始检查，经直肠超声检查尤适用于对膀胱颈部、膀胱三角区和后尿道细微病变的观察。

二、肾脏、输尿管、膀胱正常超声表现

（一）正常肾脏的超声表现

1. 肾脏形态、大小、边界 肾脏冠状面呈椭圆形，横切面呈马蹄形。肾的包膜紧贴于肾皮质外，包膜连续、光滑、清晰，呈高回声。正常肾的大小存在个体差异，一般男性肾脏大于女性，左肾大于右肾。

2. 肾脏内部回声

（1）肾皮质 位于肾包膜和髓质之间，肾皮质回声呈低回声，略高于肾髓质，但略低于肝、脾回声。肾皮质深入肾髓质的部分称为肾柱，其回声与皮质相似。

（2）肾髓质 肾锥体呈卵圆形或锥形放射状排列在肾窦回声周围，回声低于肾皮质，呈弱回声，青少年和婴儿可近似呈无回声。

（3）肾窦 肾中心部分为肾窦，包括肾盂、肾盏、血管、脂肪等组织，呈不规则的高回声团，一般肾窦回声的宽度占肾的1/3～1/2（图13-2）。

3. 肾血管彩色多普勒血流图 目前高分辨力彩色超声多普勒诊断仪可清晰显示肾内血管树，包括左右肾动脉主干、段动脉、叶间动脉、弓状动脉直至小叶间动脉及各段伴行静脉。肾动脉主干内径0.5～0.6cm，走行迂曲。肾静脉位于肾动脉的前外侧，内径较宽，为0.8～1.2cm（图13-3）。

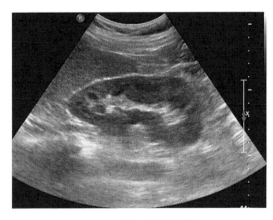 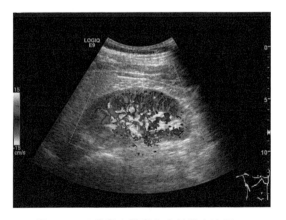

图13-2 正常肾脏超声声像图　　　　图13-3 正常肾血管彩色多普勒血流图

（二）正常输尿管的超声表现

正常输尿管因位置深、管径细，一般处于闭合状态，超声声像图上不易显示。如大量饮水或膀胱充盈时，输尿管超声表现为中间无回声的细管状结构且可见蠕动。

（三）正常膀胱的超声表现

1. 正常超声表现 正常膀胱充盈时，尿液呈无回声，横切面呈圆形、椭圆形，纵切面呈钝三角形。膀胱内壁呈光滑连续的高回声，厚度1～3mm。二维超声在膀胱三角区可观察到输尿管口喷尿现象，行彩色多普勒超声检查时，于输尿管出口位置可见彩色喷尿现象（图13-4）。

2. 膀胱容量 测量膀胱容量指有尿意时，膀胱所容纳的尿量。一般在耻骨联合上腹中线处取膀胱的纵横断面，按容积公式计算

$$V=0.5d_1 \times d_2 \times d_3 \qquad (13\text{-}1)$$

式中，V为容量；d_1为上下径；d_2为前后径；d_3为左右径；正常人膀胱容量为350～500ml。

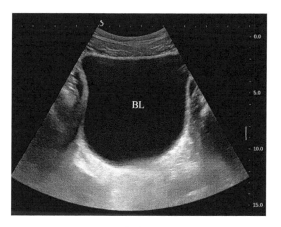

图13-4 正常膀胱超声声像图
BL：膀胱

3. 残余尿测量 残余尿量是指排尿后存留于膀胱内的尿量。残余尿量应在排尿后立即测定。正常情况下残余尿量少于10ml。

第3节 肾脏疾病

一、肾 积 水

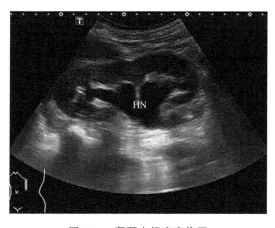

图13-5 肾积水超声声像图
HN：左侧肾盂积水

1. 病理与临床 肾积水是由各种原因造成尿路梗阻后，引起肾盂、肾盏扩张，肾盂内压力增高所致，严重者可伴有不同程度的肾萎缩，一侧上尿路梗阻使同侧肾积水，下尿路梗阻可造成双侧性肾积水。肾积水主要表现为肾区胀痛，肾积水程度较重者可于患侧腹部触及肿块，并发感染时，可有发热、尿痛和血尿等。

2. 超声表现 肾积水的超声表现可有肾窦回声分离，肾窦高回声部分或全部被增宽的无回声区所取代，积水较多时可导致肾体积增大及肾实质萎缩变薄。根据超声表现可将肾积水分为轻、中、重三种类型（图13-5）。

（1）轻度肾积水 肾形态大小及肾实质回声无明显改变，仅见肾窦部出现窄带状无回声区，肾盂轮廓饱满。

（2）中度肾积水 肾形态大小可根据肾积水的发展程度出现相应变化。肾盂、肾盏显著扩张，肾窦内显示"烟斗样"或"花瓣样"无回声区，肾小盏终末端和肾锥体尖端均变平坦，肾实质轻度受压。

（3）重度肾积水 肾体积明显增大，形态失常，肾实质变薄甚至完全萎缩。肾盂及各肾盏积水相互融合，肾窦回声由无回声取代，呈调色板样，有时也呈囊肿样，酷似巨大"肾囊肿"。

3. 鉴别诊断

（1）生理性肾盂扩张 大量饮水或使用利尿剂使膀胱过度膨胀时，肾盂可产生扩张，此时肾盂扩张通常为双侧，且排尿后可消失，梗阻所致的轻度肾积水通常位于梗阻单侧，排尿后无改变，频谱多普勒超声成像示肾动脉阻力指数增高。

（2）肾囊肿 单纯性肾囊肿，无回声区位于肾实质内，肾积水的无回声区位于肾窦内。肾盂旁囊

肿位于肾窦回声附近，容易与肾积水混淆，但肾盂旁囊肿通常呈圆形或椭圆形，轻度肾积水呈窄条状。多囊肾或多发性肾囊肿与调色板样肾积水易混淆，多囊肾为双侧发病，肾内充满大小不等的囊肿，无回声区彼此不相通，可伴有多囊肝等表现，而肾积水的无回声区彼此相通，同时伴有同侧输尿管扩张。

（3）结核性肾脓肿　肾积水合并感染与结核性肾积脓的鉴别较为困难，前者肾内无回声区透声较差，但其他回声与肾积水相同，而后者无回声区内有较多沉积，改变体位可显示向重力方向移动，此外，实质部多可见钙化强回声，后伴声影或呈彗星尾状。

4. 临床价值　超声检查对肾积水的显示非常敏感，可以测量肾实质厚度，了解肾积水引起的肾实质萎缩情况，可用于病情随访。

二、肾　囊　肿

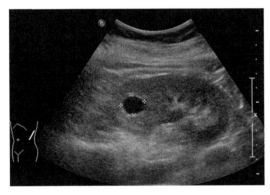

图13-6　肾囊肿超声声像图
左肾上极实质内囊性结节，壁薄，内透声好

1. 病理与临床　肾囊肿，是一种最常见的肾囊性疾病，多见于成年人，发生机制尚未完全明了。患者一般无临床症状，多数是在体检时发现，囊肿较大时，可引起相应的压迫症状。

2. 超声表现　肾实质见一个或多个无回声区，囊壁薄，光滑，后方回声增强，肾局限性增大，无囊肿的肾实质部分与正常肾实质回声相同（图13-6）。

3. 鉴别诊断

（1）多囊肾与多发性肾囊肿　前者肾脏普遍性增大，轮廓不清，且具有家族遗传史，无回声区多而密集，不能数清囊肿的个数，多为双侧性。后者肾脏局限性增大，边缘轮廓较清，无家族遗传史，无回声区呈散在分布，囊肿数目少，单侧居多。

（2）肝囊肿　较大的右肾囊肿向外突出，肝脏受压形成弧形压迹时，可能被误认为肝囊肿，嘱患者深呼吸，动态观察肝或肾与囊肿的相对移动情况可加以区分。

（3）肾包虫囊肿　若患者同时合并肝包虫囊肿，或囊肿无回声，内透声差并可见子囊回声，囊壁较厚，回声较高，应考虑包虫囊肿的可能。

4. 临床价值　超声检查诊断肾囊肿有其影像学优势，根据囊肿的超声表现容易与肾脏其他病变相鉴别。超声检查对肾脏囊性病变的诊断及鉴别诊断有其重要的临床价值。

三、多　囊　肾

1. 病理与临床　多囊肾是一种先天性发育异常疾病，分为常染色体显性遗传多囊肾和常染色体隐性遗传多囊肾，前者称为成人型多囊肾，较常见，症状多发生在40～60岁。后者称为婴儿型多囊肾，较少见，可同时合并其他器官多囊性病变，如多囊肝、多囊胰、多囊脾等。

2. 超声表现

（1）成人型多囊肾　超声表现为双肾受累，双肾体积明显增大，典型者形态失常，肾区内布满囊泡样无回声区，大小不等，直径0.1～10cm，肾乳头与锥体无法分辨，囊肿以外的肾实质回声较正常增强，肾实质受囊肿压迫萎缩，逐渐丧失功能。

（2）婴儿型多囊肾　是一种常染色体隐性遗传病，因患儿出生不久即死亡，较少见。肾内出现无数微小囊肿，直径1～2mm，由于囊肿较小，超声尚不能显示出囊肿的无回声特征，而表现为双侧肾体积增大，肾内回声增强的超声声像图特点（图13-7）。

3. 鉴别诊断 多囊肾与多发性肾囊肿的鉴别，主要是前者除囊肿以外无正常的肾实质回声。

4. 临床价值 多囊肾有其特征性临床和超声表现，超声检查对该病的诊断及鉴别诊断有重要的临床价值。

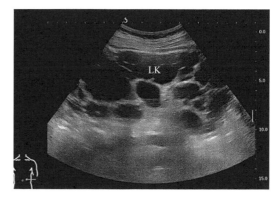

图13-7 婴儿型多囊肾超声声像图

LK：左肾；左肾增大，内见多发大小不等囊性区

四、肾 肿 瘤

肾原发性肿瘤可分为恶性和良性，肾肿瘤又分为肾实质肿瘤和肾盂肿瘤，90%以上的肾实质性肿块为恶性病变，成人多数是肾细胞癌，儿童多为肾母细胞瘤；肾实质良性肿瘤中血管平滑肌脂肪瘤最多见，又称为错构瘤。肾盂肿瘤较少见，其中80%左右为移行上皮癌。

（一）肾细胞癌

1. 病理与临床 肾细胞癌又称肾癌，是最常见的发生于肾小管上皮的恶性肿瘤，多数的肾癌病理显示为肾透明细胞癌。肿瘤组织分布较均匀，也会伴有灶性液化坏死或钙化等。随着肿瘤的生长可侵犯肾内及肾外脏器，较多经血行转移至肺、肝、脑、骨骼等处。无痛性全程肉眼血尿是肾癌最主要的早期症状，呈间歇性。肿瘤较大时可出现腰部钝痛或隐痛，腹部或腰部可触及肿块。

2. 超声表现

（1）二维超声表现 肾实质内或肾表面隆起的异常回声肿块，形状多呈圆形或不规则形，肿块多呈中等或偏低回声，也可见高回声。肿块内部回声均匀或不均匀，如果肿瘤内部出血、坏死，则会形成无回声的液性区，若有钙化则会出现强回声。

（2）彩色多普勒血流成像表现 多表现为肿瘤周边血流信号丰富，内部散在点状或条状，呈抱球型血流；也可见肿瘤周边彩色血流信号较少，内部有少数星点状血流信号分布；血流少型表现为肿瘤内部很少的彩色血流信号，甚至没有血流信号；血流丰富型则表现为肿瘤内部彩色血流信号增多。

（3）肾外扩散与转移超声表现 肾癌向外生长突破肾包膜，可表现为肾轮廓不完整，肾形态失常，肾包膜连续性中断，肾活动受限；肾癌向内侵犯肾盂肾盏可造成肾盂积水；沿肾静脉扩散可引起肾静脉、下腔静脉癌栓和阻塞征象，彩色血流信号缺损或消失；肾癌淋巴转移则表现为肾门或腹主动脉旁淋巴结肿大，肾静脉、下腔静脉移位受压等表现（图13-8）。

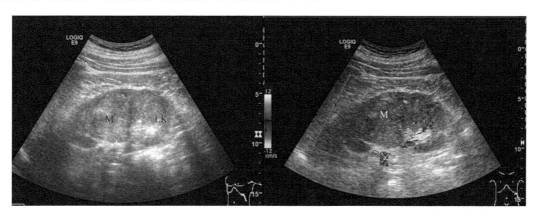

图13-8 肾细胞癌超声声像图

M：肿瘤；LK：左肾；肿瘤周边及内部见血流信号

3. 鉴别诊断

（1）肾柱肥大　表现为圆形或椭圆形的低回声区，与肾窦分界清晰，与肾皮质回声相连续，无球体感。

（2）肝肿瘤　较大的右肾上极肿瘤与肝右叶重叠或突向肝内者，可误认为肝肿瘤，须多切面连续观察，肾肿瘤时肝包膜虽有凹陷或压迹，但包膜完整，呼吸时肿瘤的移动不与肝脏同步运动。

（3）肾脓肿　较大的肾肿瘤内伴出血、坏死液化时与肾脓肿形成的脓腔容易混淆，可结合临床症状加以区分，鉴别困难时可行超声引导下经皮肾穿刺抽液或活检。

4. 临床价值　超声检查对肾癌的诊断及治疗有重要的临床价值。

（二）肾母细胞瘤

1. 病理与临床　肾母细胞瘤（nephroblastoma，Wilms tumor），是小儿最常见的肾恶性肿瘤，多见于2～5岁小儿。肿瘤生长极快，质地柔软，切面均匀呈灰黄色，但可有囊性变和出血，肿瘤与正常组织无明显界限。以消瘦的婴幼儿腹部发现迅速生长的巨大包块为其特点，多在洗澡、穿衣时发现。常无明显疼痛，因早期很少侵入肾盂、肾盏，故血尿不明显。

2. 超声表现

（1）二维超声　肾实质区见圆形或椭圆形肿块，肿块边界清楚，内部回声中等稍强，一般回声均匀，当肿瘤内组织坏死崩解时，可在肿块内出现无回声区，少数肿瘤可出现钙化引起的强回声和声影。

（2）彩色多普勒血流成像表现　肾母细胞瘤血供极其丰富，肿瘤内部彩色血流信号甚多，有助于肿瘤的检出。

（3）肾外扩散与转移超声表现　肿瘤体积较大，压迫肾窦会出现肾盂积水的表现，肿块向外扩展时，肾体积增大、变形，肾包膜及周围组织破坏。扫查时除应检查肾静脉和下腔静脉及局部淋巴结有无侵犯外，还应仔细检查对侧肾脏。

3. 鉴别诊断　通过病史、发病年龄、发病部位以及肾母细胞瘤的超声表现比较容易与其他囊性、实性占位病变相鉴别。

4. 临床价值　超声检查对肾母细胞瘤的诊断及鉴别诊断有重要临床价值，可对病变的部位、大小、内部结构、进展程度和周围组织受累情况做出全面评估。

（三）肾盂肿瘤

1. 病理与临床　肾盂肿瘤多来源于移行上皮细胞。以乳头状癌最常见，其癌细胞的分化和基底的浸润程度可有很大差别。肿瘤可单发，亦可多发。早期多表现为无痛性血尿，但无肿块，晚期因肿瘤增大，造成梗阻时可出现肿块。有血块阻塞输尿管时可有绞痛，体征多不明显。

2. 超声表现

（1）二维超声　肾窦内出现异常肿块回声，肿块形态不规则，可呈乳头形、平坦形、椭圆形等，正常肾窦回声被破坏，肿块压迫肾窦内组织可伴肾盂积水。

（2）彩色多普勒血流成像表现　肿块内彩色血流信号常较少。

（3）肾外扩散与转移超声表现　随着肿瘤侵犯输尿管和膀胱，会出现肾盂输尿管扩张、膀胱内异常肿块等表现。

3. 鉴别诊断　肾盂肿瘤需与肾盂内积血块相鉴别，后者彩色多普勒探测不到血流信号。

4. 临床价值　对于中晚期肿瘤，超声能够检出病变，并能对周围结构受累情况进行评估。对于较小的肾盂肿瘤，如果不出现肾积水，超声则难以发现病变，需要借助增强CT等其他影像学检查做出诊断。

（四）肾血管平滑肌脂肪瘤

1. 病理与临床　肾血管平滑肌脂肪瘤又称肾错构瘤，由血管、平滑肌和脂肪组织混合构成，是肾内最常见的良性肿瘤，女性多见。此病80%为散发病例，20%伴有结节硬化病史。此类患者多无临床症状，但随着肿瘤体积逐渐增大并伴有出血时，患者会突发急性腹痛，腰部肿块及低热，严重时会发生休克。

2. 超声表现

（1）体积较小者表现为边界清楚的高回声肿块，后方无回声衰减，肿块形态规则、内部回声欠均匀，可单发，也可多发。

（2）体积较大者表现为高、低回声相间的杂乱回声，有的呈层状分布，呈"洋葱样"改变。

（3）彩色多普勒血流图表现为肿块内没有明显的血流信号。

3. 鉴别诊断　肾错构瘤需与恶性肿瘤相鉴别，后者形态不规则，边界不清，内部呈不均质低回声，彩色多普勒超声肿块周边及内部多可见丰富的血流信号。

4. 临床价值　超声检查可以明确诊断大部分肾错构瘤，但对于体积较大的肾错构瘤，需要与肾细胞癌相鉴别。肾错构瘤一般为局限性病变，无周围浸润，无血管内瘤栓，CT检查能发现肿瘤内脂肪组织。

五、肾　结　石

1. 病理与临床　肾结石是一种常见的泌尿系统疾病。结石主要成分为草酸盐、磷酸盐和尿酸盐，大部分结石以一种成分为主，同时含有其他成分。肾区或上腹部隐痛或绞痛，隐痛是较大结石在肾盂或肾盏内压迫、摩擦或肾积水所致。绞痛是较小结石在肾盂或输尿管内移动和刺激，引起肌肉痉挛所致。结石损伤肾盂或输尿管黏膜可出现血尿。患者亦可伴有恶心、呕吐等消化道症状。

2. 超声表现　肾结石典型超声表现为肾盂、肾盏内可见大小不等的强回声。根据结石的大小、成分及形态的不同，强回声可以呈点状、团状或带状；小结石及结构疏松的结石后方可无声影或有较淡的声影，而中等及大结石后方有声影（图13-9）。

3. 鉴别诊断

（1）肾内钙化灶　位于肾皮质或肾包膜下的强回声多为钙化灶，而肾结石通常位于集合系统内或其边缘，后方可伴声影。

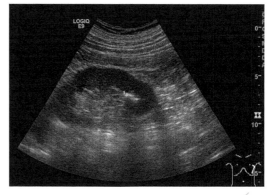

图13-9　肾结石超声声像图
左肾窦内见强回声（测量键），后伴声影

（2）肾窦灶性纤维化或管壁回声增强　肾窦内点状或短线状强回声，变换扫查角度，如变成长线状或等号状，提示为肾窦灶性纤维化，如强回声位置固定不变，则为肾结石。

（3）髓质海绵肾　多为双肾性改变，强回声位于肾锥体的乳头部，呈放射状排列。

4. 临床价值　超声检查价廉、操作简便、可重复性强，无放射性，可显示X线阴性结石，在肾结石的诊断和复查疗效上有重要的临床价值。

六、肾　外　伤

1. 病理与临床　肾外伤包括闭合性损伤和开放性损伤两种类型。肾闭合性损伤常为腰腹部直接受外来暴力撞击或挤压所致。开放性损伤常为锐器贯通伤引起。其病理分类为肾实质挫伤、肾实质裂伤、肾盏撕裂、肾广泛性撕裂4种类型。临床表现为不同程度的血尿、腰痛、局部肿块，有触痛及肌紧张。严重的损伤常因出血引起休克。

2. 超声表现

（1）肾实质挫伤 肾轮廓轻度肿大，实质内出现局限性带状高回声或较小片状低回声区与无回声区，包膜完整。包膜下与肾实质之间可出现"新月形"低回声，即为包膜下血肿。

（2）肾实质裂 肾弥漫性或局限性肿大。裂伤处包膜外为无回声区或低回声区包绕，破裂处可见包膜中断现象，肾实质内可见血肿引起的带状或"新月形"低回声区。

（3）肾盏撕裂 肾外形明显增大，包膜完整。肾实质内可见不规则小无回声区。肾窦扩大、外形不规则，肾盂分离扩张积血呈均匀点状回声。

（4）肾广泛性撕裂 超声声像图除可见肾实质和肾盏撕裂的表现外，肾还可呈完全性断裂或破碎成数块，与肾周围血肿和血凝块混合在一起，肾脏结构显示不清，肾周大量积液。

3. 临床价值 超声检查，特别是超声造影可迅速而准确地判断有无肾损伤及损伤程度，还可根据超声声像图特征进行病理分型，为临床医生选择合理的治疗提供依据。

七、肾周脓肿

1. 病理与临床 肾周脓肿指肾包膜与肾周筋膜之间脂肪组织中发生的感染，常通过血行播散或病灶直接蔓延而来，致病菌以金黄色葡萄球菌及大肠埃希菌多见。患者常伴有高热、寒战、乏力等中毒症状，患侧腰痛，局部肾叩压痛，腰部肌肉紧张和皮肤水肿，并可触及肿块。

2. 超声表现 主要表现为环绕肾周围的带状无回声区或低回声区，病变的宽度和形态依据积脓量的多少而不同。改变体位或缓慢加压扫查，实时观察可见低回声区或无回声区内有点状回声漂浮，病变较大时，肾受压，出现压迹或移位，肾的内部多正常。

3. 鉴别诊断 本病需与急性化脓性肾盂肾炎、肾脓肿等其他肾脏化脓性疾病相鉴别。主要区别是后两者均发生在肾脏之内，而不是肾包膜之外。

4. 临床价值 超声检查可对病变部位进行短期内多次复查，评估治疗效果，或在超声引导下进行穿刺抽液或置管引流，给临床提供了可靠的依据及治疗新途径。

八、肾先天性变异和发育异常

在泌尿系统疾病中，肾先天性发育异常较为多见，且种类繁多。这与泌尿系统胚胎发育过程复杂有关。其中，肾先天性病变包括肾的数目、大小、位置、形态、结构、肾盂及血管反常等。

（一）肾缺如

1. 病理与临床 肾缺如又称肾不发育。双侧缺如者难以存活，生后短期内死亡。故临床上均为单侧肾缺如。一般患者无临床症状，可在体检中意外发现。

2. 超声表现 超声声像图上可见一侧肾区探测不到肾脏回声，另一侧肾脏体积代偿性增大，形态和内部回声正常。

3. 鉴别诊断 一侧肾缺如应与先天性肾萎缩、异位肾和游走肾相鉴别。先天性肾萎缩肾脏体积缩小，肾实质回声增强与肾窦回声分界不清，异位肾和游走肾位置低，常规检查肾区不能探测到肾脏，而在腹部骶前或盆腔处扫查可见肾脏回声。

（二）肾发育不全

1. 病理与临床 肾发育不全是由于胚胎期血液供应障碍或其他原因，肾组织未能充分发育所致，可为单侧或双侧，双侧肾发育不全患者易导致肾衰竭而死亡。临床上可无症状或伴高血压、结石、感染等表现。

2. 超声表现 可见肾体积明显缩小，大小仅为正常肾脏的1/2左右，长径5～8cm，宽径＜4cm。肾形态正常，皮质较薄，髓质显示不清，肾窦回声可见。对侧肾脏代偿性体积增大。

3. 鉴别诊断 本病需与肾萎缩相鉴别，肾萎缩时肾内模糊不清，肾实质和肾窦不易区别。

（三）重复肾

1. 病理与临床 重复肾多数融合为一体，仅表面有浅沟，而重复肾的肾盂、输尿管上端和肾血管明显分开，常常自成体系。重复肾的输尿管变化较多，有输尿管部分重复和全部重复的区别。前者输尿管呈Y形分叉，输尿管出口在正常位置。后者为两条输尿管。下方重复肾的输尿管往往开口在膀胱三角区正常的位置，而上方重复肾的输尿管往往异位开口。异位开口的输尿管口一般均有狭窄，久而久之造成输尿管和肾盂积水。积水首先发生于输尿管，特别是下段输尿管。当输尿管积水严重，失去代偿能力后，肾盂积水的进程才加快。女性患儿有正常排尿，并有少量尿失禁为本病的特点，因有尿失禁症状故会促使患者及早就医。而男性患者在早期不出现症状，故未能及时发现，直到青年或中年期，肾盂积水过分巨大时，在腹部出现包块始来就医。

2. 超声表现 在外形轮廓上并无明显异常，但肾窦回声区分开成上下两部分，不相连接。重复肾积水时，在肾上极见到一个无回声区。重复肾出现肾盂积水者，同侧输尿管常出现积水表现。

3. 鉴别诊断 重复肾盂积水应与肾上极囊肿相鉴别。鉴别的办法是探测输尿管有无积水，有积水者很可能为重复肾盂积水，否则为肾上极囊肿。另外观察重复肾盂积水的肾盂输尿管连接部呈漏斗样，也是鉴别的证据之一。如果重复肾尚有功能，X线静脉造影片可鉴别重复肾盂积水与肾上极囊肿。前者液腔内会出现造影剂；后者造影剂不会在囊肿内出现。

（四）融合肾

1. 病理与临床 融合肾根据融合的部位不同，分为同侧融合肾、马蹄肾、S形肾、团块肾。其中马蹄肾较多见，双肾下极融合结构越过腹中线相连呈马蹄形。本病一般无症状，如峡部压迫腹腔神经丛，可有严重腹痛、腰痛和消化道症状，还可伴有梗阻、结石、感染等并发症。

2. 超声表现 探头置于患者背部扫查可见双肾纵轴排列异常，呈倒"八"字改变。腹部横断面扫查可见在脊柱、主动脉和下腔静脉前方有实性低回声，在上腹部正中纵断面沿主动脉扫查可见马蹄肾的峡部断面。诊断马蹄肾必须注意与腹膜后肿瘤、主动脉旁淋巴结肿大相鉴别。

3. 鉴别诊断 同侧融合肾与重复肾的鉴别：前者对侧无肾，后者有肾。重复肾常伴输尿管异位开口并出现由此而并发的肾积水、输尿管积水等病症。同侧融合肾的输尿管各自开口于膀胱三角区。

（五）肾下垂

1. 病理与临床 正常人在呼吸运动或改变体位时，因肾周筋膜和腹肌的支持，肾的上下移动度不超过1个椎体。若超过此范围，则称为肾下垂。发病率女性高于男性，大多数发生于右侧。大多数患者无主诉症状，通常由于其他原因进行腹部检查时才发现。患者久站或过多活动后可出现腰部钝痛或牵扯痛，平卧后可缓解。当肾蒂血管扭曲时，可出现肾绞痛。继发结石时可有典型的上尿路结石的临床表现。继发感染时出现发热、尿频、尿急、血尿等症状。

2. 超声表现 患者取俯卧位或仰卧位时，以肾下极为界定点，立位后肾下极向下移动＞3cm或超过1个椎体应考虑为肾下垂，肾脏大小形态和内部回声均正常。

（六）异位肾和游走肾

1. 病理与临床 在胚胎时期，因肾血管发育障碍等原因形成异位肾，多位于腰骶部、骶髂部或盆

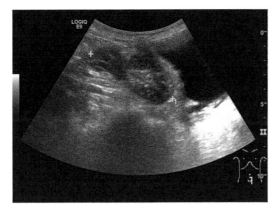

图 13-10 异位肾超声声像图
右肾位于盆腔、膀胱旁，偏小，皮髓质分界欠清晰

腔内。游走肾罕见，多由于肾蒂过长，肾脏可在腹腔内各个方向移动。

2. 超声表现

（1）异位肾 超声表现为在一侧肾区内探测不到肾脏回声，而在其他部位探测到肾脏图像，最常异位于同侧髂腰、盆腔，偶可见异位于对侧肾下方或髂窝附近。异位肾体积常小于正常肾脏，并可伴发肾积水等（图 13-10）。

（2）游走肾 超声表现为肾区内探测不到肾脏回声，而在上腹部、脐周或盆腔内显示肾脏回声。推动肾脏或改变体位时，该肾可在较大范围内移动。

第4节 输尿管疾病

一、输尿管结石

 案例 13-1

患者，男，35岁。突发右腰痛1天，疼痛呈阵发性，伴有肉眼血尿。超声检查：*右肾盂、肾盏扩张，右侧输尿管上段扩张，约0.9cm，管腔内见一枚大小约1.0cm强回声，后伴声影。*
问题：请根据患者的临床表现及超声声像图特点做出初步诊断并给出诊断依据。

1. 病理与临床 输尿管结石多由肾结石下移入输尿管形成，是一种较常见的输尿管疾病，常停留在输尿管解剖上的三个狭窄段，多为单侧性，可引起尿路梗阻，导致肾和输尿管扩张积水。在输尿管中，上段部位的结石嵌顿堵塞或结石在下移过程中，常引起典型的患侧肾绞痛和镜下血尿。疼痛可向大腿内侧、睾丸或阴唇放射，常伴有恶心、呕吐、镜下或肉眼血尿，并发感染时可引起尿频、尿急、尿痛等。

2. 超声表现 输尿管结石的超声表现为输尿管不同程度扩张，内可见弧形或斑点状强回声，后方伴声影。同侧的肾盂、肾盏可伴有积水的表现，部位多发生在输尿管的三个生理性狭窄处（图 13-11）。

3. 鉴别诊断

（1）肠道内容物 输尿管周围肠管内容物为高回声，易误诊为输尿管结石，对此，实时观察可发现肠管内容物随肠管蠕动，有时可见内有气体高回声移动，后伴声影，再次移行扫查时，上述肠管内高回声的位置可改变，而输尿管结石变化扫查切面，仍可在原位置显示结石回声。

（2）输尿管肿瘤 乳头状肿瘤在输尿管无回声区的衬托下，也可呈现高回声。仔细观察可见输尿管局部管腔呈不规则中断，表面不光滑，有僵硬感。

4. 临床价值 超声检查是确定输尿管结石的较好方法，可在排除右下腹其他疾病（急性阑尾炎、卵巢囊肿蒂扭转、异位妊娠等）的同时，为临床提供结石的大小、

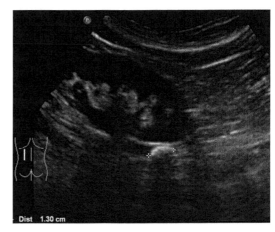

图 13-11 左侧输尿管结石超声声像图
左侧输尿管上段扩张，管腔内见强回声（测量键），后伴声影

部位、梗阻程度等信息，为医师作出诊断和治疗提供可靠依据。

二、输尿管囊肿

1. 病理与临床 输尿管囊肿是一种先天性发育异常，又称为输尿管膨出，多因胚胎期输尿管结缔组织发育不良或输尿管与尿生殖窦间隔膜未被完全吸收形成狭窄，导致内压力增加，末端囊性扩张膨向膀胱内。早期患者临床上多无明显症状，由于输尿管囊肿出口狭窄，会引起输尿管及肾盂积水等尿路梗阻的症状。

2. 超声表现 输尿管囊肿超声表现为膀胱三角区圆形或类圆形囊性无回声区，囊壁纤薄光滑。囊肿可以单侧或双侧发病，大小不等，较大的囊肿可在 4cm 以上，较小的囊肿可小于1cm。当囊肿合并结石时，则可见无回声区伴强回声及声影。

3. 鉴别诊断 输尿管囊肿应与膀胱憩室相鉴别，后者为膀胱壁向外突出的无回声区，随着膀胱的充盈和排空，无回声区的大小会相应地增大及缩小，甚至消失。

4. 临床价值 超声检查简便易行，无创，当发现输尿管囊肿时，沿着输尿管走行，查找肾及输尿管是否存在异常。超声检查可为临床提供可靠的诊断依据。

三、输尿管肿瘤

1. 病理与临床 输尿管肿瘤临床上较少见，病理上可分为良性与恶性，良性病变多为输尿管腺瘤或息肉，恶性病变多为输尿管移行上皮乳头状癌，多见于 40～70 岁的中老年，男女比例为 3∶1，主要临床表现为无痛性肉眼或镜下血尿，少数因尿路梗阻而引起腰、腹部疼痛，当有血块通过输尿管狭窄部时可发生肾绞痛。

2. 超声表现 超声声像图可见输尿管内低回声肿块，局部输尿管肿大，肿块以上输尿管扩张伴有积水，位于输尿管膀胱开口处的肿瘤可见向膀胱内突出的菜花样低回声肿块，彩色多普勒血流图可见肿块内显示血流信号，患侧输尿管膀胱出口排尿彩色喷射现象消失。

3. 鉴别诊断 输尿管肿瘤和输尿管结石相鉴别，后者在扩张积水的输尿管远端可见结石强回声，后伴声影；该处输尿管内径大小和结石横径基本相似。

4. 临床价值 由于输尿管位置深在，加之受肠气干扰及患者肥胖等因素影响，超声检查发现输尿管肿瘤的敏感性一般，需要借助CT、MRI检查作出诊断。

第5节 膀胱疾病

一、膀 胱 炎

1. 病理与临床 膀胱炎可继发于尿路感染、膀胱结石、前列腺增生等泌尿系统疾病，也可继发于泌尿系统以外的疾病如生殖器官炎症、肠道疾病等，女性多见。膀胱炎按发病的快慢分为急性和慢性两种。临床主要表现为尿频、尿急、尿痛等膀胱刺激症状。

2. 超声表现

（1）急性膀胱炎 膀胱壁回声正常或因局限性或弥漫增厚水肿表现为低回声。膀胱容量减少，可降至100ml以下。当膀胱内积脓时，可见均匀的细点状回声漂浮，有时膀胱内可见一层呈低水平回声的沉淀物。糖尿病患者可引起气肿性膀胱炎，其膀胱高度增厚，壁内有点状强回声或彗星尾征，构成本病特征。

（2）慢性膀胱炎　早期慢性膀胱炎超声声像图无明显变化。长期病变可见膀胱壁增厚，表面欠光滑，回声不均匀。病变轻者膀胱容量改变不大，重者膀胱容量显著减少。

（3）腺性膀胱炎　是慢性膀胱炎的一种特殊类型，发病部位以膀胱三角区多见，亦可连接成片，累及整个膀胱。膀胱黏膜在慢性炎症的刺激下，移行上皮细胞呈灶状增生，延伸至固有膜，形成实性的上皮细胞巢，其内常可见腺性增生，形成腺样结构。超声声像图改变分为以下3种类型。

1）结节型：膀胱三角区呈结节状增生，局限性增厚，边界清晰，表面光滑，基底宽大，内部回声均匀，部分较大结节可见小囊状改变，周围膀胱壁回声及厚度正常。

2）乳头型：病变呈乳头状或息肉状增生，基底窄小，回声较强，边界清晰，振动腹壁有漂浮感。周围膀胱壁回声及厚度正常。

3）弥漫增厚型：膀胱壁呈弥漫性增厚，病变可累及膀胱壁一部分或全部，轻者部分膀胱壁增厚仅数毫米，重者整个膀胱壁增厚可达几厘米，呈椰壳样改变。增厚的膀胱壁黏膜不光滑，回声强弱不均、膀胱容量减少。

3. 鉴别诊断　对于腺性膀胱炎，应注意与膀胱肿瘤相鉴别，腺性膀胱炎病变多局限于膀胱黏膜，而膀胱恶性肿瘤多侵犯膀胱肌层，最后诊断还需要膀胱镜下活检确诊。

4. 临床价值　超声检查对于轻症的膀胱炎诊断困难。对于重症膀胱炎或某些特殊类型膀胱炎，超声检出率高，还可评估病变部位、范围和程度。

二、膀胱结石

1. 病理与临床　膀胱结石多在膀胱内形成，只有少数来自肾脏，常继发于下尿路梗阻，前列腺增生是最常见的发病原因，男性明显多于女性。典型症状为尿流突然中断并伴尿道放射痛。有时变换体位后又能继续排尿，因结石摩擦膀胱黏膜，可有血尿。小儿膀胱结石排尿时啼哭不止，往往用手牵拉阴茎。合并感染时可有尿频和脓尿。

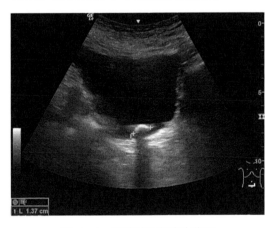

图13-12　膀胱结石超声声像图
膀胱腔内见强回声团（测量键），后伴声影

2. 超声表现　典型的膀胱结石超声表现为膀胱无回声暗区内出现点状或团块状强回声，膀胱内强回声可随患者体位改变而移动，其后方伴有声影，即"强回声、可移动、伴声影"。结石可以单发或多发，大小不等，＜3mm的结石常无典型声影（图13-12）。

3. 鉴别诊断　本病应与膀胱肿瘤相鉴别，膀胱肿瘤表面出现钙化斑时，也可能出现强回声及声影，但不随体位变动而改变位置，与膀胱结石不难区别，且肿瘤内部可探测到血流信号，结石则无血流信号。

4. 临床价值　超声检查方便快捷，是诊断膀胱结石的首选方法，此外还可以观察膀胱和前列腺病变，寻找结石的诱因和并发症。

三、膀胱憩室

1. 病理与临床　膀胱憩室分为真性和假性两类。前者少见，系先天性发育畸形所致，后者多见，可由前列腺增生致尿道狭窄引起慢性尿道机械性梗阻而致膀胱肌层菲薄所致，憩室好发于膀胱侧壁、膀胱三角区上部及输尿管开口附近。临床一般没有症状，多发生于男性。

2. 超声表现 超声检查时可在膀胱壁外周显示紧靠膀胱壁的无回声区，多呈圆形或椭圆形，多与膀胱内无回声区相连通，囊壁薄且光滑。膀胱憩室可随膀胱充盈或排空增大或缩小。憩室合并感染时，无回声区内可出现点状回声飘动。当憩室合并结石或肿瘤时，可出现相应的超声表现（图13-13）。

3. 鉴别诊断 本病主要与膀胱周围囊肿和输尿管囊肿相鉴别。前者的大小不随膀胱的充盈排空而发生变化，后者发生在输尿管口，囊肿有节律地发生舒缩变化。

4. 临床价值 超声检查简便易行，是诊断膀胱憩室的理想方法。超声能准确显示憩室的位置、形态及数目，可动态观察憩室在排尿前后的大小变化，憩室内结石和肿瘤也能清楚显示。

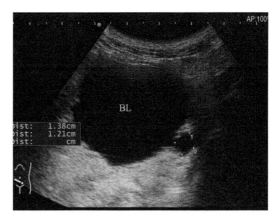

图13-13 膀胱憩室超声声像图

BL: 膀胱；膀胱憩室（测量键）

四、膀胱异物及凝血块

1. 病理与临床 膀胱异物大多数为患者本人经尿道放入，少数见于膀胱手术或经尿道器械检查时不慎遗留，膀胱异物种类较多、形态不一，如圆珠笔、体温计、钢珠等。膀胱尿道异物可直接造成膀胱和尿道的机械性刺激及损伤、尿道及其周围组织感染，排尿障碍、血尿、尿外渗、结石、膀胱瘘或尿道瘘等并发症。

2. 超声表现

（1）膀胱内非金属异物 呈较高或中等高回声，后方可无声影或淡声影，金属异物呈强回声，后方伴声影或彗星尾征；异物高回声可随患者体位移动而移动，异物的形态随异物的不同而出现较大差异。

（2）膀胱内血块 表现为团块状高回声，大小不等，形态不规则，漂浮于膀胱尿液中或附着在膀胱壁上，可随体位改变而移动。

3. 鉴别诊断 膀胱内异物和凝血块与膀胱肿瘤相鉴别，后者肿瘤不可移动，有蒂的可以随体位变化而摆动或有漂浮感，病变处膀胱壁往往显示不清，彩色多普勒血流成像可见瘤体内分布有不规则的血流信号。

4. 临床价值 超声是诊断膀胱异物的首选方法，超声能明确区分膀胱异物、膀胱内凝血块及膀胱肿瘤，为临床医生治疗方案的选择提供可靠依据。

五、膀胱肿瘤

1. 病理与临床 膀胱肿瘤是泌尿系统最常见的肿瘤，居泌尿系统肿瘤首位，男性发病多于女性。90%为移行上皮癌，好发于膀胱三角区。临床症状多为间歇或持续性全程无痛肉眼血尿，常反复发作，严重时伴有血块，血块阻塞尿道或肿瘤位于膀胱颈部，排尿时阻塞膀胱出口而引起排尿困难。晚期肿瘤浸润至膀胱壁时可出现尿频、尿急、尿痛等膀胱刺激症状。

2. 超声表现 膀胱肿瘤多数表现为膀胱无回声区见局限性增厚或团块隆起，隆起团块呈结节状或菜花状，向腔内突出。肿瘤大小不一，形态不规则，表面不光滑，内部回声不均匀。有蒂肿瘤可随体位变化摆动或有漂浮感。膀胱肿物以高回声或中等高回声占多数，少数呈中低水平回声。个别膀胱肿物表面附有小结石或钙化斑时，后方可出现声影。较大的肿瘤后方可见衰减。早期病变未侵及膀胱壁时，膀胱壁回声正常，回声连续。晚期病变侵犯膀胱浅层或深层肌层时，肿物基底部增宽而固定、膀胱回声连续性破坏，出现凌乱不清或缺失现象。彩色多普勒可探及肿瘤内部血流信号（图13-14）。

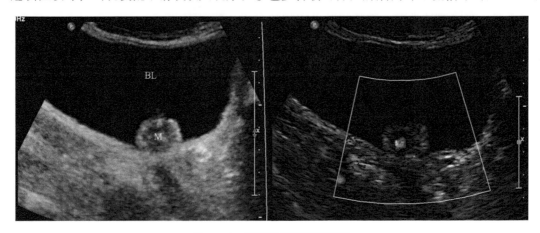

图13-14 膀胱肿瘤超声声像图
BL：膀胱；M：肿瘤，内见点条状血流信号

3. 鉴别诊断

（1）膀胱内血凝块和结石 在改变患者体位时，膀胱内血凝块常随膀胱有较大幅度移动，与膀胱壁不相连，血凝块内无彩色血流信号。膀胱结石具有典型的强回声，可移动，伴声影征象，一般容易区别。

（2）良性前列腺增生 增生的腺体突入膀胱，横断面扫查时易误认为膀胱肿瘤，应该注意显示尿道内口图像，采用多切面连续扫查有助于鉴别。

（3）腺性膀胱炎结节型 表面光滑，回声均匀，基底较宽大，不累及肌层，不影响输尿管出口，彩色多普勒血流图在病变处不显示血流。但最后诊断仍有赖于膀胱镜检和组织学活检。

4. 临床价值 超声检查能准确判定肿瘤的位置、大小、数目，估计肿瘤浸润深度，对临床医生治疗方案的选择和判定预后具有重要价值。

（张玉艳）

第**14**章

男性生殖系统超声

第 1 节 男性生殖系统解剖概要

前列腺是由腺体和纤维肌肉组成的腺肌性器官，外有包膜，位于膀胱与尿生殖膈之间，尿道从其中央穿过，呈前后略扁的栗子形，重8～20g。

传统上前列腺可分为5叶：前叶、中叶、后叶、左叶、右叶（图14-1）。目前临床上根据带区划分将前列腺分为周缘区、移行区、中央区、前纤维肌肉基质区（图14-2）。周缘区是前列腺癌的好发部位。移行区是前列腺增生的好发部位。前纤维肌肉基质区属于前列腺非腺体组织，一般不发生病变。

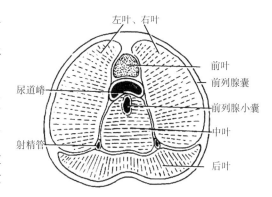

图14-1 前列腺五叶分区法示意图

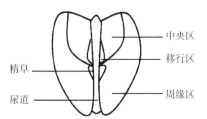 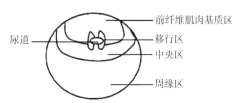

图14-2 前列腺带区划分法示意图

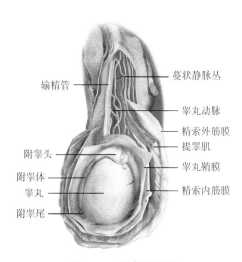

图14-3 阴囊解剖图

阴囊是位于阴茎后下方的囊袋状器官，形态呈梭形，阴囊正中线上有一纵行的阴囊缝，深面有阴囊中隔，将阴囊分为左右两部分，分别容纳左右侧的睾丸、附睾和精索下段。睾丸鞘膜起源于胚胎时的腹膜，为腹膜的延续，分为壁腹膜和脏腹膜。壁腹膜和脏腹膜之间为鞘膜腔，内有少量浆液，起润滑作用（图14-3）。

睾丸为男性的生殖腺，位于阴囊内，外形呈椭圆形，左右各一，表面光滑，分上下两端、前后两缘、内外两侧面，上端和后缘有附睾附着，后缘有血管出入。睾丸表面被覆浆膜。成人睾丸长3～4cm，宽2～3cm，厚1～2cm。

附睾由头、体、尾三部分组成，上端膨大、下端变细呈新月形，分别附着在睾丸上端、睾丸体部后缘和睾丸下端。

第2节 前列腺超声

一、前列腺超声检查方法和正常超声表现

1. 仪器 前列腺可选用经腹部或经直肠扫查。腹部探头成人常用的频率为3.0～3.5MHz,儿童常用的频率为5.0MHz,直肠探头常用频率为5.0～10.0MHz。

2. 检查前准备 经腹部扫查需适度充盈膀胱。经直肠扫查需作探头清洁,是否充盈膀胱根据检查需要而定。

3. 检查体位 ①经腹部扫查最常用仰卧位,也可适当调整成侧卧位或截石位使图像更加清晰。②经直肠扫查采用截石位、左侧卧位或膝胸位。

4. 检查方法

(1)经腹部扫查 嘱患者充分暴露下腹部至耻骨联合,探头置于耻骨上,局部涂耦合剂后,利用充盈的膀胱作为透声窗,将探头向患者足侧缓慢移动,进行横向扫查,然后进行正中矢状扫查,将探头分别向左右两侧缓慢移动,直至前列腺影像消失,可分别获得精囊和前列腺超声声像图。

(2)经直肠扫查 检查方法同直肠扫查膀胱。前列腺横断扫查有精囊水平横断面、前列腺精阜以上水平横断面和精阜以下水平横断面,矢状扫查有正中矢状断面和向左右两侧分别进行的旁矢状断面。经直肠超声检查可清晰显示前列腺形态、大小及内部结构,径线测量更加准确。

5. 正常前列腺超声表现 横切时前列腺呈栗子形,包膜光滑、完整,内部回声为低回声,分布均匀。纵切面时前列腺呈椭圆形,尖端朝向后下方,正中矢状面可见部分凹入尿道内口,后方两侧可见长条状低回声的精囊(图14-4、图14-5)。

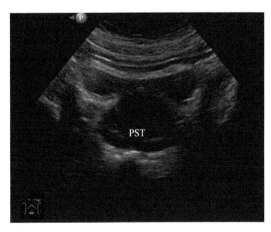
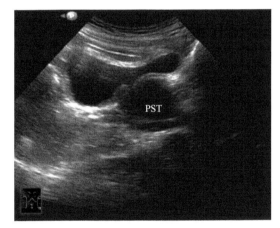

图14-4 正常前列腺超声声像图(横切)　　　　图14-5 正常前列腺超声声像图(纵切)
PST: 前列腺　　　　　　　　　　　　　　　PST: 前列腺

6. 前列腺超声测量 正常前列腺超声测量参考值:经腹壁测量前列腺大小,长径为(2.9±0.5)cm,宽为(4.1±0.6)cm,厚径为(2.8±0.4)cm。经直肠测量前列腺径线略大于经腹壁测量。归纳起来,正常前列腺大致宽径为4cm,长径为3cm,厚径为2cm。

二、前列腺疾病

(一)良性前列腺增生

1. 病理与临床 良性前列腺增生(benign prostatic hyperplasia,BPH)病理学表现为细胞增生,是

引起老年人排尿障碍原因中最为常见的一种良性病变。病因可能与人体雄激素平衡失调有关。主要发生在移行区，即内腺区，由腺体、平滑肌和间质组成。增生的前列腺自两侧压迫尿道，使尿道前列腺段受压、弯曲、变窄引起下尿路梗阻。临床主要表现为尿频、排尿困难、尿潴留三大症状。尿频是前列腺增生最常见的早期症状，夜间更为明显。排尿困难是前列腺增生最重要的症状，病情发展缓慢，典型表现为排尿迟缓、断续、尿流细而无力、射程短等。当梗阻加重达一定程度时，可使膀胱逼尿肌功能受损，收缩力减弱，残余尿逐渐增加，继而发生尿潴留。

2. 超声表现

（1）前列腺径线增大，各径线均超过正常值，前后径更显著，外形变圆，接近球形。包膜完整、光滑。肿大的腺体引起膀胱颈部抬高变形，严重者凸向膀胱内。

（2）内腺瘤样增大，外腺萎缩，两者分界清晰，内外腺比例失常。

（3）内部出现增生结节，结节呈球形，单个或多个，低回声或中等回声，边界清晰，两侧叶对称。

（4）良性前列腺增生常伴有前列腺结石，内外腺之间可见弧形强回声团，后方伴声影。

（5）重度良性前列腺增生可伴有膀胱排空障碍而引起残余尿，膀胱壁代偿性增厚和憩室形成，膀胱壁小房小梁形成，双侧输尿管积水和肾积水（图14-6）。

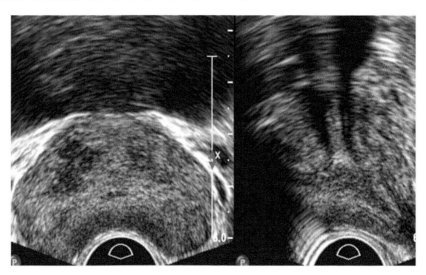

图14-6　经直肠超声前列腺增生超声声像图
前列腺径线增大，内腺瘤样增大为主，回声不均，见结节样回声

3. 鉴别诊断

（1）膀胱颈挛缩　膀胱颈部肌肉挛缩导致排尿不畅，年龄较小者，前列腺体积无明显增大，可通过膀胱镜检查确诊。

（2）前列腺癌　为恶性肿瘤，血清前列腺特异性抗原（PSA）明显增高，前列腺表面不光滑，可通过前列腺穿刺活检进行鉴别诊断。

4. 临床价值　超声检查方法简便、无痛苦、价格低，便于患者接受。因此，对前列腺增生的转归及疗效，均可通过超声反复追踪观察而做出评价，为临床诊断与治疗提供有重要价值的依据，对于临床不明原因的尿频、尿急、排尿困难的患者是首选的检查方法。

（二）前列腺癌

1. 病理与临床　前列腺癌（prostate cancer）病因尚未查明，可能与环境、遗传、性激素等有关。本病好发于周缘区，约占70%；中央区少见，约占8%；内腺或移行区约占10%，这与良性前列腺增生几乎完全发生于内腺区不同。本病95%为腺癌，肿瘤质地坚硬，形成单个或多个结节。癌瘤向腺体浸润，也可穿破包膜向邻近器官浸润或向远处转移。多数无明显临床症状，常在直肠指检或检测血清前列腺特异性抗原（PSA）值升高时被发现。表现为下尿路梗阻症状，如尿频、尿急、尿流缓慢、尿流中断、排尿不尽，甚至尿潴留或尿失禁。出现远处转移时可引起骨痛、脊髓压迫神经症状及病理性骨折。晚期可出现贫血、衰弱、下肢水肿、排便困难、少尿或无尿等。

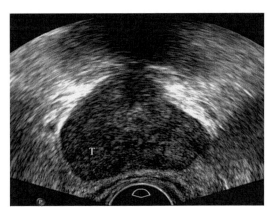

图14-7　经直肠超声前列腺癌超声声像图

T：肿瘤，略外凸，前列腺被膜连续完整

2. 超声表现

（1）早期前列腺癌超声表现　前列腺增大不明显，内回声不均匀，出现强光点或光斑，伴或不伴声影。前列腺内可见低回声结节，少数呈等回声或非均质性回声增强，结节边界模糊不清，较大的结节有包膜隆起（图14-7）。彩色多普勒血流成像示病变局部血流信号增加，但并非特异性。

（2）进展期前列腺癌超声表现　前列腺体积明显增大，两侧叶不对称，包膜不完整，回声连续中断甚至缺失。前列腺内部回声不均匀，可出现大小不等光点或低回声区，病变部位回声增强和减弱参差不齐，内外腺结构和边界不清。

（3）邻近器官受累征象　如膀胱颈部回声不规则增厚、隆起，精囊周围和精囊本身回声异常，失去两侧对称性，直肠内出现肿块回声。彩色多普勒血流成像示病变区内血流信号增加。

3. 鉴别诊断

（1）前列腺增生症　两者一般容易鉴别。但在增生的前列腺腺体中，有的区域上皮细胞形态不典型，可被误认为癌。区别要点是：增生腺体中腺泡较大，周围的胶原纤维层完整，上皮为双层高柱状，细胞核较前列腺癌患者的小，并居于细胞基底部，腺体排列规则，形成明显的结节。

（2）前列腺萎缩　前列腺癌常起始于腺体的萎缩部，应注意鉴别。萎缩腺泡有时紧密聚集，萎缩变小，上皮细胞为立方形，核大，类似癌变。但这类萎缩改变多累及整个小叶，胶原结缔组织层仍完整，基质不受侵犯，其本身却呈硬化性萎缩。

4. 临床价值　随着临床超声检查技术的不断发展和进步，借助彩色多普勒超声、超声造影、弹性超声成像等技术，能够不断提高临床前列腺癌患者的早期诊断准确率，同时也为患者治疗方案的制订、治疗效果的评价以及预后恢复的评估等提供了及时、客观的参考依据。

链接　超声引导下前列腺穿刺活检

前列腺穿刺活检是术前诊断前列腺癌的金标准，其引导方法包括直肠指检（DRE）指导下穿刺活检和影像引导下穿刺活检，前者也称为盲穿法，现已废弃不用。引导前列腺穿刺活检的影像技术主要有超声、MRI、MRI和超声融合成像等方法，其中超声引导实时性强且不需要任何复杂的附加装置及特殊针具而成为目前临床最常用的前列腺穿刺引导方法。超声引导方法又有经直肠超声和经会阴超声引导法之分，经会阴超声引导方法由于其图像质量差，除各种原因无法行经直肠超声检查者外，已不用此法作穿刺引导。经直肠超声引导按其穿刺路径不同分为经直肠前列腺穿刺活检和经会阴前列腺穿刺活检，这两种穿刺活检方法因其穿刺准确性和安全性高而成为目前临床最常用的前列腺穿刺活检法。

第3节 阴囊、睾丸超声

一、超声检查方法和正常超声表现

1. 仪器 采用高分辨力实时超声仪，探头频率常用7.0～10.0MHz。

2. 检查前准备 无须特殊准备。

3. 检查体位 常用仰卧位，嘱患者暴露下腹部和外阴部，用纸巾将阴茎向上提拉，固定阴囊。站立位用于隐睾、精索静脉曲张和疝的检查。

4. 检查方法

（1）横断面扫查 观察双侧阴囊壁层、睾丸和附睾大小、形态、内部回声，观察睾丸周围液体的多少及其回声有无异常，注意双侧对比扫查。

（2）纵断面扫查 左右侧阴囊分别扫查，从阴囊根部开始，注意观察附睾、精索及睾丸周围液体有无异常。

5. 正常超声表现

（1）阴囊壁 呈整齐的高回声，厚3～5mm，两侧对称。

（2）睾丸 左右各一，纵断面呈卵圆形，包膜光整，睾丸实质均匀，呈点状中等回声。睾丸纵隔呈线条高回声向睾丸内部延伸，位于中央靠后外侧，属正常结构。彩色多普勒血流成像显示睾丸内部星点状或条状血流信号（图14-8）。

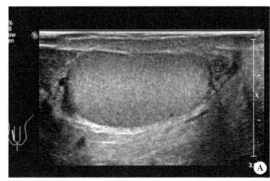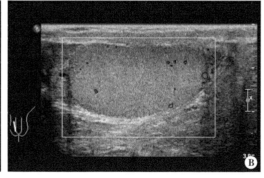

图14-8 正常睾丸超声声像图

A. 右侧睾丸呈卵圆形，包膜光整，睾丸实质回声均匀；B. 右侧睾丸实质内见少量点条状血流信号

（3）附睾 回声与睾丸相似，附睾头呈"三角形"或"新月形"，位于睾丸上端，附睾体、尾部位于睾丸背侧和下端，回声较弱，容易漏检。

（4）精索 位于腹股沟区的圆索状结构，呈中等回声，其内包含输精管、睾丸动脉、蔓状静脉、精索内静脉、神经、淋巴管等组织。彩色多普勒血流成像显示正常人平静呼吸时不显示精索内静脉及蔓状静脉的血流信号。

6. 正常超声测量参考值

（1）睾丸长径 纵切面显示睾丸和附睾清楚的轮廓后，自睾丸上缘测量至下缘，正常成人3.5～5.0cm。

（2）睾丸宽径 横切面显示睾丸清楚的轮廓后，自睾丸的外缘测量至内缘，正常成人1.5～2.5cm。

（3）睾丸厚径 在纵切面或横切面上，自睾丸的前缘测量至后缘，正常成人0.2～0.5cm。

（4）附睾 附睾头部厚约1cm，附睾体部厚0.2～0.5cm，附睾尾部厚约0.5cm。

（5）精索　正常成人精索静脉内径＜0.18cm。

二、阴囊、睾丸疾病

（一）鞘膜积液

1. 病理与临床　根据鞘状突发生闭合不全的部位，本病可分为四种类型，即睾丸鞘膜积液、精索鞘膜积液、睾丸精索鞘膜积液和交通性鞘膜积液。其中，以睾丸鞘膜积液最为常见。鞘膜积液可以继发感染、出血，使积液性质有所改变。一侧鞘膜积液多见，表现为阴囊或腹股沟囊性肿块，呈慢性、无痛性逐渐增大。积液量少时无不适，积液量多时才感到阴囊下坠、胀痛和有牵扯感。巨大睾丸鞘膜积液时，阴茎缩入包皮内，影响排尿、行走和劳动。

2. 超声表现　鞘膜积液（hydrocele）的共同表现为患侧阴囊肿大，睾丸、附睾周围见无回声包绕，睾丸、附睾的形态、大小、内部回声无异常。

（1）睾丸鞘膜积液　睾丸鞘膜内积聚的液体超过正常量，液性暗区仅包绕在睾丸周围。

（2）精索鞘膜积液（精索囊肿）　精索鞘状突部分局限性积液，两端关闭，不与腹腔及睾丸鞘膜相通，囊性肿物位于睾丸上方，呈圆形或椭圆形，边界清晰、光滑，位置可高、可低。

（3）睾丸精索鞘膜积液（婴儿型）　精索鞘状突积液并与睾丸鞘膜囊相通，上端不与腹腔相通，阴囊内无回声区呈梨形，向上延伸至精索。

（4）交通性鞘膜积液（先天性鞘膜积液）　鞘状突在出生后未闭，鞘膜内液体可流入腹腔。患者仰卧时阴囊内无回声区较小，站立时无回声区显著增大（图14-9）。

3. 鉴别诊断

（1）腹股沟疝　阴囊也可增大，超声声像图显示阴囊内不均质团块，团块与腹腔相通。团块内可见肠内容物蠕动。

（2）阴囊血肿　阴囊也可增大，阴囊或睾丸周围出现无回声区，内有细小光点。需结合患者临床病史加以鉴别，阴囊血肿患者通常有外伤史。

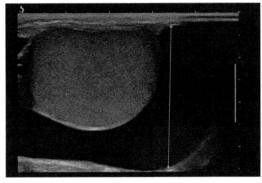

图14-9　睾丸鞘膜积液超声声像图
睾丸鞘膜腔见片状液性暗区（测量键）

4. 临床价值　超声诊断鞘膜积液的临床价值较高，能够为患者临床症状的治疗提供更多参考依据，对患者生命健康与预后效果会产生较大影响，建议在鞘膜积液临床筛查和诊断中推广使用。

（二）附睾炎

1. 病理与临床　附睾炎（epididymitis）分为急性附睾炎和慢性附睾炎。急性附睾炎多见于中青年，大多继发于尿路感染及导尿管或器械插入等。感染多从输精管逆行传播，血行感染少见。致病原多为大肠埃希菌。慢性附睾炎多由于急性附睾炎治疗不彻底而形成，部分患者无急性炎症过程，可伴有慢性前列腺炎。急性附睾炎发病突然，全身症状明显，可有畏寒、高热。患侧阴囊明显肿胀，阴囊皮肤发红、发热、疼痛，并沿精索、下腹部及会阴部放射，可伴有膀胱刺激征。慢性附睾炎表现为阴囊有轻度不适或坠胀感，休息后好转。附睾局限性增厚及肿大，与睾丸的边界清楚，精索、输精管可增粗，前列腺质地偏硬。

2. 超声表现　为附睾弥漫性肿大，有球形感，内可见回声减低，以尾部为主，继发少量鞘膜积液时，其内部可见不规则液性暗区，透声差。彩色多普勒血流成像显示附睾血流信号明显增加，血流速度加快（图14-10、图14-11）。

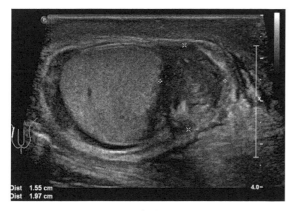

图14-10 附睾炎超声声像图

右侧附睾尾部肿大（测量键），回声不均

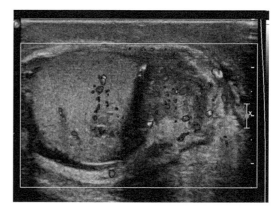

图14-11 附睾炎血流图

右侧附睾尾部肿大，内见较丰富血流信号

3. 鉴别诊断

（1）睾丸扭转 与附睾炎症状相似，但上抬睾丸后，前者疼痛减轻，后者疼痛反而加重（阴囊抬高试验）。彩色多普勒超声是首选的辅助检查。

（2）嵌顿性斜疝 也可出现阴囊局部疼痛、肿胀症状，但患者多有长期的腹股沟可复位的肿物病史。

4. 临床价值 附睾炎是比较多见的泌尿生殖系统疾病，高频超声能很好地显示附睾的病变部位、范围大小，而彩色多普勒超声从血流动力学角度为临床诊断及鉴别诊断提供依据，故高频彩色多普勒超声在附睾炎诊断中有着重要的临床价值。

（三）睾丸扭转

 案例 14-1

患者，男，21岁，夜间突发右侧阴囊疼痛急诊就医。查体：右侧睾丸肿大、上提、横位。超声检查：右侧睾丸肿大，内回声明显不均，未见血流信号，右侧精索静脉扭曲呈结节状。

问题：请根据患者的临床病史及超声声像图特点做出初步诊断并给出诊断依据。

1. 病理与临床 睾丸扭转（testicular torsion）系因精索自身扭转引起睾丸血液循环障碍，出现缺血坏死。主要原因为鞘状突发育异常，可分为鞘膜内型和鞘膜外型。主要临床表现为一侧阴囊持续性疼痛，可放射至腹股沟及下腹，伴有恶心、呕吐。睾丸扭转后突发局部剧痛，常向腹、腰部放射，并有恶心、呕吐及发热，可误认为睾丸炎、附睾炎症、嵌顿疝甚至腹腔内疾病。阴囊皮肤充血、水肿、发热。由于提睾肌痉挛及精索的短缩，睾丸被提到阴囊上部。新生儿及小婴儿的睾丸扭转常无痛苦貌，扭转的睾丸增大、变硬，但无压痛。阴囊内容物常与其壁粘连，并透过皮肤可呈蓝色。

2. 超声表现

（1）急性期 可见精索扭转呈旋涡状，阴囊壁增厚，厚度超过5mm，睾丸及附睾体积增大，内部回声减低，当伴有鞘膜积液时，阴囊内可见液性暗区。彩色多普勒血流成像表现为患侧睾丸实质内血流减少或消失，对侧正常睾丸内血流信号正常。

（2）亚急性期 可见睾丸及附睾体积增大，回声粗糙不均匀。

（3）慢性期 睾丸体积缩小，内部回声不均。彩色多普勒血流成像可见患侧睾丸实质内血流信号消失（图14-12、图14-13）。

3. 鉴别诊断

（1）急性睾丸炎、急性附睾炎 有病毒感染史，睾丸、附睾增大、压痛，彩色多普勒超声显示内部血流明显增多、流速增快。

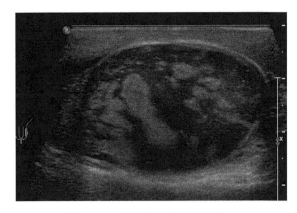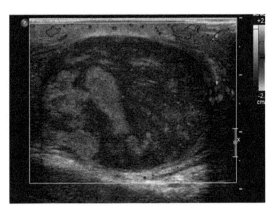

图14-12 睾丸扭转超声声像图　　　　　　　图14-13 睾丸扭转血流图
左侧睾丸肿大，内回声明显不均　　　　　左侧睾丸肿大，其内未见血流信号

（2）嵌顿性斜疝　也可出现阴囊局部疼痛、肿胀症状，但患者多有长期的腹股沟可复位的肿物病史。

4. 临床价值　采用彩超诊断急性睾丸扭转，具有较高的诊断准确性，且该检查方式具有无创、无辐射等诸多优点，可将其作为诊断睾丸扭转的首选方式，不仅有助于临床判断疾病，还能为临床后续治疗提供可靠依据，值得临床应用推广。

（四）睾丸肿瘤

1. 病理与临床　原发性睾丸肿瘤，有生殖细胞肿瘤和非生殖细胞肿瘤之分，绝大多数为恶性。前者又以精原细胞瘤最多见，胚胎癌次之。本病多见于青年男性和隐睾患者。睾丸肿瘤（tumor of testis）临床表现为睾丸肿大、触及无痛性肿块。典型的表现是睾丸肿胀或变硬。睾丸肿瘤较小时，临床症状不明显。肿瘤逐渐增大，表面光滑，质硬而沉重，有轻微坠胀或钝痛。极少数患者起病较急，突然出现疼痛性肿块，局部红肿伴发热。少数分泌绒毛膜促性腺激素升高的睾丸肿瘤患者可引起男性乳房女性化。肿瘤转移可出现胸痛、咳嗽或咯血、呕吐或出血、颈部肿块、骨痛、下肢水肿等症状。

2. 超声表现

（1）患侧睾丸弥漫性或不规则肿大，表面不光滑，与健侧睾丸不对称。

（2）肿块内部回声可呈多样性，低回声型一般为单个或多个均匀低回声，与正常睾丸组织回声分界清楚，此型多见于睾丸精原细胞瘤。高回声型睾丸实质内见单个或多个高回声病灶，一般较小，边界清楚，此型多见于睾丸精原细胞瘤或转移癌。

（3）彩色多普勒检查可见肿瘤部位血流信号增多和睾丸内血管走行异常。

（4）转移性征象　睾丸恶性肿瘤可沿精索淋巴管向肾门淋巴结和腹膜后转移。在腹主动脉或髂总动脉旁可探及低回声的肿大淋巴结，肾门部可见低回声肿块，伴肾盂积水。

3. 鉴别诊断

（1）睾丸扭转　以突发性疼痛、睾丸肿大就诊，超声声像图表现为睾丸实质回声减低。彩色多普勒血流成像在睾丸实质内探测不到血流信号。

（2）急性睾丸炎　睾丸体积迅速增大，形态规则，表面光滑，实质内可见呈片状的低回声区，无立体感，结合病史可加以鉴别。

4. 临床价值　超声在睾丸肿瘤的检查诊断中具有很高的临床价值，因其超声声像图表现具有一定特征性，对睾丸肿瘤诊断符合率较高，不但能显示睾丸内部结构，而且可以提示睾丸内血流信息。超声检查具有准确性高、费用低、无放射性损伤、可反复检查等优点，值得在临床推广应用。

（五）隐睾

1. 病理与临床　隐睾（cryptorchidism）是指一侧或双侧睾丸在发育过程中未进入同侧阴囊就停止下降，未降的睾丸常位于腹股沟或腹膜后。隐睾是小儿泌尿生殖系统最常见的先天性畸形之一，多表现为单侧，并以右侧未降为主。患侧阴囊空虚、发育差，触诊阴囊内无睾丸，右侧多于左侧。

2. 超声表现　声像图表现为阴囊内未探及正常睾丸回声，于腹股沟区或内环附近探及类圆形低回声光团，边界清，回声与正常睾丸实质回声相同，体积小于正常睾丸。

3. 鉴别诊断

（1）无睾症　指先天发育异常而致单侧无睾，即阴囊空虚，但超声及CT检查均不能找见睾丸结构，甚至手术探查均无法发现睾丸，它无法通过手术、药物达到治愈的效果。

（2）睾丸回缩　属于睾丸系带过短、提睾肌过度敏感，轻触阴囊即可出现提睾肌强烈收缩，将睾丸拉回至腹股沟区。

4. 临床价值　超声检查诊断隐睾，比较简便，而且准确，并且没有放射性的损害。它可以帮助隐睾患者进行诊断和定位，但是也有一定的局限性。对于腹膜后和腹腔内的隐睾，通常诊断很困难，需要其他的影像学方法来帮助诊断。

（六）精索静脉曲张

1. 病理与临床　精索静脉曲张（varicocele，VC）指精索内蔓状静脉丛的异常伸长、迂曲和扩张，青壮年居多。因左侧精索内静脉成直角汇入左肾静脉，加之乙状结肠、腹主动脉、肠系膜上动脉压迫，使精索静脉血液回流阻力加大，临床上左侧精索静脉曲张较多见。一般多无症状，易被忽视，仅在体检时发现。症状严重时，主要表现为患侧阴囊胀大，有坠胀感、隐痛，步行或站立过久则症状加重，平卧休息后症状可缓解或消失。

2. 超声表现　精索纵断面附睾上方可见多个迂曲走行的条状无回声管道，呈蚯蚓状或蛇头状，内径≥1.8mm。管内无回声，壁薄。处于直立位或做瓦尔萨尔瓦（Valsalva）动作时，可见上述管状结构明显增多、增粗。彩色多普勒血流图可以敏感地显示上述静脉曲张征象和曲张的右侧精索静脉反流血流信号，频谱多普勒显示为静脉血流频谱（图14-14、图14-15）。

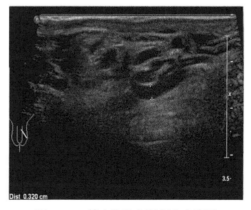

图14-14　精索静脉曲张超声声像图

右侧精索静脉曲张，内见0.32cm

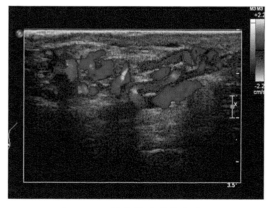

图14-15　精索静脉曲张血流图

瓦尔萨尔瓦实验显示曲张的右侧精索静脉反流血流信号

3. 鉴别诊断

（1）阴囊血肿　阴囊血肿之肿胀伴有皮色紫暗或有瘀斑，压痛明显，日久有阴囊皮肤增厚，多有外伤或手术史。与体位变化无关，穿刺可有血液。

（2）鞘膜积液　阴囊肿胀有波动感，与阴囊皮不粘连，睾丸不易摸到，透光试验阳性，穿刺可抽出液体。

4. 临床价值　高频彩色多普勒超声诊断精索静脉曲张简便、准确、无创，可做到早发现、早诊断、早治疗，具有重要的临床价值，可作为首选检查。

非凡足迹，绚丽人生——吴阶平

吴阶平（1917～2011年），著名的医学科学家、医学教育家、泌尿外科专家和社会活动家，中国科学院、中国工程院资深院士。他毕生致力于泌尿外科医学研究，并取得累累硕果。他在国内外首先发现"肾结核对侧肾积水"，使过去一直被认为不可救治的患者得到正确救治，挽救了成千上万患者的生命。他创建了泌尿外科研究所，创办《中华泌尿外科》杂志和建立泌尿外科学会，推动了我国泌尿外科专业理论研究和学术交流工作。

医者仁心

（张　君）

第1节 盆腔器官解剖概要

女性生殖系统按器官形态和功能可分为外生殖器和内生殖器。女性外生殖器指生殖器官的外露部分，又称外阴，包括耻骨联合至会阴及两股内侧之间的组织。内生殖器的生殖腺是卵巢，生殖管道有输卵管、子宫和阴道，其中卵巢和输卵管统称为子宫附件。女性内生殖器常用的影像学检查方法即超声检查。女性盆腔解剖图见图15-1。

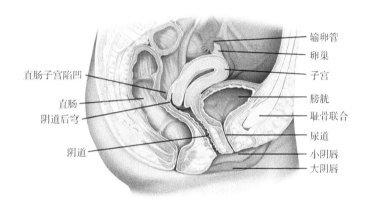

图15-1 女性盆腔解剖图

一、女性内生殖器官

（一）卵巢

卵巢是女性产生卵子和分泌性激素的器官，位于盆腔内，子宫的两侧，左右各一，由外侧的卵巢悬韧带和内侧的卵巢固有韧带，悬于盆壁与子宫之间。卵巢结构仿真图见图15-2。

卵巢呈扁卵圆形，青春期前卵巢较小，表面光滑；青春期后卵巢较大，成年后大小约4cm×3cm×1cm，因多次排卵，表面出现凹凸不平的瘢痕。卵巢由外向内依次为上皮、卵巢白膜和卵巢实质。上皮是卵细胞的生发处。卵巢白膜是一层致密的纤维组织，当它异常增厚时，容易引起不孕症。卵巢实质又分为浅层的皮质和深层的髓质，皮质是卵巢的主体，由大小不等的各发育阶段的卵泡、黄体以及它们退化后所形成的残余结构间质组织构成，卵子在这里成熟，并被排出。髓质位于卵巢的中央部，与卵巢门相连，包含疏松结缔组织及丰富的血管、神经、淋巴管等。

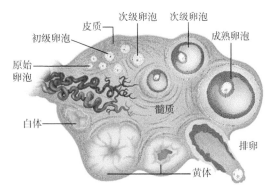

图15-2 卵巢结构仿真图

（二）输卵管

输卵管（图15-3）为卵子与精子相遇的场所，受精后的孕卵由输卵管向子宫腔走行。输卵管为一对细长而弯曲的管道，左右各一，位于子宫底的两侧，子宫阔韧带的上缘内，内侧与子宫角相连通，外端游离于腹腔内，到达卵巢的上方，全长8～14cm。每侧输卵管有两个开口，一个开口于子宫腔，另一个开口于腹膜腔。输卵管常因阴道、子宫的上行感染或腹膜腔的炎症而受累。

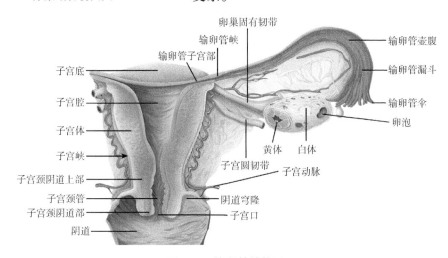

图15-3 输卵管结构图

输卵管根据其形态可分为四部分：间质部，为通入子宫壁内的部分，管径最细，长约1cm；峡部，为间质部外侧的一段，短而细直，常在此行输卵管结扎术，长2～3cm；壶腹部，在峡部外侧，管腔较宽大，长5～8cm，卵子与精子结合的部位，也是异位妊娠好发的部位；伞部，为输卵管的末端，长1～1.5cm，开口于腹腔，游离端呈漏斗状，有许多须状组织，有"拾卵"作用。

（三）子宫

子宫（见图15-3）为一壁厚、腔小、以肌肉为主的器官，是月经产生的部位和胎儿发育的场所。位于小骨盆中央，坐骨棘水平之上，前有膀胱，后有直肠，两侧为输卵管和卵巢。成人未孕子宫为前后略扁的倒置梨形，重约50g，长7～8cm，宽4～5cm，厚2～3cm，分为子宫底、子宫体、子宫颈三部分，子宫底为输卵管子宫口以上的圆凸部位，子宫颈为最下部窄细圆柱形部分，又分为子宫颈阴道部和子宫颈阴道上部，是炎症和肿瘤的好发部位。子宫底与子宫颈之间的部分为子宫体。子宫与输卵管连接处称为子宫角。子宫体与子宫颈阴道上部较为狭窄的部位称为子宫峡部，非妊娠时长约1cm，妊娠时逐渐延长变薄，形成子宫下段，产科常在此进行剖宫产。子宫内腔较狭窄，分为子宫腔与子宫颈管，两者的交界处称为子宫颈内口。

子宫体与子宫颈比例因年龄而异，青春期前1∶2，育龄期2∶1，绝经后1∶1。子宫壁由外向内为浆膜层、肌层及黏膜（即子宫内膜）三层。

（四）阴道

阴道是由黏膜、肌层和外膜组成的肌性管道，富有伸展性，连接子宫和外生殖器。它是女性的性交器官，也是排出月经血和娩出胎儿的管道。阴道的上端宽阔，包绕子宫颈阴道部，在两者之间形成环形凹陷，称为阴道穹，可分为前部、后部及左、右侧部。以阴道穹后部最深，并与直肠子宫凹陷紧密相邻。临床上有较大的实用意义，可经阴道后穹隆引流凹陷内的积液。

二、女性内生殖器的血管

（一）动脉

妇科超声探查女性内生殖器的主要血管为卵巢动脉及子宫动脉。

1. 卵巢动脉 卵巢是具有双重血供的器官。包括来自腹主动脉的卵巢动脉以及来自子宫动脉的卵巢支。其中卵巢动脉自腹主动脉发出后，经卵巢悬韧带进入卵巢内，同时发出若干分支供应输卵管，其主干与子宫动脉上行的卵巢支吻合。

2. 子宫动脉 子宫的血供主要由子宫动脉来供应，子宫动脉为髂内动脉前干分支。沿盆腔侧壁向前内下方走行，到达子宫外侧，相当于子宫颈内口水平约2cm处，横跨输尿管至子宫侧缘，分为上下两支，上支较粗称为宫体支，至宫角处又分为宫底支（分布子宫底部）、输卵管支（分布于输卵管）及卵巢支（与卵巢动脉末梢吻合）；下支较细称子宫颈-阴道支（分布于子宫颈及阴道上段）。

输卵管的血供主要由子宫动脉的输卵管支和输卵管峡支分布，漏斗部有卵巢动脉的伞支分布，两者间互相吻合，并发出20～30条小支分布于管壁，并互相吻合成网。

（二）静脉

盆腔静脉均与同名动脉相互伴行，并在相应器官及其周围形成静脉丛，且互相吻合，故盆腔静脉感染容易蔓延。卵巢静脉出卵巢门后形成静脉丛，与同名动脉伴行，右侧汇入下腔静脉，左侧汇入左肾静脉，故左侧盆腔静脉曲张较多。子宫静脉与子宫动脉相伴行，注入髂内静脉。子宫静脉在子宫下部两侧组成子宫静脉丛，与阴道静脉丛相连。

三、女性内生殖器官主要的邻近器官

（一）膀胱

膀胱是一个囊状结构的储尿器官，上端借助输尿管与肾相通，下端与尿道相通，位于耻骨联合的后方，子宫的前方，充盈的膀胱作为子宫探查的透声窗，有利于观察子宫、卵巢等结构。膀胱分为尖、体、底和颈四部分。膀胱底与左、右输尿管相通，两侧输尿管口和尿道内口之间的三角区域，临床上称为膀胱三角，是肿瘤、结核和炎症的好发部位。空虚的膀胱呈三棱锥体形，充盈时会变成卵圆形，顶部可高出耻骨联合上缘，一般正常成人的膀胱容量为350～500ml，最大容量为800ml。膀胱壁主要由3层结构组成，由内向外依次为黏膜、肌层和外膜。在子宫前面，近子宫峡部（子宫体与子宫颈交界处）的腹膜向前反折覆盖膀胱，形成膀胱子宫陷凹。

（二）直肠

直肠是人体消化道的最末一段，位于盆腔后部，子宫及阴道的后方。直肠壁由黏膜层、黏膜下层、肌层及部分浆膜层组成。在子宫后方，腹膜沿子宫壁向下至子宫颈后方及阴道后穹隆再折向直肠，形成直肠子宫陷凹，又称道格拉斯陷凹，为女性盆腔最低点，在临床诊断和治疗中具有重要意义。

第2节　盆腔器官超声检查方法

子宫及卵巢是妇科超声主要的探查对象，输卵管因解剖特点很难用超声探查其全貌。超声探查盆腔器官时，有3种主要扫查途径：经腹部超声检查、经阴道超声检查、经直肠超声检查。

（一）仪器

扫查时根据不同检查途径选择合适的探头频率，一般经腹壁检查使用凸阵探头、线阵探头或相控阵探头，使用的探头频率通常为2.5～5.0MHz；经阴道扫查用经阴道探头，常用的频率为5～7MHz；经直肠扫查需用高频探头。需注意：经阴道或者直肠扫查时探头需套上安全套或专用的一次性探头套；检查后，集中存放并处置使用过的安全套或探头套。并根据要求选用合适的抗菌液擦拭清洁使用过的探头。

（二）检查前准备

1. 经腹部超声检查时，检查者需提前2～3h饮水500～1000ml，适度充盈的膀胱作为透声窗来观察后面的子宫、卵巢、盆腔内的状况。其为临床上最常用的妇科超声检查方法。若遇到检查患者年龄较大或者身体素质相对较弱，不易憋尿的患者，可通过使用导尿管为膀胱注射生理盐水（不宜超过500ml）。

2. 经阴道超声检查时，在检查前则需排空膀胱，需注意经阴道超声检查适用于已婚妇女。针对未婚女性、阴道出血患者、阴道炎患者、先天性阴道闭锁患者等不宜进行经阴道超声检查。

3. 经直肠超声检查时，在检查前则需排空大便，适用于未婚女性或者不宜进行阴道超声检查者。

（三）检查体位

1. 经腹部超声检查时，仰卧位为最常用的体位，在平静呼吸状态进行扫查。
2. 经阴道超声检查时，被检者取膀胱截石位或平卧后取截石位，在平静呼吸状态进行扫查。
3. 经直肠超声检查时，被检者取膀胱截石位或膝胸位，在平静呼吸状态进行扫查。

（四）检查方法与常用切面

女性盆腔超声检查首先应检查子宫，然后检查卵巢等器官。以子宫和阴道作为盆腔内其他器官或结构的定位标志。观察子宫和卵巢时应注意以下内容：子宫及卵巢的大小、形状、血流及位置；子宫内膜、子宫肌层、子宫颈、卵泡及阴道等内部回声状态。阴道可作为子宫颈的定位标志，子宫颈可作为子宫下段的定位标志。

1. 检查方法

（1）经腹部超声检查时，被检者取仰卧位，充分暴露下腹部至耻骨联合，将涂有耦合剂的探头置于被检者下腹正中线，分别做纵向、横向以及多角度多方位扫查。纵向扫查自正中线分别向左右两侧缓慢平行移动探头，纵切图上子宫的形态较清楚，可观察子宫体全貌，显示子宫底部、子宫腔及子宫内口切面等。横向扫查从宫底部开始向下平行移动探头，依次往下显示子宫底平面、子宫角平面，可观察子宫、卵巢和肿块的相互位置关系。卵巢一般位于子宫体外上方，位置多变，以髂内动脉为参照物，在其前方容易找到，同时易受肠腔气体的影响，扫查时需适当加压或改变体位以利于卵巢图像的显示。同时对附件疾病的探测，应在子宫体两侧作对称的比较观察，以了解其方位关系。

（2）经阴道超声检查时，被检者取膀胱截石位，暴露外阴，选用阴道探头，将涂有少许耦合剂的探头顶端戴上安全套或胶料套，然后在其表面涂少许耦合剂，送入阴道，抵达子宫颈或阴道后穹隆，可纵向、横向及多方向扫查，如探测脏器部位较高时，左手可在腹壁加压并垫高臀部，使盆腔器官接近探头。观察子宫时可纵切和横切（逆时针旋转90°），从左至右，从子宫颈至子宫底均应连续扫查。横切时扫查两侧卵巢、盆壁、髂血管，可以采用上下扫查，或旋转、推拉扫查及腹部加压配合等方式。最后探头转向后方检查后穹隆及直肠子宫陷凹。经阴道超声可清晰显示子宫内膜及双侧卵巢形态、大小和卵泡。对子宫、卵巢血流的探测比腹部探测更容易、更清晰。

（3）经直肠超声检查时，被检者取膀胱截石位或膝胸位，暴露臀部与肛门，选用合适探头再将涂有耦合剂的直肠腔内超声探头插入肛门，将探头指向脐部，通过肛管后再将探头方向指向骶骨岬，到达直肠壶腹部后再略指向脐部，直到直肠上段。整个检查过程采用边旋转探头、边观察、边前进的方法，可纵向、横向及多方向扫查。观察子宫及卵巢的位置、形态、大小及回声时，可采用先纵切面扫查，再行横切扫查，构思立体图像，做出诊断。

2. 常用切面

（1）子宫纵切面　下腹部正中线纵切扫查，可左右移动探头，观察子宫全貌，找到子宫正中纵切面，需清晰显示子宫底至子宫颈内口、肌层与子宫内膜前后两层对称切面，观察肌层、内膜等结构，此切面可测量子宫体纵径、前后径及子宫内膜的厚度（图15-4）。

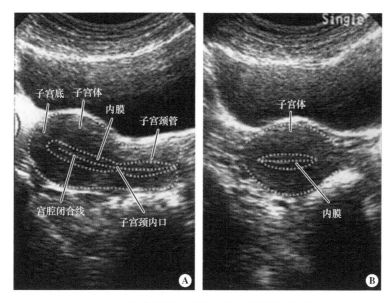

图15-4　正常子宫纵切面、横切面超声声像图

A. 子宫纵切面；B. 子宫横切面

（2）子宫横切面　横切从子宫底部开始，依次往下为子宫底平面、子宫角平面。在对称显示两侧子宫角下缘的子宫体近子宫底部呈椭圆形处横断面为常用横切面，此切面可测量子宫横径（图15-5）。

（3）卵巢纵切面　纵切时，找到卵巢纵切面上的最大位置处，观察卵巢内部的结构，并测量卵巢的纵径及前后径。

（4）卵巢横切面　在纵切的基础上，将探头旋转90°，横切卵巢并找到横切面上最大位置处，测量卵巢的横径（图15-5）。

（五）扫查要点

女性盆腔超声检查首先应检查子宫。以子宫和阴道作为盆腔内其他器官或结构的定位标志。观察子宫时应注意以下内容：子宫的形态、大小、内部回声及位置；子宫内膜、子宫肌层、子宫颈及阴道。观察并测量子宫内膜的厚度、回声及位置。观察宫腔内有无节育器及有无占位性病变。观察卵巢时，应注意其形态、大小、内部回声及其与子宫的位置关系等。

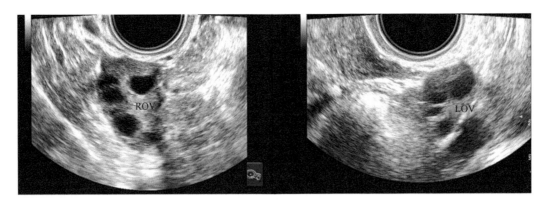

图15-5　正常卵巢超声声像图

ROV：右侧卵巢；LOV：左侧卵巢

第3节　正常子宫及卵巢超声表现

（一）正常子宫及卵巢声像图

1. 正常子宫超声声像图（前位、中位、后位子宫）　通过显示子宫与子宫颈的纵切面，根据子宫体与子宫颈的位置关系可以判断子宫的位置。前位子宫为子宫体与子宫颈之间向前成角，宫腔线与宫颈管线之间的夹角＜180°。中位子宫为子宫体与子宫颈间无明显夹角，宫腔线与宫颈管线之间的夹角约等于180°。后位子宫为子宫体与子宫颈之间向后成角，宫腔线与宫颈管线之间的夹角＞180°。

（1）子宫体超声声像图　①子宫的纵切图像，透过充盈膀胱透声暗区后，可显示前后略扁的倒置茄形或梨形，锥状向下，上方为子宫底部，下方为子宫颈内口、子宫颈。子宫体边界清楚，呈光滑的线状高回声。子宫肌层呈均匀的中等回声，其中央为宫腔和内膜，表现为较强的线状或梭形回声，其厚度和形状随月经周期而变化。②子宫的横切图像，子宫近子宫底角部呈三角形，体部则呈扁圆形或椭圆形，其中心部位可见呈线状高回声的宫腔内膜线。经腹部超声扫查子宫见图15-6，经阴道超声扫查子宫见图15-7。

（2）子宫内膜超声声像图　宫腔中央为子宫内膜，内膜的厚度和回声随月经周期的变化而发生变化，根据其组织学周期性变化分为月经期、增殖期和分泌期。

1）月经期：月经周期的第1～4天，相当于卵泡早期，雌激素和孕激素水平下降，子宫内膜脱落，超声表现为内膜线显示模糊线状回声的周围有增宽的弱回声，或呈团块状回声。

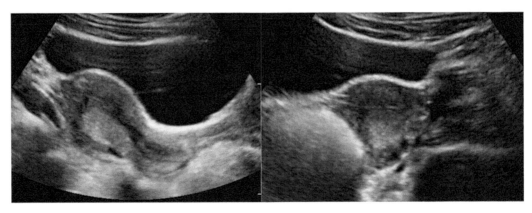

图15-6　经腹部超声扫查子宫纵断面图（右）和横断面图（左）

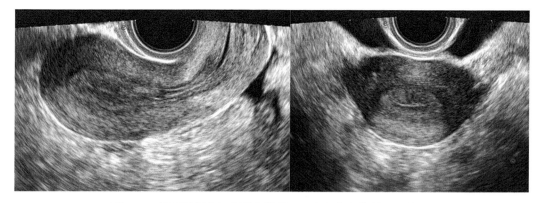

图15-7 经阴道超声扫查子宫纵断面图（右）和横断面图（左）

2）增殖期：月经周期的第5～14天，相当于卵巢周期卵泡期的中晚期。子宫内膜在雌激素的作用下进行增殖性变化，内膜增厚，腺体增加，增殖期又分为增殖早期、增殖中期和增殖晚期。增殖早期，子宫内膜呈一薄回声线，厚4～6mm。增生中期，子宫内膜逐渐显示3条强回声线，即1条高回声的宫腔线、2条呈高回声的内膜与前后壁肌层的交界线，2层弱回声区即子宫功能内膜的前后壁为两条弱回声区，内膜厚度8～10mm，总体称为"三线二区征"（图15-8）。增殖晚期，三线二区更加清晰可见，内膜厚度可加宽至9～10mm。

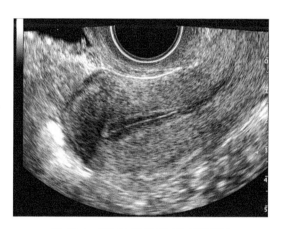

图15-8 "三线二区征"超声声像图

3）分泌期：月经周期的第15～28天，相当于卵巢周期中的黄体期。黄体分泌孕激素、雌激素，使子宫内膜继续增厚，腺体增长，出现分泌现象，血管迅速增加，组织出现水肿。此期又分为分泌早期、分泌中期和分泌晚期。超声表现为分泌早期（月经后15～19天），内膜呈较增厚的梭形强回声，分泌晚期（月经周期的第24～28天）内膜厚度可达10～13mm，呈梭形强回声。

（3）子宫颈超声声像图 子宫体下部为子宫颈，呈圆柱形，比宫体回声稍强，子宫颈内口与外口之间为子宫颈管，可见带状的子宫颈管条状高回声，适当调节仪器灵敏度，可辨别其与宫体之界限。

（4）子宫动脉彩色多普勒血流定量检测

1）子宫动脉多普勒波形特征：子宫动脉多普勒波形随年龄及月经周期而变化。①生育年龄妇女典型的子宫动脉多普勒波形为双峰形，收缩期形成一起始部较陡的峰，舒张期形成一低流速的峰。但舒张期血流在卵泡早期可能缺失，一般在卵泡晚期及排卵期前开始出现，并于黄体中期达到最大、黄体晚期逐渐降低。②青春期前及绝经后妇女因雌激素水平低、血管阻力增加，子宫动脉多普勒波形一般显示舒张期血流缺失。

2）子宫动脉多普勒血流指数的正常参考值：子宫动脉的搏动指数、阻力指数受各种因素影响变化较大，正常变异范围亦较大。①最基本的变化是随着月经周期而变化。一般卵泡期较高，黄体期降低。黄体期搏动指数平均为2.08±0.47。②孕期与非孕期的变化：妊娠期子宫动脉阻力下降，搏动指数可由妊娠前2.53±0.72下降至妊娠后2.29±0.43。③生育年龄与绝经期的变化：绝经后子宫动脉阻力上升，出现舒张期血流缺失或反流，搏动指数平均为2.85，阻力指数平均为1.04。④用药周期与自然周期也有可能不同。

2. 正常卵巢超声声像图 卵巢位于子宫两侧。呈扁椭圆形，卵巢为实质均匀的图像，内部回声较低，边缘稍凹凸。卵巢内卵泡边界清晰、壁薄、圆形无回声区。成熟的卵泡直径1.7～2.4cm，壁薄，可突向卵巢表面。排卵后，卵泡塌陷，并见子宫后方少量液性无回声。超声表现因排卵后黄体内出血量和时间的不等，而变化较大可为囊性、混合性或实性结构，囊壁较厚、不规则。卵巢的功能呈周期性变化，一般可以分为三个阶段，即卵泡期、排卵期以及黄体期。

（1）卵泡早期　月经周期的第1～4天，相当于月经期。黄体退化，卵巢回声偏低，小卵泡。

（2）卵泡晚期　月经周期的第5～14天，相当于增殖期。卵巢回声偏低，皮质内充满小卵泡。随着卵泡的生长发育，可探及由小到大的无回声区，成熟卵泡在促性腺激素黄体生成素分泌高峰的作用下，向卵巢表面移动，突出于卵巢表面。

（3）黄体早期　排卵后进入黄体期早期，残余的卵泡壁内陷，血液进入卵泡腔，凝固形成血体，超声表现为卵泡塌陷，边缘不规则或呈锯齿状，边界模糊，内部可见点状回声。

（4）黄体晚期　随着血液被吸收，颗粒细胞与内膜细胞增殖，黄体化，形成外观为黄色的黄体，黄体超声一般表现呈中等偏高，与中低回声的小卵泡并存。

（5）卵巢动脉彩色多普勒超声显像

1）彩色多普勒血流特征：①卵巢动脉，可在卵巢外侧、髂动脉内侧探及，呈短条状或星点状，一般在膀胱充盈的情况下较难显示。子宫动脉的卵巢支可在卵巢内侧及子宫角之间探及，呈短条状或繁星点状，较卵巢动脉易于显示，往下追踪可显示子宫动脉上行支。②卵巢内血流分布，随月经周期的变化而有很大差别，从无彩色血流显示→稀少星点状血流→星点状血流→繁星点状血流不等。一般随着卵泡的生长发育，卵巢内血流逐渐增多并于黄体中期达到最高峰。黄体形成后可在黄体的周边探及环状或半环状分布的彩色血流。

2）彩色多普勒血流定量检测：①卵巢动脉多普勒波形特征，类似于子宫动脉，尤其是子宫动脉卵巢支，可呈双峰型或单峰型。②卵巢动脉多普勒血流指数的正常参考值，与子宫动脉类似，其搏动指数、阻力指数受各种因素影响而变化。一般认为绝经后妇女的卵巢动脉阻力指数在1.0以上。

（二）正常子宫、卵巢超声测量

（1）子宫需测量3条径线，子宫体纵径、横径及前后径。

1）子宫体纵径（上下径）测量。①测量切面：子宫矢状切面。需清晰显示子宫底至子宫颈内口、肌层与子宫内膜前后两层的对称切面。②测量位置：宫体，子宫底外缘至子宫颈内口之间距离。子宫颈，子宫颈内口至子宫颈外口之间的距离。

2）子宫体横径（左右径）测量。①测量切面：子宫冠状切面。需横切子宫，于子宫体中部图像呈椭圆形最大切面时（不能在呈三角形图像处）进行测量。②测量位置：通过子宫体的最大左右径。

3）子宫体前后径测量。①测量切面：与子宫纵径测量平面相同。②测量位置：与子宫纵径相垂直，测量最大前后距离。

临床上超声探测成年妇女子宫大小参考值为：纵径5.5～7.5cm，前后径3.0～4.0cm，横径4.5～5.5cm，子宫颈长2.5～3.0cm，青春期宫体与子宫颈等长，生育期为2∶1，老年期又为1∶1。

（2）内膜　与子宫纵径测量平面相同，从前壁内膜与肌层分界处至后壁内膜与肌层分界处测量内膜全层，测量线与宫腔线垂直，测量子宫黏膜最厚处，厚约10mm。需注意内膜外低回声晕为内膜周围肌层，不应包括在内。

（3）卵巢需测量3条径线，纵径、横径及前后径。不论纵切或横切，均以通过卵巢的最大纵切面与横切面处测量长、宽、厚3个相互垂直的最大径线。卵巢大小与年龄等因素有关，成年妇女的卵巢大小约4cm×3cm×1cm。

　🔗 **链接**　超声在辅助生殖技术中的应用 ——————————

自从1978年，由妇产科专家帕特里克·斯特普托（Patrik Steptoe）和胚胎学家罗伯特·爱德华兹（Robert Edwards）联合应用体外受精-胚胎移植（IVF-ET）技术成功培育了首例试管婴儿以来，辅助生殖技术（ART）已成为治疗女性不孕症的重要方法。ART是指运用医学技术和方法对人的卵子、精子、受精卵或胚胎进行人工操作，达到受孕目的的技术。B型超声是辅助生殖技术中的重要辅助检查方法，常用于监测卵泡发育，评价卵巢储备功能，预测排卵，诊断排卵障碍，评估子宫内膜容受性，为调整促排卵方案及内膜用药剂量提供重要依据。同时明确输卵管病变、引导卵巢穿刺取卵术、胚胎移植及多胎妊娠选择性减胎等相关手术，对提高临床妊娠率起着重要作用。

第4节 子宫疾病

一、子宫肌瘤

案例 15-1

患者女性，40岁，平素月经规律。体检超声所见：子宫前位，大小约7.9cm×6.8cm×5.2cm，子宫颈部探及低回声，大小约4.7cm×3.9cm×2.5cm，彩色多普勒血流成像显示其内及周边可探及少许血流信号。附件区：左侧卵巢3.2cm×1.9cm×1.8cm，右侧卵巢3.1cm×2.0cm×1.7cm，双侧附件区未见异常回声。

问题：依据上述临床及超声表现，最可能的诊断是什么？

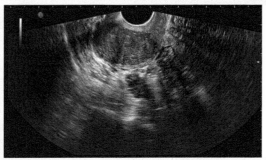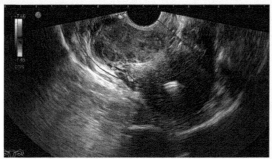

案例图15-1 患者超声声像图

（一）病理与临床

子宫肌瘤又称子宫平滑肌瘤，由平滑肌及纤维间质组成，是子宫最常见的良性肿瘤。好发年龄为40～50岁，其发病一般与雌激素水平有关，绝经后逐渐萎缩。

子宫肌瘤可发生在子宫的任何部位，根据肌瘤的生长部位分为宫体肌瘤（占90%）、子宫颈肌瘤（占10%）。根据肌瘤与子宫肌壁的关系分为肌壁间肌瘤、浆膜下肌瘤和黏膜下肌瘤。

子宫肌瘤变性，多在肌瘤生长加快而血运不足时，如妊娠期、绝经后期发生。常见的类型有以下几种。

1. 玻璃样变 最常见，又称透明变性，肌瘤漩涡状结构消失，由均匀透明样物质取代。

2. 囊性变 子宫肌瘤玻璃样变继续发展，肌细胞坏死液化即可发生囊性变，此时子宫肌瘤变软，很难与妊娠子宫或卵巢囊肿相区别。

3. 红色样变 多见于妊娠期或产褥期，为肌瘤的一种特殊类型坏死，发生机制不清，可能与肌瘤内小血管退行性变引起血栓及溶血、血红蛋白渗入肌瘤内有关。

4. 肉瘤样变 肌瘤恶变为肉瘤仅占0.4%～0.8%，多见于年龄较大的妇女。肌瘤在短期内迅速长大或伴有不规则阴道流血者，应考虑有恶变的可能。肌瘤恶变后，组织变软且脆，切面灰黄色，似生鱼肉状，与周围组织界限不清。

5. 钙化 多见于蒂部细小、血供不足的浆膜下肌瘤以及绝经后妇女的肌瘤。常在脂肪变性后进一步分解成三酰甘油，再与钙盐结合，沉积在肌瘤内。

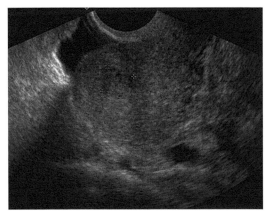

图15-9 子宫肌壁间肌瘤超声声像图
子宫肌壁间见低回声结节（测量键），边界清楚

（二）超声表现

1. 检查子宫的形态、位置和大小。单发的小肌瘤位于肌壁层内，子宫形态和大小可正常，若小肌瘤位于子宫表面或有多个肌瘤时，子宫形态失常，且宫体增大。

2. 宫腔线清晰度，宫腔是否分离，位置有无偏移。宫腔线可因肌瘤的压迫变形、移位，黏膜下肌瘤宫腔线可不规则甚至分离，宫腔内见中等或低回声病灶。

3. 观察子宫肌壁间及腔内病灶的个数、具体部位、大小和回声特征。子宫肌瘤声像图以低回声为主，根据肌瘤细胞及纤维组织的排列，其回声分布各异。较大的肌瘤内呈漩涡状回声，并伴有不同程度衰减。子宫肌壁间肌瘤超声声像图见图15-9。

4. 肌瘤变性时的超声表现 ①玻璃样变变性区没有漩涡状及条纹状结构，质地较软，超声表现为出现相应的弱回声区域，后壁回声略增强。②液化或囊性变是玻璃样变进一步发展而来，超声表现为肌瘤内出现液性无回声区，边界往往不规则。③钙化由于肌瘤血液循环障碍，钙盐被其组织成分变性的物质所吸收而沉积，即成"营养不良性钙化"。超声表现为包膜钙化呈光环或呈散在的光点或光斑或形成"子宫石"。④脂肪样变是瘤体内可见区域性强回声，边界清楚，有时整个瘤体呈强回声团。

5. 彩色多普勒超声检查血供 子宫肌瘤外周和（或）内部有较丰富的彩色血流信号，且分布至肌瘤病灶的周围，呈环状或半环状血流特征。子宫肌瘤彩色多普勒血流图见图15-10。

（三）鉴别诊断

根据病史及体征，诊断多无困难。本病需与下列疾病相鉴别。

1. 子宫腺肌病 声像图上表现为子宫均匀性增大，子宫呈球形，边缘轮廓规则，宫腔线居中或稍偏前移，子宫切面内回声强弱不均。即使为局限性病灶，病灶形成的肿块与周围肌层无分界，此为与肌瘤的鉴别要点。

2. 子宫内膜息肉 子宫无明显增大，可见突出于宫腔内的均匀中等强回声，位于两层内膜之间，基底较窄，或有蒂与之相连，内膜的基底层则较清晰。彩色多普勒

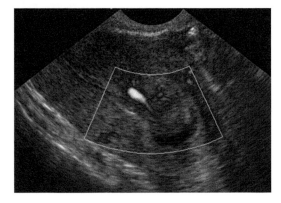

图15-10 子宫肌瘤彩色多普勒血流图
子宫黏膜下肌瘤，肌瘤内见条状血流信号

血流成像部分可见少许点状血流信号，属少血供型。而黏膜下肌瘤子宫呈均匀性增大以前后径增大明显，宫内的结节或肿块基底较宽，有较清楚的边界。彩色多普勒血流成像血流频谱检出率高，肌瘤周边可见环状彩色血流信号，在蒂的部位可探及肌壁动脉呈束状或星点状深入肌瘤内。

3. 卵巢肿瘤 超声表现为附件区低回声团块，形态规则，包膜完整，后方回声不同程度衰减，多数大于5cm，周边或内部有星点状血流信号。如能发现双侧卵巢完好，肿块血供与子宫相连，则肌瘤的可能性大。

4. 子宫内膜癌 超声表现为内膜异常增厚，回声不均，边缘不规则，与肌壁分界不清，内部回声

杂乱，伴有宫腔内不规则液暗区。内膜癌浸润肌层使子宫增大，有时与子宫肌壁间肌瘤相似，但子宫肌壁间肌瘤有假包膜，边界尚清，有时有后方回声衰减。

（四）临床价值

超声对子宫肌瘤的诊断具有较高的准确性，它不仅能准确地测量子宫大小、肌瘤大小，还能通过多方位、多切面扫查确定肌瘤的部位、数量、与正常子宫肌壁的关系以及肌瘤内部结构。结合彩色多普勒血流成像和频谱多普勒分析及现代超声造影技术可对子宫肌瘤、不典型子宫肌瘤、肌瘤的变性特征、宫腔内异常回声、盆腔肿瘤的诊断与鉴别诊断提供更多的诊断信息，从而对临床制订治疗方案、手术方式及范围的选择、疗效的预测及评价具有重要的指导意义。

二、子宫腺肌病

1. 病理与临床　子宫内膜腺体及间质侵入子宫肌层时称为子宫腺肌病，伴随周围肌层细胞的代偿性肥大和增生。异位的子宫内膜也可局限于肌层内形成子宫腺肌瘤。此病多发生于30～50岁妇女，约有50%合并有子宫肌瘤，15%合并有盆腔子宫内膜异位症。患者常有进行性加剧的痛经史和月经增多病史。

多为弥漫性生长，累及后壁。子宫呈均匀性增大，前后径明显，呈球形。剖面子宫肌壁显著增厚且硬，无漩涡状结构。少数子宫内膜在子宫肌层中呈局限性生长形成结节或团块，类似子宫肌壁间肌瘤，称为子宫腺肌瘤，其周围无包膜，与周围肌层无明显分界，手术难以剥除。

2. 超声表现　检查子宫的形态、位置和大小，子宫腺肌病的超声图像可分为以下两大类型。

（1）弥漫型　超声中子宫呈球形增大，病变弥漫分布于整个子宫前后壁肌层，宫体圆钝，肌层回声不均匀，可见低回声区或强回声区，子宫内膜线居中。部分患者肌壁间可见散在的不规则小液性暗区。子宫腺肌病超声声像图见图15-11。

（2）局限型　超声中可仅分布于子宫的前壁或后壁肌层，内膜线受压移位，前壁或后壁局限性增厚，肌层回声不均匀，增粗增强。

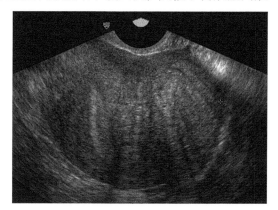

图15-11　子宫腺肌病超声声像图
子宫后壁增厚，显示类肿块样回声（测量键），边界欠清楚

彩色多普勒探查可见子宫内血流信号增多，病灶内出现星点状、条状散在分布的血流信号，子宫动脉及肌层内动脉血流指数无特征性变化。

3. 鉴别诊断　本病一般与常见病子宫肌瘤进行鉴别：子宫肌瘤超声表现为子宫非均匀性增大，形态不规则，团块与肌层分界清楚，有包膜，其内回声多衰减，欠均匀。而子宫腺肌病均匀性增大，但无假包膜，病灶与周围肌层没有明显边界，内部血流信号丰富，但无环状血流信号。彩色多普勒显示子宫肌瘤瘤体周围彩色血流信号呈环状或半环状分布，瘤体内动脉阻力指数较子宫动脉低。而子宫腺肌病的子宫动脉搏动指数、阻力指数稍高于子宫肌瘤。

4. 临床价值　超声显像作为有效的辅助诊断工具，方便简捷，随着临床实践经验的积累，子宫腺肌病的典型图像逐渐被掌握，多普勒超声提供血流信息，显示子宫腺肌病血流特征，对子宫腺肌病的诊断具有肯定价值，为临床治疗提供了较大的帮助。

三、子宫内膜病变

（一）子宫内膜息肉

1. 病理与临床 子宫内膜息肉是由子宫内膜腺体和纤维间质局限性增生隆起形成的一种带蒂的瘤样病变，它不是真正的肿瘤，以40～50岁妇女多见。好发于宫腔底部，可单发或多发，质软不变形，外观呈粉红色，长蒂息肉可脱于子宫颈口外，可继发坏死、出血。可无症状，也可出现经期延长，月经量增多，白带增多等症状。

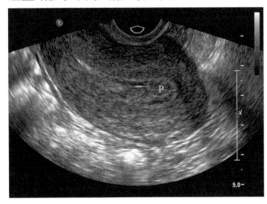

图 15-12　多发性子宫内膜息肉超声声像图
P：子宫内膜息肉

2. 超声表现

（1）单发息肉，宫腔内见一不均质低回声或增强回声团块，形似水滴状，但内膜增厚时多发现不对称，息肉与正常内膜分界清晰，当息肉有囊性变时可出现暗区。

（2）多发息肉，内膜增厚，回声不均，仔细辨认可见内膜内不规则呈簇状高回声团块状，与正常内膜边界模糊。多发性子宫内膜息肉超声声像图见图15-12。

（3）子宫内膜基底层与肌层分界清晰，无变形。

（4）当合并宫腔积液时，息肉显示会更清晰。

（5）彩色多普勒血流成像显示少数病例可于蒂部见点状或短条状彩色血流信号。

3. 鉴别诊断 本病需与黏膜下子宫肌瘤、子宫内膜增生过长、宫内早早孕、子宫内膜癌相鉴别。

4. 临床价值 虽然子宫内膜息肉的超声声像图是非特异性的，但是只要注意掌握好子宫内膜超声检查的最佳时机，仔细观察、认真分析鉴别，超声诊断子宫内膜息肉还是具有非常高的诊断符合率，在临床检查中具有极高的应用价值，是目前辅助诊断子宫内膜息肉的首选方法。

（二）子宫内膜增生症

1. 病理与临床 是子宫内膜腺体和基质的异常增殖，内膜增厚可达3～25mm不等，引起无排卵型功能性子宫出血，多见于青春期和更年期。本病分为四型：单纯型增生、囊腺型增生、腺瘤型增生、非典型增生。临床表现最常见的症状是不规则子宫出血，或闭经后持续子宫出血，经期缩短或明显延长，月经周期紊乱，月经过频，经量增多，伴贫血症。

2. 超声表现

（1）子宫内膜均匀性增厚、对称，宫腔线居中。

（2）增厚内膜周边整齐，内膜基底层与肌层分界清晰，内膜外形轮廓规整，内膜周边有时可见低回声晕。单纯型增生，其内膜呈均匀高回声，形似梭形；囊腺型增生，其内膜内见到散在小囊无回声区；腺瘤型增生，其内膜呈高回声团块状；非典型增生，其内膜回声不均，可见斑块状高回声与低回声相间。

（3）多数伴有单侧或双侧卵巢增大、卵巢内潴留性囊肿。

（4）彩色多普勒血流成像显示，轻度增生者无异常血流信号，难以测到血流频谱；重度增生者内膜内可见条状彩色血流信号，测到中等阻力的动脉血流频谱。

3. 鉴别诊断 本病需与黏膜下子宫肌瘤、子宫内膜增生过长、子宫内膜癌相鉴别。

4. 临床价值 经超声检测子宫内膜厚度及其血流，并结合宫内或附件区的声像特点，能为子宫内膜增生症的鉴别提供有价值的信息。

（三）子宫内膜癌

1. 病理与临床　子宫内膜癌是发生在子宫内膜的一组上皮性恶性肿瘤，以腺癌为主，又称子宫体腺癌，是女性生殖器官最常见的恶性肿瘤之一，好发于围绝经期和绝经后女性。近年来，该病的发病率呈明显上升趋势。其主要症状是子宫不规则出血或阴道排液。

子宫内膜癌生长方式可为局限型或弥漫型。局限型：肿瘤仅累及部分子宫内膜，呈息肉状或乳头状，灰白色、质脆，表面可有出血或溃疡形成。病灶虽小，但易侵犯肌层。弥漫型：肿瘤累及大部分甚至整个宫腔的内膜。癌变内膜明显增厚呈不规则的息肉状或菜花样隆起，灰白或灰黄色、质脆，表面出血、坏死及溃疡形成。

2. 超声表现

（1）检查子宫的形态、位置和大小　早期癌组织局限于子宫内膜时，子宫形态及大小可正常或子宫体积稍增大；癌组织范围较大时，子宫可增大。

（2）子宫内膜厚度及内部回声变化　早期癌组织局限于子宫内膜时，内膜增厚不明显，与肌层分界清晰。癌组织范围较大时，子宫可增大，内膜不规则增厚，内部回声不均匀，癌组织无肌层浸润时，内膜与肌层间边界清晰，肌层回声无明显改变。病灶侵蚀肌层时，癌组织浸润处内膜与肌层界限不清，肌层回声不均。内膜癌组织堵塞住子宫颈管时，宫腔内可见积液或积血。子宫旁有病灶侵蚀时，在子宫旁可探及低或中等回声肿块，形态不规则，与肌层分界不清。当癌肿缺血坏死时，病灶内部可出现不规则低回声区。子宫内膜癌超声声像图见图15-13。

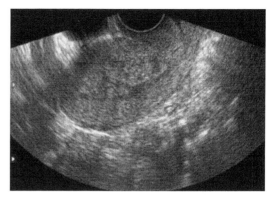

图15-13　子宫内膜癌超声声像图
子宫腔内见不均质回声团，边界不清

（3）彩色多普勒血流成像　显示癌块的周边及内部有较丰富的斑点状和（或）迂曲条状彩色血流信号，呈动脉频谱，呈低阻型。

3. 鉴别诊断　子宫内膜癌需与子宫内膜增生、子宫内膜息肉、黏膜下肌瘤相鉴别。子宫内膜癌80%发生于绝经后。绝经后妇女未用雌激素替代治疗的情况下内膜厚度通常＜5mm。当绝经后妇女内膜厚度＞5mm，表面不光滑，并有子宫出血或阴道排液等临床表现时，要考虑子宫内膜癌的可能性。发生在育龄期或围绝经期妇女的子宫内膜癌，超声鉴别诊断困难，彩色多普勒超声检查内膜内血流供应状态对鉴别病变的良、恶性有帮助。正常分泌期子宫内膜和内膜增生者的内膜内可探及点状低速、中等阻力血流信号，子宫内膜癌病灶内有较丰富的低阻力血流信号，但子宫内膜癌缺乏特征性声像图表现，最终诊断要依赖诊断性刮宫。

4. 临床价值　经超声检查可以较准确地测量内膜厚度及观察内膜形态，对鉴别诊断有一定帮助，并能清晰显示内膜结构及其与肌层的分界，对判断子宫内膜癌有无肌层浸润及其浸润程度很有价值。临床诊断主要靠刮宫和细胞学检查，超声检查可用于估价肿瘤侵犯子宫的深度、范围，有无淋巴结转移及其他脏器转移，对临床选择手术方式和治疗方案有指导意义。

四、子宫发育异常

女性生殖器胚胎期副中肾管在演变的不同阶段中发育异常，可形成子宫畸形和阴道畸形，并常合并尿道畸形。常见的畸形有先天性的无子宫、始基子宫、幼稚子宫、单角子宫、残角子宫、双子宫、双角子宫、纵隔子宫以及处女膜闭锁等。

（一）子宫未发育或发育不全

1. 病理与临床

（1）先天性无子宫　两侧副中肾管向中线横行伸延而会合，如未到中线前即停止发育，则无子宫形成，常合并先天性无阴道。临床表现为无月经。

（2）始基子宫　两侧副中肾管向中线横行延伸会合后不久即停止发育，则这种子宫很小，多无宫腔或虽有宫腔而无内膜生长，称为始基子宫，临床表现为无月经。

（3）幼稚子宫　为双侧中肾管融合形成子宫后停止发育所致，子宫体较小，可有宫腔和内膜。临床表现可为无月经，或表现有月经过少、迟发、痛经、经期不规则等。

2. 超声表现　检查子宫的形态、位置、大小、子宫内膜厚度及内部回声变化。

（1）先天性无子宫　超声于充盈膀胱后进行纵向、横向扫查，均不能显示子宫的图像。先天性无子宫超声声像图见图15-14。

（2）始基子宫　超声显示子宫为一很小的低回声区，其纵径＜2cm，中央无宫腔内膜回声。始基子宫超声声像图见图15-15。

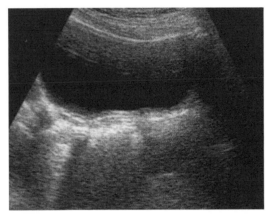

图15-14　先天性无子宫超声声像图
盆腔膀胱后方未见子宫回声

（3）幼稚子宫　青春后期的妇女，子宫各径线均较正常小，前后径＜2cm，体颈比例小于1∶1，子宫颈相对较长。子宫常呈极度前屈位或后屈位，其内膜较纤细或显示不清。幼稚子宫超声声像图见图15-16。

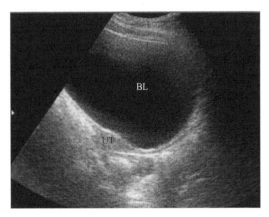

图15-15　始基子宫超声声像图
BL：膀胱；UT：始基子宫

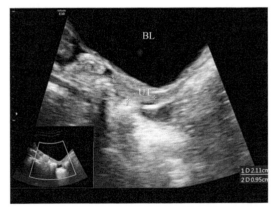

图15-16　幼稚子宫超声声像图
BL：膀胱；UT：幼稚子宫

3. 临床价值　子宫发育异常者妊娠时，产科并发症多，妊娠失败率高，人工流产容易发生漏刮及流产不全或因判断子宫方向和大小有误而导致子宫穿孔。超声检查在子宫发育异常的诊断过程中，能做出正确的诊断，可以尽早发现，及时处理，是诊断子宫发育异常的首选检查方法。

（二）子宫畸形

1. 病理与临床

（1）单角子宫　一侧副中肾管发育完好，形成一发育较好的单角子宫伴有一发育正常输卵管。对侧副中肾管发育完全停止。单角子宫的功能可能正常。如妊娠，则妊娠及分娩经过可正常，但亦可能引起流产或难产。

（2）残角子宫　一侧副中肾管发育正常，另一侧在发育过程中发生停滞等异常情况，而形成不同程度的残角子宫，由于内膜多半无功能，常无症状出现。如有功能，则在青春期后出现周期性下腹疼痛等症状。若输卵管通畅则孕卵可着床于残角子宫内，但由于其子宫肌层发育不良，常于孕期破裂，症状同宫外孕。

（3）双子宫　由于副中肾管发育后完全没有会合，各具一套输卵管、子宫、子宫颈及阴道。临床常可见月经量过多及经期时间持续延长。

（4）双角子宫　两侧副中肾管尾端已大部会合，末端中隔已吸收，有一个子宫颈及一个阴道，但子宫底部会合不全，导致子宫两侧各有一角突出，称为双角子宫。临床表现为常可出现月经量过多及经期时间持续延长，如妊娠可引起流产或胎位异常。

（5）纵隔子宫　两侧副中肾管会合后，纵隔未被吸收，将宫体分为两半，但子宫外形完全正常。有时两个分开的子宫-子宫颈间有小通道，称为相通子宫，常伴有阴道纵隔，通道常位于子宫峡部。潴留的经血可通过峡部通道向对侧通畅阴道缓慢流出，临床表现为有陈旧性血性分泌物自阴道流出。

2. 超声表现　检查子宫的形态、位置、大小、子宫内膜厚度及内部回声变化。

（1）单角子宫　子宫呈梭形，可见很小、倾斜、偏离中线的宫体结构，宫腔内膜多呈柳叶、香蕉、烛心形，常偏于一侧。

（2）残角子宫　子宫显示为一发育正常的子宫，在其一侧见一肌性突起，宫腔窄小，内见多个息肉样突起，中央可有或无内膜回声。

（3）双子宫　于耻骨联合上行扇形纵切，可见两个完整的子宫图像，宫腔内均有内膜回声。横切面见两个子宫之间有凹陷，并可见双宫颈及双阴道。双子宫超声声像图见图15-17。

（4）双角子宫　子宫横切面见子宫底部较宽，中间有一切迹，呈"马鞍形"，形成左右双角，近宫底处可见两个宫腔，而子宫体、子宫颈仅一个。另还有残角子宫，即子宫一侧发育正常，另一侧为残角。

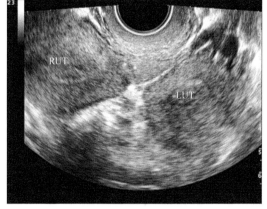

图15-17　双子宫超声声像图

RUT：右侧子宫；LUT：左侧子宫

（5）纵隔子宫　横切面上子宫横径增宽，其内可见两个宫腔内膜回声。若两部分内膜均延续至子宫颈，为完全性纵隔子宫；若双侧内膜回声会合，则为不完全性纵隔子宫。偶有一侧宫腔妊娠或有积液时，则更易于识别。子宫颈管完全纵隔子宫超声声像图见图15-18。

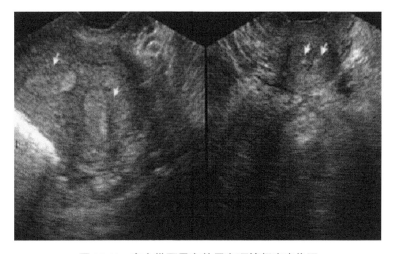

图15-18　完全纵隔子宫的子宫颈管超声声像图

箭头所指为双子宫颈管

3. 临床价值 子宫畸形是生殖器畸形中最常见的畸形。由于超声检查能看清子宫体、子宫颈、卵巢的位置、大小形态及宫腔形态，且安全、无创无痛、方便快捷，特异声像图改变可以迅速做出准确诊断。因而，它是诊断子宫畸形的首选检查方法。运用超声检查易发现妇科检查难以发现的子宫畸形，有利于不孕症的治疗，也有利于预防与子宫畸形有关的流产、早产等孕期并发症的发生。

五、处女膜闭锁

1. 病理与临床 处女膜闭锁又称无孔处女膜，临床上较常见，系尿生殖窦组织未腔化所致。青春期前一般无症状，青春期后无月经初潮，逐渐加重的周期性下腹痛，下腹部包块，并且逐月增大。

2. 超声表现 青春期后女性，超声检查可见子宫颈下方阴道内可见积血的无回声区呈圆形或椭圆形，如阴道内经血积聚增多时，子宫颈管、宫腔内、输卵管甚至腹腔内可见液性暗区内漂浮细点状回声。

3. 鉴别诊断 本病需注意与阴道闭锁、阴道壁囊肿、阴道狭窄等进行鉴别。

4. 临床价值 处女膜闭锁是青春期少女较常见的疾病之一，临床根据病史较易诊断，但对其所致积血部位、程度、预后则不易判定，超声能对处女膜闭锁做出较准确的诊断，为临床提供简易和安全的诊断方法。

六、宫内节育器

1. 病理与临床 宫内节育器是一种放置在子宫腔内的避孕装置，由于初期使用的装置多是环状的，通常称为节育环。将其放置于育龄妇女的宫腔内，通过机械性刺激及化学物质的干扰而达到流产避孕的目的。节育环对全身干扰较少，作用于局部，取出后不影响生育，具有安全、有效、可逆、简便、经济等优点，是最常用的节育用具。

2. 超声表现

（1）首先检查子宫纵轴切面，观察节育器回声在宫内的具体位置。不同节育器的类型其回声亦各异，但其回声强度均高于宫腔内膜线回声且常伴有彗星尾征。宫内节育器（金属圆环）超声声像图见图15-19。

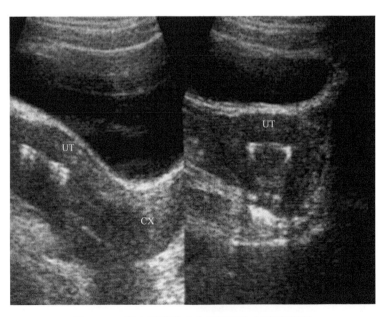

图15-19 宫内节育器（金属圆环）超声声像图

UT：子宫；CX：子宫颈

（2）注意节育器位置下移，其声像图表现为节育器上缘远离宫腔底部，下缘达子宫颈内口，或其上缘距离子宫底＞2cm者。

（3）节育器嵌入子宫肌层内，声像图显示节育器强回声脱离宫腔中心部位，偏于一侧低回声子宫肌层内。

（4）子宫穿孔而致节育器异位，宫腔内未见节育器回声，而在子宫旁或腹腔内可见节育器强回声。

（5）节育器脱落，于子宫体经多切面多角度扫查，宫内均未探及节育器回声。

第 5 节 卵 巢 疾 病

案例 15-2

患者，女性，21岁，肥胖，月经稀发，多毛。超声所见：子宫前位，大小约7.4cm×4.8cm×2.2cm，双侧卵巢增大，卵泡包膜增厚，卵巢轮廓清晰，表面回声增强，周围出现强回声环。卵巢内可见10余个无回声，直径大者可达8mm。黄体生成素/卵泡刺激素（LH/FSH）＞3.0。

问题：依据上述临床及超声表现，最可能的诊断是什么？

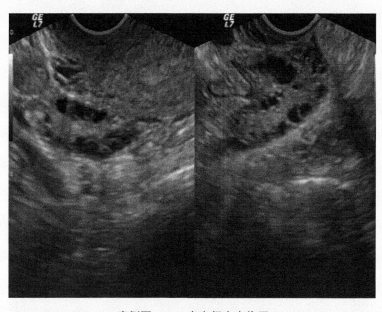

案例图15-2　患者超声声像图

一、卵巢瘤样病变

卵巢瘤样病变又称非赘生性囊肿，包括卵巢的功能性囊肿，如卵泡囊肿、黄素化囊肿、黄体囊肿、多囊卵巢综合征等。

（一）单房囊性肿块

1. 病理与临床

（1）卵泡囊肿　卵泡发育不成熟或成熟后不排卵，卵泡不出现闭锁或破裂，因卵泡液潴留持续长大就形成卵泡囊肿，患者无临床症状，常在查体或妇科检查时偶然发现，可自行消失，无需临床处理。

（2）黄体囊肿　较为常见，囊肿出现于卵泡成熟排卵以后，由于黄体的血管化过程中囊腔内出血过多或出血吸收后黄体腔内积液未吸收形成，患者多无临床症状，当黄体分泌功能活跃时可能出现下腹部疼痛、阴道流血或停经。

（3）黄素化囊肿 是一种特殊性囊肿，由体内大量绒毛膜促性腺激素的刺激使卵巢发生黄素化反应形成的囊肿。一般情况下无症状，明显增大的卵巢可发生蒂扭转出血、坏死、破裂等，卵巢可有压痛，有时患者可合并腹水。

2. 超声表现 观察卵巢的形态、位置、大小及卵巢内部回声变化。

（1）卵泡囊肿 囊肿一般较小，多不超过3cm，囊壁菲薄，囊腔内透声性好，彩色多普勒血流成像显示囊壁上无血流信号，随访观察最终消失。左侧卵泡囊肿超声声像图见图15-20。

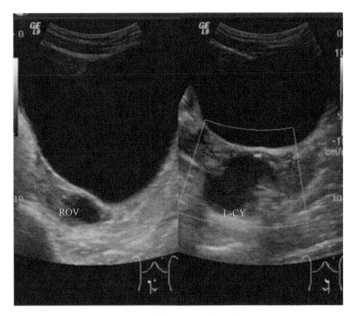

图15-20 左侧卵泡囊肿超声声像图
ROV：右侧卵巢；L-CY：左侧囊肿

（2）黄体囊肿 多种多样，囊肿多不超过4cm，囊壁较厚，回声可稍增强，囊腔内透声常较差，可表现为网状回声，也可见不规则的絮状回声团，彩色多普勒血流成像显示囊腔内无血流信号。宫内早孕，子宫右侧卵巢黄体囊肿见图15-21。

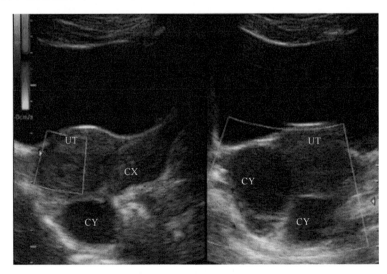

图15-21 宫内早孕，右侧卵巢黄体囊肿
UT：子宫；CX：子宫颈；CY：囊肿

（3）黄素化囊肿 双侧卵巢均明显增大，卵巢内见大量圆形或卵圆形小囊腔，内壁光滑，囊腔内透声好。合并卵巢蒂扭转时，囊腔内有出血时可见点状回声。

3. 鉴别诊断

（1）囊性颗粒细胞瘤 由单一的颗粒细胞组成，细胞呈增生状态，核分裂象易见，与本病细胞呈退变性改变明显不同。

（2）囊性妊娠黄体 颗粒细胞和卵泡膜细胞显著黄素化，边缘保存黄色花环状结构。且由妊娠引起，与卵泡囊肿黄素化不同。

4. 临床价值 超声检查方便、经济、分辨率高，可动态观察，是诊断卵巢疾病最依赖的影像学检查技术，准确地诊断卵巢疾病有赖于超声检查者对卵巢疾病的认识和业务水平，充分了解卵巢的各种生理及病理改变、临床表现及超声声像图表现的基础上，才有可能最大限度地发挥超声影像技术的优势，为临床诊断和治疗提供最大的应用价值。

（二）多囊卵巢综合征

1. 病理与临床 是一种生殖功能障碍和糖代谢异常并存的内分泌紊乱综合征，是育龄期妇女月经紊乱最常见的原因，发生率为5%～10%。本病是一类复杂的异质性疾病，病因尚不清楚，以月经稀发或闭经、不孕、肥胖、多毛、痤疮和卵巢多囊性增大为临床特征的多态性内分泌综合征。

因多囊卵巢综合征有相对多元的发病因素，表现也较为复杂，故较难制定统一诊断标准。现阶段，临床多倾向于应用2003年的鹿特丹标准：将下列特征用于本病的诊断，①不排卵或稀发排卵；②具有高雄激素血症特征；③闭经期或月经停止3～5天后施以超声检查，卵巢有多囊样改变，即卵巢体积增大和（或）双侧卵巢小卵泡检出≥12个，上述3项特征，至少符合2项，即可确诊。

2. 超声表现

（1）检查卵巢的形态、位置和大小 双侧卵巢呈对称性、均匀性增大，卵巢外形上呈现蜂窝状改变，卵巢被膜呈不均匀性增厚状，回声呈增强显示，周围存在薄圆环围绕的征象。多囊卵巢综合征超声声像图见图15-22。

（2）卵巢内部回声变化 卵巢内积滞的低回声卵泡呈"栅栏样"或"项链样"在周边区域分布。

3. 鉴别诊断

（1）卵泡膜细胞增殖症 临床表现及内分泌检查与多囊卵巢综合征相仿但更严重。卵巢超声检查见卵巢皮质黄素化的卵泡膜细胞群，皮质下无类似多囊卵巢综合征的多个小卵泡。

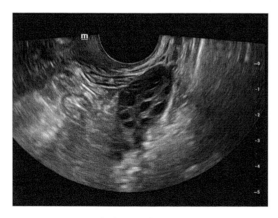

图15-22 多囊卵巢综合征超声声像图
卵巢增大，周边分布小的卵泡结构

（2）分泌雄激素的卵巢肿瘤 如卵巢支持-间质细胞瘤、卵巢门细胞瘤等均可产生大量雄激素，多为单侧、实性肿瘤。

4. 临床价值 超声诊断对多囊卵巢综合征患者具有重要的诊断价值，通过超声动态观察卵巢形态学变化及卵巢内部卵泡大小和数量，并结合临床症状和血生化指标，可提高诊断多囊卵巢综合征的准确性，对临床诊断与治疗提供依据具有积极意义。

（三）卵巢子宫内膜异位症

1. 病理与临床 子宫内膜腺体和（或）间质异位到卵巢实质内伴随着月经周期反复出血在卵巢内形成的病灶就是卵巢子宫内膜异位症，典型病变型又称囊肿型。囊腔内为陈旧积血，颜色似巧克力，又称为巧克力囊肿，囊肿没有真正的囊壁，只是被挤压的周围卵巢组织及增生的纤维结缔组织，患者多有周期性腹痛（痛经），囊肿有时可自发破裂引起急腹症。

2. 超声表现 卵巢呈不均匀性增大，囊肿的大小在月经周期的不同时期可有变化，多数为逐渐增大。

典型的子宫内膜异位囊肿囊壁毛糙，囊腔内充满均匀密集的点状回声；不典型的表现也很多，有的囊腔内类似无回声，有的有分隔，有的有分层现象，还有的由于囊腔内有机化的凝血块，内部回声比较杂乱。当子宫内膜异位囊肿破裂时，超声检查可见卵巢内的囊肿张力低，盆腔可见透声性差的游离液体。双侧卵巢子宫内膜异位症超声声像图见图15-23。

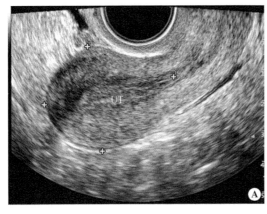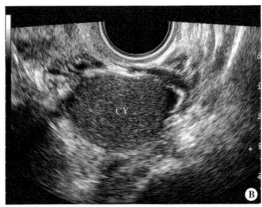

图15-23 双侧卵巢子宫内膜异位症超声声像图

UT：子宫；CY：卵巢子宫内膜异位症

3. 鉴别诊断 结合临床，子宫内膜异位症的超声确诊率很高，有时会与卵巢囊性畸胎瘤、黏液性囊腺瘤、出血性卵巢囊肿等进行鉴别。

4. 临床价值 卵巢子宫内膜异位症近年来发病率有明显增高趋势，超声检查为临床诊断提供了必不可少的依据，正确认识其超声声像图特征及诊断要点，为诊断本病提供了形态学依据，对提高卵巢子宫内膜异位症超声诊断的准确性有重要意义，为临床诊治提供参考。

二、良性卵巢肿瘤

（一）卵巢囊腺瘤

1. 病理与临床 卵巢囊腺瘤好发于育龄期妇女绝经期后少见，属于卵巢上皮来源肿瘤，是卵巢最常见的一组肿瘤，可分为浆液性囊腺瘤和黏液性囊腺瘤。浆液性囊腺瘤多为单侧，为圆形含液囊腔，壁光滑且薄，也可有乳头状突起；多单房，少数可见细条状分隔，体积较大，大的直径可达20cm以上。黏液性囊腺瘤多为单侧，以多房性为主，直径常大于10cm，囊壁较薄，囊内液体浓稠，分隔较厚。

大部分临床表现轻微，当肿瘤体积较大时产生压迫症状，会出现尿频、腹胀、便秘等。

2. 超声表现

（1）浆液性囊腺瘤 卵巢呈圆形或卵圆形囊性包块，囊壁薄、光滑，大多数囊肿为单房性，少数囊内有薄壁分隔，囊腔内透声性良好，少数囊内可有较稀疏的点状回声，彩色多普勒血流成像显示囊壁及分隔上少有血流信号，乳头状囊腺瘤囊壁增厚，可见乳头样突起；当囊壁上有沙粒样钙化时可见强回声斑。浆液性囊腺瘤超声声像图见图15-24。

（2）黏液性囊腺瘤 卵巢呈厚壁囊性包块，体积巨大时可充满盆腔、腹腔，囊腔内透声差，多有多条纤细分隔，囊壁破裂时，盆腔可见游离液体，透声差。黏液性囊腺瘤较小时，囊内可能没有分隔，囊内液透声差呈密集点状回声，囊壁上有时可见沙粒体的强回声钙化斑。黏液性囊腺瘤超声声像图见图15-25。

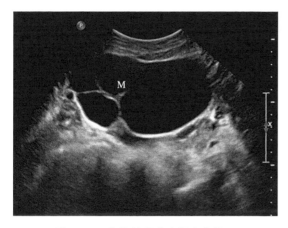
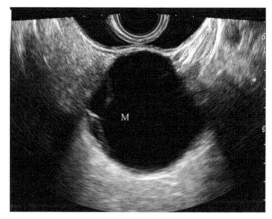

图15-24　浆液性囊腺瘤超声声像图
M：浆液性囊腺瘤

图15-25　黏液性囊腺瘤超声声像图
M：黏液性囊腺瘤

3. 鉴别诊断　本病需与囊性畸胎瘤、卵巢单房性囊肿、巧克力囊肿进行鉴别。

4. 临床价值　卵巢囊性肿瘤组织结构复杂，超声图像多样性，但是结合临床症状、妇科检查可做出鉴别诊断。高分辨力超声能显示肿瘤部位形态、内部回声及周围组织。检查方便迅速，认真全面综合分析可显著提高确诊率，对临床拟定治疗方案具有非常重要的应用价值。

（二）成熟畸胎瘤

1. 病理与临床　成熟畸胎瘤又称良性畸胎瘤，是最常见的卵巢良性肿瘤。由3个胚层的成熟组织构成。多为囊性，少为实性，表面光滑、囊壁较厚，内含皮脂样物质、脂肪、毛发、浆液、牙齿、骨组织等，很少恶性，多为双侧。肿瘤较小时，多无症状，肿瘤增大时，腹胀或腹部触及肿块，甚至可出现尿频、便秘、气急、心悸等压迫症状。

2. 超声表现　成熟畸胎瘤超声图像表现多样，特征性表现与其内部成分密切相关。

（1）皮脂部分表现为密集的细点状中强回声，毛发多表现为短结状回声或团块状强回声。以皮脂和毛发形成团块，表现为表面毛糙的弧形强回声带后方伴声影。瘤内有时可见牙齿或骨骼强回声，后方伴声影，这也是成熟畸胎瘤的特征性表现。右卵巢囊性成熟畸胎瘤超声声像图见图15-26。

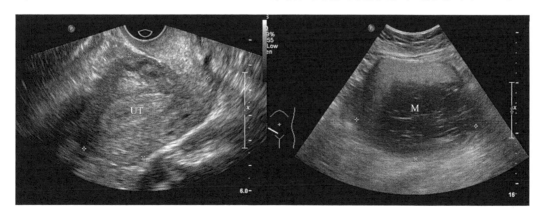

图15-26　右卵巢囊性成熟畸胎瘤超声声像图
UT：子宫；M：畸胎瘤

（2）肿物多呈圆形或椭圆形，表面光滑，形态规则，但常见边界不清，特别是肿物后方伴衰减时，后壁很难显示。

（3）或有以下特征性表现：①面团征，肿块内含光团，常为圆形或椭圆形，边缘较清晰浮于囊肿内或位于一侧杂乱结构，肿块内含多种回声成分，表现为无回声区内团状强回声，并伴有多条短线状高回声，平行斑点状排列。②脂液分层征，肿块内高、低回声区之间有一水平分界线，线的一侧常为含脂质成分的均质密集点状高回声区，线的另一侧为液性无回声区。③瀑布征，肿块内含实性强回声结节，后方明显回声衰减似瀑布状。

（4）少数良性畸胎瘤为多房性，内壁或分隔上可见单个或数个低回声结节或强回声结节突起，后方可伴声影。

（5）彩色多普勒血流成像显示肿块内部无血流信号，偶可于囊壁或分隔上见少许规则的短条状血流信号。

3. 鉴别诊断 良性畸胎瘤声像图表现典型，鉴别容易，但仍需与卵巢巧克力囊肿、卵巢出血性囊肿等进行鉴别。

4. 临床价值 超声检查可以连续多切面观察肿瘤内部回声及其与子宫附件的关系，依据超声图像表现来做出初步诊断，估计卵巢成熟畸胎瘤的病理类型。超声检查以其操作简单、诊断迅速、安全性高、经济实惠等特点可作为诊断该病的首选辅助检查，且超声检查诊断卵巢成熟畸胎瘤的正确率高，有很高的临床应用价值。

（三）卵巢纤维瘤

1. 病理与临床 卵巢纤维瘤主要是由梭形成纤维细胞和纤维细胞组成的良性实质性肿瘤，属于卵巢性索-间质细胞肿瘤中的一种。纤维瘤瘤体内含有大量胶原沉积的纤维细胞，有时可伴有钙化，可与卵泡膜细胞瘤合并存在。

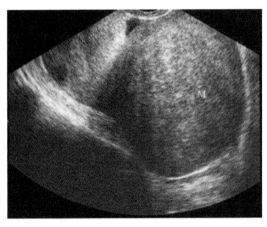

图15-27 卵巢纤维瘤超声声像图
M：卵巢纤维瘤

2. 超声表现 卵巢纤维瘤一般为类圆形或结节状，呈低回声包块，侧壁及后壁边界欠清，后方伴明显声影，肿瘤内血流信号不丰富，内部有时可囊性变或黏液性变，有时还可见钙化强回声斑。卵巢纤维瘤超声声像图见图15-27。

3. 鉴别诊断 本病需与浆膜下子宫肌瘤、卵巢囊性肿瘤、卵巢癌等进行鉴别。

4. 临床价值 临床研究表明卵巢纤维瘤主要由超声检查发现，其特殊的组织结构超声图像呈现特殊表现，要结合临床特点，超声检查以其操作简单、诊断迅速、安全性高、经济实惠等特点作为诊断该病的常用辅助检查，为临床的诊疗提供相关依据。

三、恶性卵巢肿瘤

（一）浆液性囊腺癌和黏液性囊腺癌

1. 病理与临床 浆液性囊腺癌为最常见的原发性恶性卵巢肿瘤，多见于绝经期前后的人群，占所有恶性卵巢肿瘤的40%～60%。半数为双侧性，一般为中等大小，呈囊性。大量质脆的乳头状突起为其显著特点，肿瘤实性区域常有坏死出血。早期患者多无任何临床症状，肿瘤可形成广泛癌性种植，如向肠管、子宫及附件、壁腹膜及脏腹膜侵犯。晚期常见的症状有腹胀、腹痛、盆腔包块，治疗后的五年生存率很低。

黏液性囊腺癌不如浆液性囊腺癌多见，常为单侧，肿瘤多较大，外形多不规则，主要症状是腹部包块。

2. 超声表现 超声图像上难以区别浆液性囊腺癌或黏液性囊腺癌，均表现为囊实性肿块，外形多不规则，边界清晰或欠清晰。囊性为主的肿块囊壁较厚而不均，有粗细不均的分隔，囊液常呈无回声；实性为主者囊壁见实性块状突起，其内可见大小不等的囊性区；乳头向外生长时肿块边界难辨。黏液性囊腺癌超声声像图见图15-28。

彩色多普勒血流成像显示在肿块边缘、分隔及中央实性区内可见丰富血流信号，探及低或极低阻力频谱（RI≤0.40）。

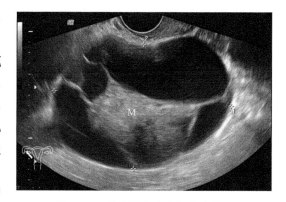

图15-28 黏液性囊腺癌超声声像图
M：囊腺癌

3. 鉴别诊断 本病需与恶性畸胎瘤、卵巢无性细胞瘤、卵巢-卵黄囊瘤、卵巢转移性恶性肿瘤库肯伯格瘤等进行鉴别。

4. 临床价值 超声能对浆液性囊腺癌和黏液性囊腺癌的性质、分期、范围及转移情况等做出判断，对临床进行判断预后，以利于临床医生制订合理有效的治疗方案，具有良好的临床价值。

（二）卵巢卵黄囊瘤（卵巢内胚窦瘤）

1. 病理与临床 卵黄囊瘤又称内胚窦瘤，组织学类似人胚卵黄囊的结构，故称为卵黄囊瘤，为高度恶性肿瘤，可发生于各年龄段。肿瘤一般生长很快，体积较大，患者多因腹部包块、腹胀就诊，由于肿瘤可分泌甲胎蛋白，患者血清甲胎蛋白常明显升高。

2. 超声表现 观察卵巢的形态、位置、大小及卵巢内部回声变化。卵巢及肿瘤形态不规则，盆腔探及巨大实性包块，无完整包膜，边界清楚，内部回声不均，中央部多为实性中强回声，周边常见多个大小不等的囊性区，彩色多普勒血流成像显示肿瘤内血流信号较丰富。

3. 鉴别诊断 本病因其无特异性声像图，需与子宫肌瘤变性、畸胎瘤、浆液性囊腺癌相鉴别。

4. 临床价值 卵黄囊瘤的组织学图像复杂，同一肿瘤内常见数种组织学改变，结合监测血清AFP升高，结合年龄及临床表现，则可提高其超声诊断率，以利于临床医生制订合理有效的治疗方案，具有良好的临床价值。

（三）颗粒细胞瘤

1. 病理与临床 卵巢颗粒细胞瘤是一种具有内分泌（以雌激素为主）功能的卵巢肿瘤，属于低度恶性的卵巢肿瘤，好发于育龄期，青春期或绝经后也有发生。临床症状有性早熟、月经不调、绝经后阴道流血等。肿瘤一般为中等大小，实性，表面多光滑，质地多较软。

2. 超声表现 肿瘤区呈现圆形或卵圆形实性包块，包膜完整，边界清楚，内部回声不均匀，常可见多发囊性区，囊区内回声不均质，分隔呈蜂窝状，分隔厚薄不一，以较厚为主。右侧卵巢颗粒细胞瘤超声声像图见图15-29。

彩色多普勒血流成像显示肿瘤内部及周边可探及丰富的线条状或斑片状血流信号；血流频谱为高速低阻力表现。

3. 鉴别诊断 本病需与卵巢囊腺瘤、卵巢无性细胞瘤、卵巢卵黄囊瘤等进行鉴别。

4. 临床价值 超声检查是妇科疾病最常用的诊断工具，对早期发现卵巢颗粒细胞瘤有重大意义，结合临床病史及超声学表现是诊断卵巢颗粒细胞瘤的重要依据。

（四）卵巢转移瘤

1. 病理与临床 任何部位的原发性肿瘤均可转移至卵巢，胃肠道恶性肿瘤、子宫内膜癌、子宫颈癌、乳腺癌等常发生卵巢转移。卵巢转移瘤常常是双侧的。临床表现常有下腹部肿块，生长迅速，并有下腹痛或不适、腹胀，也可有月经紊乱、尿频及粪便性状改变等。卵巢转移瘤通常被认为是癌症的晚期表现，预后不佳。其中库肯伯格瘤即印戒细胞癌，是一种特殊的卵巢转移性癌，原发部位在胃肠道，肿瘤为双侧性，中等大，多保持卵巢原状呈肾形。

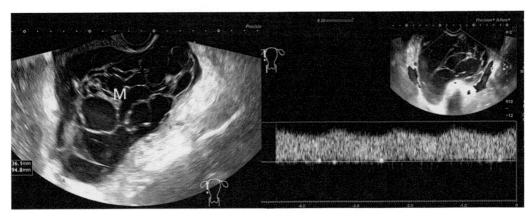

图15-29　右侧卵巢颗粒细胞瘤超声声像图及彩色多普勒血流图

M：颗粒细胞瘤；肿瘤囊内分隔探及低阻血流

　　2. 超声表现　双侧卵巢均可见实性包块，表面光滑，双侧包块多大小相似，少数可大小不一致，有些包块内可见内壁光滑的小囊性区。盆腔可见游离液体，直肠子宫陷凹有时也可见种植转移病灶。其中库肯伯格瘤常为双侧实性肿瘤，回声衰减或反光较强，常见退行性结构，大小不等。彩色多普勒血流成像显示多可见树枝状的血流信号。双卵巢转移性印戒细胞癌超声声像图见图15-30。

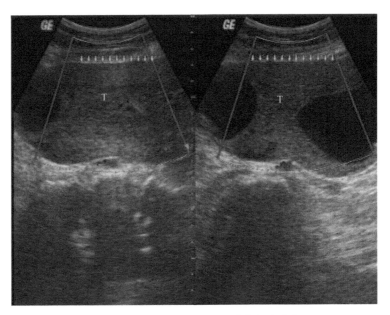

图15-30　双卵巢转移性印戒细胞癌超声声像图

T：转移性印戒细胞癌

　　3. 鉴别诊断　本病需与卵巢印戒细胞间质瘤、硬化性间质瘤、卵巢黏液性类癌、卵巢透明细胞癌等进行鉴别。

　　4. 临床价值　结合病史、利用超声图像和彩色多普勒血流成像表现可以为诊断卵巢转移瘤提供重要的诊断价值。对可疑卵巢转移瘤患者，应认真询问病史及寻找原发灶，进行综合诊断，为临床提供早期诊断和治疗的机会。

第6节　盆腔炎性肿块

案例 15-3

　　患者，女性，年龄 38 岁，反复发作盆腔炎 3 年多，现腰酸下坠痛来诊。超声所见：子宫前位，大小约 7.1cm×4.8cm×4.0cm，轮廓清，形态规整，各肌壁实质回声尚均匀，未见明显占位性病变。子宫内膜厚约 14mm，居中，回声尚可，内未见明显异常回声。左侧附件区可探及一范围约 6.2cm×4.8cm 形态不规则囊性回声，囊壁增厚不均，内见粗细不等的不完整分隔，边界尚清；右侧附件区未见明显异常。彩色多普勒血流成像：其内未探及明显异常血流信号。

问题：依据上述临床及超声表现，最可能的诊断是什么？

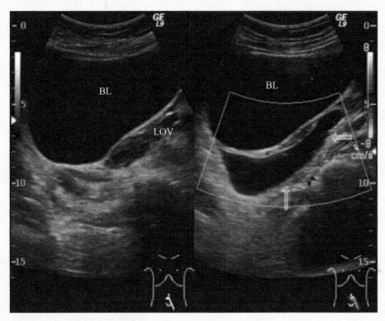

案例图 15-3　患者超声声像图

BL：膀胱；LOV：左侧卵巢

（一）病理与临床

　　盆腔炎性疾病是指女性生殖道及其周围组织的炎症，主要有子宫内膜炎、输卵管炎、输卵管卵巢炎、盆腔腹膜炎等。可局限于一个部位，也可同时累及几个部位。临床表现因炎症轻重及范围大小而不同：轻者无症状或症状轻微；常见症状为下腹痛、发热、阴道分泌物增多；若病情严重可有寒战、高热及消化系统症状。

（二）超声表现

1. 卵管卵巢急性炎症

　　（1）单纯性输卵管卵巢炎　由一般化脓性细菌或淋菌引起的输卵管急性炎症，脓肿未形成，超声仅表现为输卵管增粗，即卵巢旁不规则肠管状低回声区。

　　（2）输卵管卵巢脓肿　因脓性分泌物进入盆腔，使包括输卵管和卵巢的脏器被包围在其中，逐渐形成输卵管卵巢脓肿。输卵管囊肿表现为长形、腊肠状或管道状弯曲囊性包块，囊壁厚度较均匀，囊内为不均质低回声或云雾状回声。卵巢内脓肿常为圆形或椭圆形，囊壁较厚，内为不均匀云雾状回声，其边缘隐约可见正常卵巢结构，但结构较模糊。若两者粘连形成混合性包块，难以区分。CDFI显示包块间隔上少许条状血流信号，PWD为中-高阻力血流频谱。

（3）盆腔积脓　输卵管等组织充血渗出，腔内脓性渗出物等流入盆腔，引起盆腔腹膜炎，重者形成盆腔脓肿。表现为卵巢旁不规则肠管状低回声区，当盆腔积液较多时，增粗的输卵管在液体的衬托下显示得更清楚。彩色多普勒血流成像显示管壁上呈丰富的血流信号。

（4）盆腔腹膜结核　是由于结核分枝杆菌引起的急性弥漫性腹膜感染。超声表现为双侧输卵管增粗，浆膜层不光滑，钙化点双侧附件区低回声不规则包块腹膜增厚，病变累及内膜时，内膜回声不均质，内膜钙化。

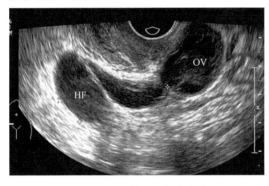

图 15-31　输卵管积水超声声像图
OV：卵巢；HF：积水输卵管

2. 输卵管卵巢慢性炎症

（1）输卵管积水　在输卵管炎后，因粘连闭锁，黏膜细胞的分泌液积存于管腔内形成输卵管积脓，当管腔内的脓细胞被吸收后，最终成为水样液体。在附件区可探及大小不等的囊性包块，形态多呈腊肠形，边界较清晰，囊壁薄厚不等，张力差，囊内呈低回声或无回声，与子宫、卵巢分界清晰。彩色多普勒血流成像在囊壁上较难探及血管。输卵管积水超声声像图见图15-32。

（2）输卵管卵巢炎性积液　输卵管积液合并卵巢积液，又有卵泡的存在，子宫旁的包块常呈多房状，常有"囊中囊"声像出现，囊的形状不规则，边界不清，囊内有粗细不等的分隔，囊内为无回声，有时可见少许卵巢结构。彩色多普勒血流成像显示分隔上无血流信号。

3. 结核性盆腔炎　由结核分枝杆菌引起的女性生殖器炎症称为生殖器结核，又称结核性盆腔炎。超声图像可分为：①肿块型，包块多位于子宫两侧，囊壁厚，内壁粗糙，其内可见点状强回声或较粗的中等回声带。②包裹积液型，盆腔内可见不规则液性暗区，边界尚清晰，壁可毛糙增厚，内可有分隔。③腹水型，直肠子宫陷凹或腹腔内可见游离液性暗区，内透声差，可见点状或片状回声，腹腔及大网膜增厚，表面可见大小不等的中等回声结节。结核性腹膜炎盆腔粘连超声声像图见图15-32。

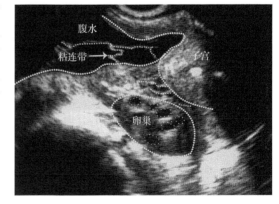

图 15-32　结核性腹膜炎盆腔粘连超声声像图

（三）鉴别诊断

1. 输卵管卵巢炎需与附件恶性肿瘤相鉴别。
2. 卵管积水需与卵巢多房性囊腺瘤相鉴别。

（四）临床价值

针对盆腔炎性肿块，结合腹部超声探查结合直肠、膀胱双对比法，通过两个透声窗来增加对比度，这对确定盆腔肿块，尤其是对活动度大或单纯体外超声不易与子宫分离的子宫体后壁的肿块，帮助很大。超声对于妇科盆腔肿块的诊断具有重要意义，同时结合病史、临床症状以及辅助检查综合分析能明显提高诊断率。

（徐雪莹）

第16章 产科超声

超声是产科首选的医学影像检查，通过超声检查可诊断是否妊娠，在妊娠早期明确宫内或宫外妊娠、肯定存活胚胎、发现双胎或多胎妊娠；在妊娠中、晚期则能随访胎儿生长发育、估算胎儿体重，对某些胎儿先天畸形和胎盘位置异常也能做出诊断。彩色多普勒超声检查可提供胎儿部分器官及胎儿附属物的血流信息。三维超声可直观、立体地显示胎儿体表及部分脏器。超声引导下羊膜腔穿刺或脐静脉穿刺取样检查可应用于某些遗传性疾病的宫内诊断。

第1节 常规产前超声检查方法

一、仪　　器

产前超声检查常选用凸阵探头，探头频率2.0～5.0MHz。阴道探头频率7.0～10.0MHz。

二、检查前准备

检查前应告知孕妇产科超声检查的适应证、最佳检查时间、该次检查内容、检查的风险、检查所需时间、孕妇所需准备等。

经腹部超声检查：妊娠早期被检者需适度充盈膀胱，以能清晰观察子宫底为准。妊娠中、晚期被检者无须特殊准备。

经会阴、阴道超声检查：无须充盈膀胱或少量充盈膀胱。

三、常用体位

1. **经腹部超声检查**　被检者一般取仰卧位，必要时采取斜卧位或侧卧位。
2. **经会阴、阴道超声检查**　被检者取膀胱截石位。

四、常用检查方法

1. **早期妊娠**　经腹部超声扫查，系列扫查子宫的纵、横切面，测量子宫的纵径、前后径及横径，观察双侧附件区域。重点观察子宫内妊娠囊及其数目、胚胎或胎儿数目、有无胎心搏动、卵黄囊、羊膜囊数，测量颈项透明层厚度等。经阴道扫查，适用于正常早期妊娠或异常妊娠的检查，或中、晚期妊娠测量宫颈管长度。经会阴扫查，用于观察子宫颈或胎盘下缘位置等情况。

2. **中、晚期妊娠**　先全面扫查以确定胎儿数目、胎位，再观察胎盘位置、羊水性状、子宫附件有无异常回声，然后根据检查要求做相应的观察与测量。如测量双顶径、头围、腹围、股骨长等，估测孕周数。

中期妊娠是进行胎儿畸形筛查的最佳时期，适宜对胎儿颅脑结构、颜面部、颈部、肺、心脏、腹腔器官（肝、胆囊、胃肠道、肾、膀胱）、腹壁、脊柱、四肢（包括手和足）等进行详细的观察。

第2节　正常妊娠超声表现

妊娠是胚胎（胎儿）在母体子宫内生长、发育的过程，是一个非常复杂且变化又极其协调的生理过程，卵子受精是妊娠的开始，胎儿及其附属物自母体排出是妊娠的终止。全过程平均约38周（相当于月经龄40周）。妊娠期从末次月经的第一日开始计算，临床上分三个时期，早期妊娠为孕13^{+6}周前，中期妊娠为孕第14周至第27周末，晚期妊娠为孕28周后。受精后8周（孕10周）内的孕体称为胚胎，自受精后9周（孕11周）起称为胎儿（fetus）。胚胎（胎儿）在整个孕期中处于不断发育成熟中，母体子宫及卵巢为了适应胚胎（胎儿）的生长发育，发生一系列适应性解剖及生理改变。

一、早期妊娠

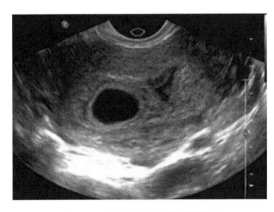

图16-1　"双环征"超声声像图

1. 妊娠囊（gestation sac，GS）　妊娠囊为超声首先发现的妊娠标志，表现为宫腔内圆形或卵圆形无回声区，无回声区周边为完整、厚度均匀的强回声，这一强回声壁由正在发育的绒毛与邻近的蜕膜组成。随着妊娠囊的增大，它对子宫腔的压迫越来越明显，形成特征性的"双环征"（图16-1）。

经腹部超声一般在妊娠5～6周可检出妊娠囊，经阴道超声在妊娠4～5周可检出妊娠囊。妊娠囊在正常情况下每天增长1mm左右。

2. 卵黄囊（yolk sac，YS）　卵黄囊是超声在妊娠囊内能够发现的第一个解剖结构。超声声像图上表现为小环状，中央为无回声，透声好，囊壁薄，可见细长的卵黄囊蒂（图16-2）。正常妊娠5～10周可见到卵黄囊，直径不超过10mm。

卵黄囊功能受损可能导致卵黄囊过小或不显示，羊膜囊发育不良可能导致卵黄囊过大或持续存在。所以超声显示卵黄囊过大（≥10mm）或过小（<3mm）或不显示均提示妊娠结局不良。

3. 胚芽（embryo）　胚芽位于妊娠囊内，超声显示为中等回声小片状或长条状结构。正常情况下，妊娠6～7周可见胚芽。妊娠7～8周，长出上、下肢芽，8周时胚胎初具人形。第9周，由于肠袢生长迅速，而腹腔容积相对较小，可出现明显的生理性中肠疝，表现为脐带根部的小包块，直径不超过7mm。妊娠第10周，胚胎已具人形，第11～12周生理性中肠疝退回腹腔，妊娠12周后胎头颅骨光环显示清晰。胚芽长度（头臀长）测量应显示其最大长轴，卵黄囊及肢体不包含在内。

4. 羊膜（amnion）　早期羊膜囊菲薄，超声常难以显示。妊娠7周后加大增益或采用经阴道探头可清楚显示，在绒毛膜腔内一球形囊状结构即为羊膜，一般妊娠12～16周羊膜与绒毛膜全部融合，绒毛膜腔消失，羊膜

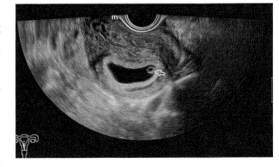

图16-2　卵黄囊超声声像图

箭头示卵黄囊

不再显示。

5. 颈项透明层（nuchal translucency, NT） 是指胎儿颈部皮下的无回声带，位于颈后皮肤高回声带与深部软组织高回声带之间。NT检查应在头臀长为45～84mm（相当于孕11～13^+6周）时进行。测量方法应取胎儿自然姿势时的正中矢状切面，将图像尽量放大到只显示胎儿头部及上胸，达到测量精度为0.1mm。在NT最宽处垂直于NT无回声带，测量游标的内缘置于无回声带外侧缘测量（图16-3）。重复测量三次取最大值，NT≥2.5mm为异常。测量时注意分辨胎儿皮肤及羊膜。早孕期NT增厚与唐氏综合征的危险性增高有关，现已广泛用于筛

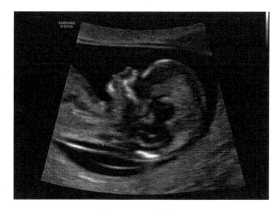

图16-3 NT测量

查胎儿染色体异常。据统计，利用NT及孕妇年龄可以筛查75%左右的唐氏综合征患儿。

6. 胎心搏动（fetal heart beat） 是早期胚胎存活的重要标志。在妊娠6周末可见有节律的原始心管搏动。妊娠8周时，可确认胎心搏动，胎心搏动频率为120～180次/分。

7. 胎动（fetal movement） 在妊娠7周左右时可见胚芽蠕动，8～9周可见肢体典型活动，12周后胎动活跃，表现为各部位的活动。

8. 胎盘（placenta） 妊娠6～7周胎盘开始形成，妊娠8～9周超声显像可见胎盘，为妊娠囊壁局部半月形增厚的中等回声。随着妊娠进展，胎盘的分布随子宫长大而有一定范围的变化，胎盘内部点状回声也逐渐增多、变粗。

二、中、晚期妊娠

（一）胎儿头颅

胎儿头颅横切面检查，颅骨显示为椭圆形的高回声环，光环内实质性中等回声为脑组织，中间线状高回声为脑中线结构。自颅顶向下有3个需常规扫查的切面。

1. 侧脑室水平横切面 在此切面上，颅骨光环呈椭圆形，侧脑室呈无回声，内有强回声脉络丛，侧脑室前角内侧壁与大脑镰接近平行，侧脑室枕角显示清楚，整个孕期，胎儿侧脑室枕角内径均小于10mm，此切面是测量侧脑室的标准平面。

2. 丘脑水平横切面 侧脑室水平横切面平行向下即可显示，此平面要清楚显示透明隔腔、两侧丘脑及裂隙样第三脑室。此平面是测量双顶径、头围的标准平面。双顶径的测量方法：测量线垂直于脑中线，从近侧颅骨外缘测量到远侧颅骨内缘（图16-4）。头围的测量：应用椭圆功能键沿胎儿颅骨外缘测量头围径线，不包括头皮及软组织。也可测量枕额径后进行计算：头围=（枕额径+双顶径）×1.57。

3. 小脑水平横切面 在颅后窝内见蝴蝶状对称的近圆形低回声区为两侧小脑半球，两侧小脑半球中间有强回声的蚓部相连（图16-5）。

（二）胎儿面部

妊娠14周后，胎儿面部软组织在超声声像图上逐渐清晰，可观察双眼眶、双眼球、鼻、唇（图16-6）。

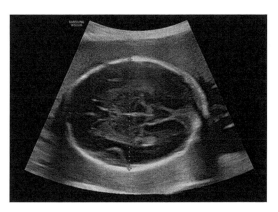

图16-4 丘脑水平横切面：双顶径测量

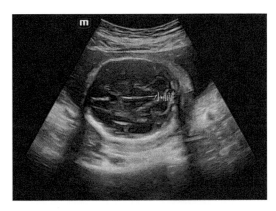

图16-5 小脑水平横切面图

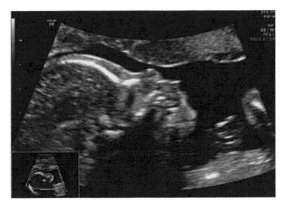

图16-6 颜面部正中矢状切面图

（三）胎儿胸部

1. 胎儿肋骨 在胸椎部位与脊柱成角的半圆形光环，如篱笆样的为肋骨的声影。

2. 胎儿肺部 胎儿肺脏位于胎儿心脏两侧，不含气体，妊娠中期超声检查可清楚显示，呈均匀中、低回声，随孕周增大，肺脏回声逐渐增强。

3. 胎儿心脏

（1）四腔心切面 胎儿膈之上横切胸腔可获得四腔心切面。此切面显示：心脏主要位于左侧胸腔内，心尖指向左前方，心/胸（心脏面积/胸腔面积）正常值为0.25～0.33。心轴（沿房间隔与室间隔长轴方向的连线与胎儿胸腔前后轴线之间的夹角）正常值为45°±20°。两个心房大小基本相等，两个心室大小也基本相等（图16-7）。

（2）左室流出道切面 在心尖四腔心切面显示后探头声束朝胎儿头侧方向倾斜，即可获得左室流出道切面。该切面显示主动脉前壁与室间隔连续，主动脉后壁与二尖瓣前叶连续（图16-8）。

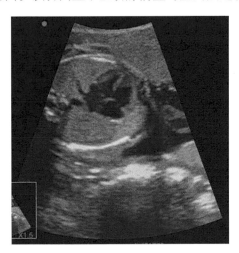

图16-7 四腔心切面图

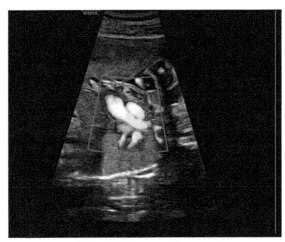

图16-8 左室流出道切面图

（3）右室流出道切面 在显示心尖五腔心切面后，探头声束朝胎儿头侧略倾斜，即可显示右室流出道、肺动脉瓣及肺动脉长轴切面（图16-9）。

（4）三血管切面或三血管气管切面 在右室流出道切面上，略向胎儿头端移动探头，即显示三血管切面（图16-10），从左向右分别为肺动脉、主动脉及上腔静脉，三者的管径大小为肺动脉＞主动脉＞上腔静脉。该切面也可显示气管横切面，位于主动脉弓右侧、上腔静脉后方，故也称三血管气管切面。

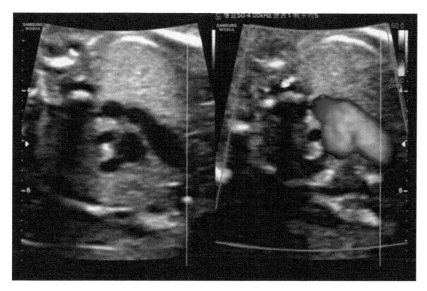

图16-9 右室流出道二维切面图和彩色多普勒血流图

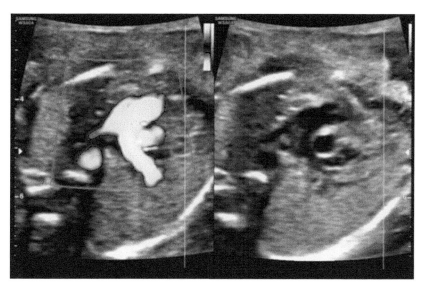

图16-10 三血管二维切面图和彩色多普勒血流图

（5）主动脉弓切面 探头置于胎儿胸部脊柱左侧缘并向胎儿右前胸扫查即可获得，该切面显示主动脉、主动脉弓及降主动脉构成"手杖状"，主动脉弓部呈自然弯曲状，主动脉弓部发出三支头臂动脉分支。

（6）动脉导管弓切面 在获得主动脉弓切面基础上将探头声束向左侧偏移扫查，由显示主动脉弓过渡到大动脉短轴时，亦可显示动脉导管与肺动脉及降主动脉的连接关系。

（7）上下腔静脉长轴切面 以主动脉弓切面为基准，探头向胎儿右侧平移，则可显示上下腔静脉与右心房相连，下腔静脉内径稍宽于上腔静脉。

（四）胎儿腹部

1. 胎儿肝脏 位于膈肌下方右侧，是胎儿腹腔内最大的实质性脏器，肝脏实质回声均匀，可见肝静脉、门静脉、脐静脉。

2. 胎儿胆囊 胆囊在妊娠24周后可显示，正常情况下位于脐静脉右侧，且与脐静脉宽度相似。

3. 胎儿胃 妊娠12周时95%的胎儿可见胃泡，位于左上腹（图16-11），随着孕周的增大，显示更

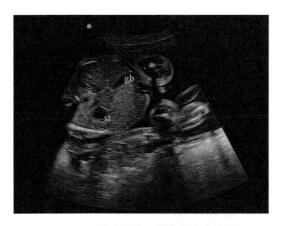

图16-11 胎儿胃泡、胆囊超声声像图
gb: 胆囊; st: 胃

加清晰，形状及大小随胎儿吞咽羊水的量而变化，如果胃腔显示不清楚，应在30～45min后复查。

4. 胎儿肠道 正常情况下，晚期妊娠时结肠内径＜20mm，小肠内径＜7mm。

5. 胎儿双肾 妊娠14周时，超声可显示双肾，妊娠20周后，肾脏显示更清晰，肾脏位于脊柱两侧，矢状切面呈蚕豆形，横切面呈圆形，皮质与髓质回声低，中间集合系统回声高（图16-12）。

6. 胎儿膀胱 妊娠15周超声可显示膀胱，位于盆腔，呈圆形或椭圆形无回声区，膀胱充盈不良或过度充盈时应在30～45min后复查。膀胱两侧各见一条脐动脉向腹壁方向走行并与脐静脉共同走行于脐带中（图16-13）。

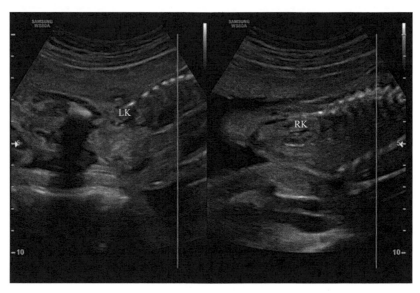

图16-12 胎儿双肾矢状切面超声声像图
LK: 左肾; RK: 右肾

（五）胎儿脊柱

妊娠12周超声可显示胎儿脊柱，15周后可清晰显示。纵切面上胎儿脊柱呈两条排列整齐的串珠样平行强回声带，骶尾部略向后翘，最后融合在一起，两强回声带之间为椎管，其内有脊髓。侧动探头在近腹侧的冠状切面上可显示整齐排列的三条平行强回声带，中间为椎体回声，两侧为椎弓骨化中心。脊柱横切面呈3个分离的圆形或短棒状强回声，为2个椎弓及1个椎体的骨化中心，2个椎体后骨化中心向后逐渐靠拢（图16-14）。

（六）胎儿四肢

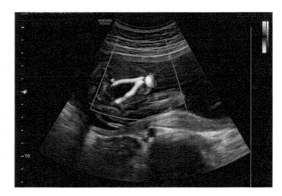

图16-13 胎儿膀胱及双侧脐动脉超声声像图

妊娠8周后胎儿骨骼开始出现初级骨化中心，妊娠32周后胎儿的骨骺软骨内陆续出现次级骨化中心。妊娠中期，羊水适中，四肢显像较好，应用超声可观察股骨、肱骨、胫腓骨、尺桡骨等四肢骨骼。超声检查胎儿四肢时应遵循一定的顺序进行，如果发现胎儿手、足姿势异常，应注意观察手或足是否受到子宫壁、胎盘或胎体的压迫（图16-15）。

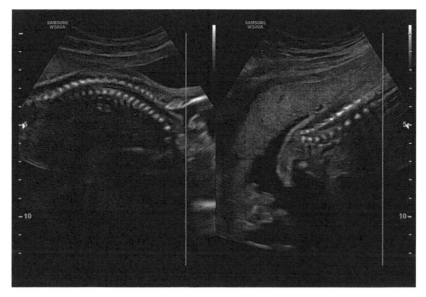

图 16-14 胎儿脊柱纵切面超声声像图

（七）胎儿外生殖器

在适当羊水量及适当胎儿体位时可显示胎儿外生殖器，男性胎儿外生殖器可显示阴囊及阴茎，女性胎儿外生殖器可显示大阴唇及阴蒂。

（八）胎盘

正常妊娠8～9周后超声可显示胎盘，可观察胎盘位置、大小、数目、内部回声、成熟度、与子宫颈内口关系、胎盘后方回声及内部血流情况等。

1. 胎盘位置 正常胎盘位于宫体部位，可位于宫底部，也可位于前壁、后壁或侧壁。中期妊娠时胎盘下缘位置偏低时需要考虑胎盘的正常位移，妊娠28周后才能做出前置胎盘的诊断。

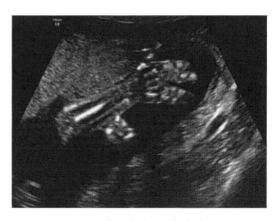

图 16-15 胎儿前臂、手超声声像图

2. 胎盘厚度 正常胎盘厚度为2～4cm，一般不超过5cm。测量时应在近胎盘中心的横切面或纵切面上，垂直于胎盘内外缘测量最大厚度。

3. 胎盘成熟度 超声检查按绒毛膜、胎盘实质、基底膜回声变化来进行胎盘分级（图16-16、表16-1），临床上按胎盘分级来估测胎盘功能和胎儿成熟度。

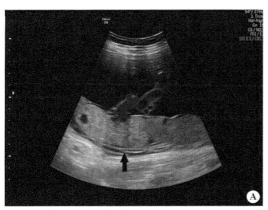

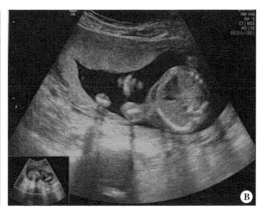

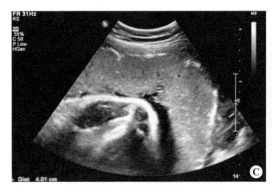
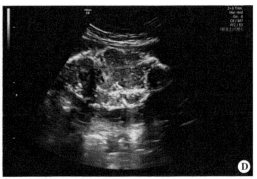

图16-16 胎盘分级的超声声像图

A. 0级胎盘，箭头示胎盘后间隙；B. Ⅰ级胎盘，绒毛膜板边缘欠光滑，胎盘实质隐约可见点状强回声；C. Ⅱ级胎盘，胎盘绒毛膜板边缘呈锯齿状，基底膜及胎盘实质内可见点状强回声；D. Ⅲ级胎盘，胎盘绒毛膜板呈锯齿状深入基底膜，胎盘实质内可见较多强回声

表16-1 胎盘成熟度分级

级别	绒毛膜	胎盘实质	基底膜
0级	平直光滑线状回声	均匀分布点状回声	分辨不清
Ⅰ级	微小波浪样线状回声	散在分布点状强回声	似无回声
Ⅱ级	出现切迹并伸入胎盘实质内，未达到基底膜	散在不均匀逗点状强回声	线状排列小点状强回声，其长轴与胎盘长轴平行
Ⅲ级	显著切迹伸入胎盘实质达基底层	环状强回声和不规则点状回声	大而融合的强回声

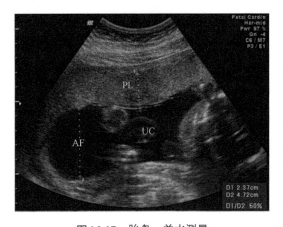

图16-17 胎盘、羊水测量

PL：胎盘；AF：羊水；UC脐带

（九）羊水

超声上羊水呈无回声，羊水量的超声评估方法有以下两种：

1. 最大羊水池深度 声束垂直于母体腹壁，测量羊水最深处深度。应避开胎儿肢体或脐带。最大羊水池深度＜2cm为羊水过少，＞8cm为羊水过多（图16-17）。孕28周前采用最大羊水池深度。

2. 羊水指数（amniotic fluid index，AFI） 以母体脐部为中心，划分出左上、左下、右上、右下四个象限，声束平面垂直于水平面，分别测量4个象限内羊水池的最大深度，4个测值的总和即为羊水指数（图16-18）。AFI＞25cm时为羊水过多，＜5cm时为羊水过少。孕28周以后采用AFI。

（十）脐带

脐带漂浮于羊水中，两端分别连接于胎盘和胎儿脐部，由2条较细的脐动脉和1条较粗的脐静脉构成。脐带的长轴切面呈长条状或麻花状，横切面呈"品"字形。盆腔膀胱水平横切膀胱左右两侧应各见1条脐动脉，彩色多普勒血流图可见血流信号（图16-19）。正常脐动脉至妊娠12～14周时才出现舒张末期血流，并随着孕周的增加而流速增高，在中、晚期妊娠，可通过多普勒超声评估胎盘循环（图16-20）。脐动脉搏动指数（PI）、阻力指数（RI）及收缩期最大血流速度（S）与舒张末期血流速度（D）比值（S/D）均是用来反映胎盘血管阻力的，且随孕周增大而降低。

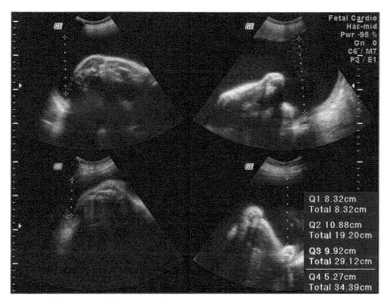

图16-18 羊水指数测定

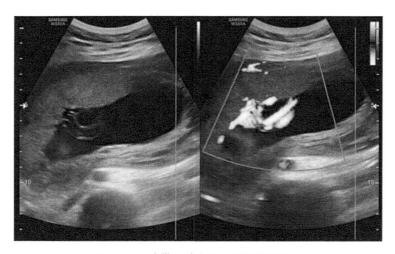

图16-19 脐带、胎盘插入处超声声像图

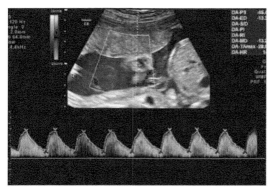

图16-20 脐动脉频谱多普勒血流图

第 3 节　胎儿生长发育的监测

案例 16-1

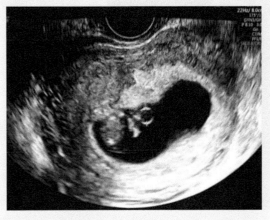

案例图16-1　孕囊超声声像图
卵黄囊（测量键）及其旁胚芽

患者，女，27 岁。停经 1 月余，有轻微恶心、呕吐等症状。妇科检查提示子宫饱满。实验室检查提示尿绒毛膜促性腺激素（HCG）（+）。超声显示：子宫大小 6.8cm×7.0cm×6.2cm；宫腔内见一个孕囊，大小 3.5cm×2.4cm；孕囊内见一个胚芽，胚芽长度约 1.9cm；胚芽内见心管搏动，另可见直径约 0.75cm 卵黄囊回声（图 16-21）；右卵巢正常大小，内见黄体；左卵巢正常大小。

问题：请根据超声表现特点做出初步诊断并给出诊断依据。

一、早期妊娠

（一）妊娠囊大小

选择妊娠囊内侧壁作为测量点，测量妊娠囊的三个径线。简易估计妊娠龄的方法：妊娠龄（周）=妊娠囊最大径（cm）+3。妊娠囊平均径大于25mm，内未见胚胎提示胚胎停止发育。

（二）胎芽长度

胎芽在超声上显示为卵黄囊一侧的增厚部分。胎芽长度≥7mm时仍未见心管搏动提示胚胎停止发育。

（三）头臀长

妊娠7～12周，测量头臀长（crown-rump length，CRL）估计妊娠龄可信度较高。测量时取胎儿正中矢状切面，测量胚胎的颅顶部至臀部外缘的最大距离。妊娠龄（周）= 头臀长（cm）+6.5（图16-21）。

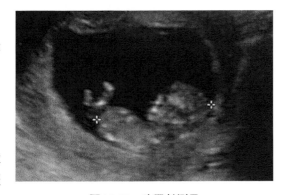

图16-21　头臀长测量

二、中、晚期妊娠

（一）双顶径

双顶径（biparietal diameter，BPD）测量标准切面为丘脑水平横切面。测量方法为与脑中线垂直，测量近侧颅骨外缘至远侧颅骨内缘间的距离。双顶径是沿用多年的胎儿生长指标，但受胎位或不同头型以及胎头入盆等因素的影响，测量时会出现较大偏差。

（二）头围

头围（head circumference，HC）测量标准切面仍然为丘脑水平横切面。沿颅骨强回声环外缘测量其周径即为头围，注意不包括头皮及软组织。头围反映了整个胎头的轮廓大小，不受胎头变形影响，较双顶径更客观。因此在估计胎头大小或胎儿生长情况时，推荐应用头围作为常用测量指标。

（三）腹围

腹围（abdomen circumference，AC）测量平面为胎儿上腹部经胃泡横断面。显示外周腹部皮肤为环状高回声或等回声，肝位于右侧呈片状中等回声，肝内部脉管呈线条状无回声，腹主动脉位于脊柱左前方，下腔静脉位于脊柱右前方，胃泡位于左侧呈无回声。

测量方法：沿腹壁皮肤外缘测量腹围长度或在腹围平面上测量前后径及横径后按公式：腹围=（前后径+横径）×1.57进行计算（图16-22）。

腹围反映整个上腹部的轮廓大小，受胎头体位、姿势及胎儿呼吸样运动影响较小，为目前常用的胎儿生物学指标。

（四）股骨长度

股骨长度（femur length，FL）测量切面为股骨长轴切面，从股骨外侧扫查，声束与股骨长径垂直。测量要求：测量一侧骨化的股骨干两端斜面中点之间的距离（注意不包含骨骺和股骨头）（图16-23）。

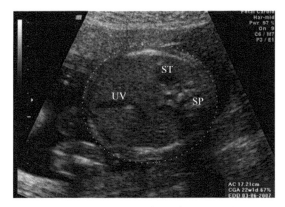
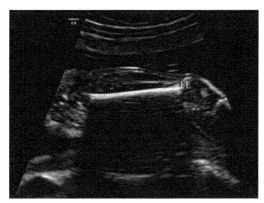

图16-22　腹围测量
ST：胃泡；UV：脐静脉；SP：脊柱

图16-23　股骨长度测量
FL：股骨

（五）其他

1. 肱骨长度　测量方法与股骨长度的测量相似。

2. 小脑横径　在小脑横切面测量小脑最大横径外缘。小脑横径随孕周而增长，在妊娠24周前，小脑横径（mm）约等于孕周，妊娠20～38周平均每周增长1～2mm，38周后增长缓慢，平均每周增长0.7mm。

以上各单项参数预测妊娠龄准确性相对于多参数预测的准确性要差，因此全面测量、综合指标更可靠。

胎儿体重的预测：根据超声测量的胎儿一项或多项生物学测量指标，如胎儿双顶径、头围、腹围、股骨长度等，经统计学处理，可计算出胎儿的体重。目前多数超声诊断仪均配有胎儿生长发育评估软件，输入超声生物测量值后即可获得估计胎儿体重。

三、胎儿生理功能观察

胎儿生物功能评分主要应用于妊娠晚期评估胎儿是否存在宫内缺氧，通过实时超声持续观察

30min评价4项指标：胎儿呼吸样运动、胎动、胎儿肌张力及羊水量，总分为8分（表16-2）。临床医师可根据评分做出相应的处理，7～8分：无明显缺氧改变，可于1周内或后再重复监测1次；5～6分：可能有缺氧，如胎肺成熟，子宫颈条件好，予以引产；≤4分：胎儿宫内情况不良，特别是0～2分需终止妊娠。

表16-2　胎儿生理功能评分表

指标	2分	1分	0分
胎儿呼吸样运动	30min内至少1次，持续30s以上	30min内1次，持续少于30s	30min内无胎儿呼吸样运动
胎动	30min内至少3次（躯体与四肢同时活动以1次计算）	30min内有2次	30min内无胎动或仅有1次
胎儿肌张力	胎儿躯体及脊柱至少有1次伸展并恢复屈曲位	胎儿脊柱、肢体处于屈曲位	胎儿肢体伸展不屈，胎动后不恢复屈曲位
羊水量	羊水池垂直深度≥2cm	羊水池垂直深度1～2cm	羊水池垂直深度＜1cm

1. 胎儿呼吸样运动（fetal breathing movement，FBM）　在实时超声观察下见胎儿胸廓或腹壁节律性的运动为胎儿呼吸样运动，也可经矢状切面观察膈肌的上下节律运动。

2. 胎动（fetal movement，FM）　是指胎儿在宫内的活动，指躯体旋转及四肢运动。

3. 胎儿肌张力（fetal tone，FT）　正常情况下胎儿在宫内有一定张力，肌肉有一定的收缩性，肢体一般处于屈曲状态，胎体和肢体活动后又恢复到原来的屈曲状态为正常的胎儿肌张力。

4. 羊水量（amniotic fluid volume，AFV）　即羊膜腔内羊水容量，最大羊水池深度≥2cm为正常。

第4节　异常妊娠超声

一、多胎妊娠

多胎妊娠（multiple pregnancy）是指一次妊娠同时存在2个或2个以上胚胎或胎儿的现象。人类的多胎妊娠中以双胎多见，三胎少见，四胎或四胎以上罕见。双胎妊娠可以由2个独立的卵子或单个卵子受精而形成。大约2/3的双胎是双卵双胎，1/3是单卵双胎。所有双卵双胎均是由2个胚泡种植而成，形成双绒毛膜囊双羊膜囊双胎妊娠。单卵双胎是在从卵裂到原条出现这一阶段，尚具有全能分化潜能的细胞群，每份都发育成一个完整胚胎的结果。根据2个全能细胞群分离时间的早晚不同，单卵双胎的绒毛膜囊、羊膜囊数目也不同，从而形成双绒毛膜囊双羊膜囊双胎、单绒毛膜囊双羊膜囊双胎、单绒毛膜囊单羊膜囊双胎。

（一）双胎类型确定

1. 早期妊娠双胎类型确定

（1）绒毛膜囊计数　绒毛膜囊数等于妊娠囊数目。于第6～10孕周，超声计数妊娠囊数目很准确，此时期通过超声显示妊娠囊数目可预测绒毛膜囊数。第6孕周以前超声可能会少计数妊娠囊数目，这种情况大约出现在15%的病例中。

（2）羊膜囊计数

1）单绒毛膜囊双胎妊娠的羊膜囊计数：单绒毛膜囊双胎妊娠，可以是双羊膜囊，也可以是单羊膜囊。如果超声显示1个妊娠囊内含有2个胚芽，则可能为单绒毛膜囊双羊膜囊或单绒毛膜囊单羊膜囊双胎妊娠。通过显示清楚羊膜囊数目或卵黄囊数目来确定羊膜囊数目。

2）双绒毛膜囊双胎妊娠的羊膜囊计数：由于羊膜分化晚于绒毛膜，双绒毛膜囊一定有双羊膜囊。妊娠囊和胚芽的数目比为1：1，因此如果2个妊娠囊各自有单个胚芽或胎心搏动则可诊断为双绒毛膜囊双羊膜囊双胎妊娠（图16-24）。

2. 中、晚期妊娠绒毛膜囊及羊膜囊确定

（1）胎儿生殖器 双胎性别不同是由于源于2个不同的卵子受精，总是双绒毛膜囊双羊膜囊双胎妊娠，但如果胎儿性别相同或外生殖器不能确定，则不能通过这个标准评估绒毛膜囊个数。

（2）胎盘数目 如果超声显示2个独立的胎盘则可确定为双绒毛膜囊双胎妊娠。但当2个胚泡植入地相互靠近，两胎盘边缘融合在一起时，超声则难以凭显示胎盘数目来区分单绒毛膜囊双胎和双绒毛膜囊双胎。

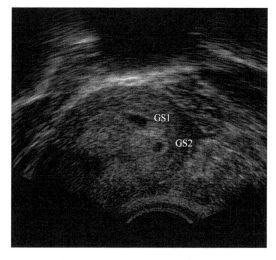

图16-24 双绒毛膜囊双羊膜囊双胎妊娠超声声像图
GS：孕囊

（3）双胎之间分隔膜 双绒毛膜囊双胎妊娠，两胎之间的分隔膜通常较厚，一般＞1mm，或者显示为3～4层；单羊膜囊双胎妊娠，两者之间的分隔膜较薄，或者只能显示2层。但是继发于羊水过少的贴附胎儿则很难显示两者之间的分隔膜。

（4）双胎峰 是在胎盘融合的双绒毛膜囊双胎妊娠中，一个呈三角形与胎盘实质回声相等的滋养层组织，从胎盘表面突向间隔膜内。超声横切面呈三角形，较宽的一面与绒毛膜表面相连接，尖部指向两胎分隔膜之间。这一特征也是妊娠中、晚期区分双胎类型的一种有效方法。

（二）双胎妊娠胎儿畸形与并发症

双胎及多胎妊娠时，胎儿先天性畸形的发生率较单胎妊娠高。两胎儿可能均有畸形，所发生的畸形可以相同，也可以完全不同；可以出现一胎儿完全正常，而另一胎儿却有严重的畸形，即使是单卵双胎妊娠也不例外。双胎妊娠胎儿畸形除了存在一些与单胎妊娠相同的畸形外，还存在一些与双胎有关的特殊畸形。

1. 联体双胎（conjoined twins） 是罕见的畸形，发生率为1/100 000～1/50 000。联体双胎只发生在单绒毛膜囊单羊膜囊（即单卵）双胎妊娠中。联体双胎可分为相等联胎（对称性联胎）和不相等联胎（不对称性联胎），后者两胎大小不一，排列不一，小的一胎又称为寄生胎。

超声表现：联体双胎的类型不同，超声表现亦不同，其超声特征如下。

（1）两胎胎体的某一部位连在一起不能分开，相连处皮肤相互延续。

（2）胎儿在宫内的相对位置无改变，总是处于同一相对位置，胎动时亦不会发生改变。

（3）两胎头总是在同一水平，出现胎动后亦不会发生胎头相对位置的明显改变。

（4）仅有1条脐带，但脐带内的血管数增多，有3条以上血管。

（5）妊娠早期检查时，如果胚胎脊柱显示分叉应高度怀疑联体双胎的可能，应在稍大孕周进行复查以确诊。

（6）大多数联体双胎在腹侧融合，面部表现为面对面，颈部则各自向后仰伸。最常见的类型为胸部联胎、脐部联胎、胸脐联胎。

（7）双头联胎时，常为侧侧融合，其融合范围广泛，可在颈以下完全融合在一起。

（8）寄生胎为不对称性联体双胎，表现为两胎大小不一、排列不一，一个胎儿各器官可正常发育，另一个较小的寄生胎则未能发育成形，超声声像图上有时类似一肿物样图像。

2. 双胎输血综合征（twin-twin transfusion syndrome，TTTS） 是双胎妊娠的一种严重的并发症，

属于单绒毛膜囊双胎，是指两个胎儿循环之间通过胎盘的血管吻合进行血液灌注，从而引起一系列病理生理变化及临床症状。TTTS两个胎儿的血流量改变很大，供血儿由于循环血量减少而出现贫血、血压低、心脏小和羊水过少等；受血儿血容量增加，出现血压升高、心肌肥厚、心脏扩大、排尿量增加、羊水过多等。如果不予治疗，TTTS胎儿围产期死亡率高达80%。

超声表现：TTTS主要诊断依据是单绒毛膜囊双胎伴有羊水过少/羊水过多序列。

（1）单绒毛膜囊双胎是诊断TTTS的前提。

（2）羊水容量的差异：受血儿羊水量过多，最大羊水深度≥8cm；供血儿羊水量过少，最大羊水深度≤2cm，严重时供血儿可"贴附"于子宫壁上，常贴于子宫前壁和侧壁。

（3）双胎儿可出现生长径线不一致，受血儿可表现为各径线大于正常，腹围增大明显，可出现膀胱过大，心脏增大，心力衰竭时可出现胎儿水肿及胸腔积液、腹水；供血儿可表现为各径线小于正常，膀胱小甚至空虚。

3. 双胎之一死亡 双胎之一死亡可以发生在任何孕周。超声表现为以下几点。

（1）早期妊娠双绒毛膜囊双胎之一死亡，表现为宫腔内两个妊娠囊，其中一个妊娠囊内可见胚芽、胎心搏动等，另一个妊娠囊塌陷、无胚芽结构或无胎心搏动。

（2）中、晚期妊娠双胎之一死亡，可以显示出一个无心脏搏动的死亡胎儿图像。如能显示股骨或肱骨，可根据其测量数值来估计胎儿死亡时间。

（3）胎儿已形成，如未骨化则胎儿组织水分与羊水被吸收后，死亡胎体被压扁呈"纸样儿"。单绒毛膜囊双胎之一宫内死亡后，会发生某种程度的急性双胎输血，由于胎儿间的血管吻合，血液快速充盈到胎盘部分和死亡胎儿体内，使幸存胎儿循环血量减少，立即发生低血压，从而导致存活胎儿相继死亡或发生缺氧缺血性脑病，预后很差。

二、异位妊娠

受精卵在子宫腔以外着床发育，称为异位妊娠（ectopic pregnancy），又称宫外孕。是妇产科常见急腹症之一。与异位妊娠有关的原因主要有盆腔炎症、子宫内膜异位、盆腔手术、放置宫内节育器、性激素与避孕药、输卵管发育异常、吸烟、多次流产史等。根据受精卵着床位置的不同可分为：输卵管妊娠、卵巢妊娠、腹腔妊娠、阔韧带妊娠、子宫颈妊娠、子宫残角妊娠等，其中以输卵管妊娠最为多见。近年来，随着剖宫率的上升，作为剖宫产的远期并发症，发生于子宫前壁峡部剖宫产切口的妊娠数量也呈增加趋势。

（一）病理与临床

1. 输卵管妊娠 输卵管妊娠是指受精卵在输卵管腔内种植并发育，占异位妊娠的95%左右，而其中80%发生在输卵管壶腹部，其次为峡部、伞部，间质部较少见。

输卵管妊娠主要临床表现有停经史、腹痛、阴道流血、晕厥等；未破裂型输卵管妊娠无明显腹痛；流产型有腹痛但不剧烈；破裂型腹痛较剧烈，伴贫血；陈旧型输卵管妊娠不规则阴道流血时间较长，曾有剧烈腹痛，后呈持续性隐痛。体征：腹部压痛或反跳痛，一侧髂窝压痛，宫颈举痛（包括阴道超声检查时），宫体增大柔软。阴道穹后部穿刺可抽出不凝血。

输卵管间质部妊娠是特殊、少见的输卵管妊娠，输卵管间质部肌层较厚，妊娠可维持至14~16周才发生破裂。临床表现多为妊娠14~16周时突发性腹痛，伴有脸色苍白、手脚冰冷、大汗淋漓等休克症状。

2. 腹腔妊娠 腹腔妊娠罕见，发病率为1∶15 000，分为原发性和继发性，多继发于输卵管妊娠破裂或流产后，偶可继发于卵巢妊娠或子宫内妊娠而子宫存在缺陷破裂后，胚胎落入腹腔，再次着床于腹腔任何部位，在腹腔内生长、发育。腹腔妊娠由于胎盘附着部位血供不足，胎儿不易存活至足月，也有极少数存活至近足月者。腹腔妊娠的患者常呈贫血貌，有早期妊娠时突然腹部剧痛或伴有少量阴道流血病史。如存活至足月，检查时可较清楚扪到胎儿肢体，却难以扪清子宫轮廓，胎心清晰。

3. 宫颈妊娠 宫颈妊娠是指孕卵在子宫颈管内着床并生长、发育。多见于经产妇，有停经史及早孕反应，阴道流血，起初为血性分泌物或少量出血，继而出现大量阴道出血，但腹痛症状不明显。出血多自孕5周开始，孕7～10周出血常为大量出血。妇科三合诊检查子宫颈明显增大。

4. 卵巢妊娠 卵巢妊娠较为少见，是指受精卵在卵巢组织内着床和发育，与输卵管异位妊娠表现相似，同样有停经、腹痛、阴道出血、腹腔内出血、腹部压痛、反跳痛、阴道穹后部触痛等，临床上很难区分，但卵巢妊娠症状、体征出现较早。

（二）输卵管妊娠

1. 超声表现 输卵管妊娠的共同超声声像图表现：子宫稍增大，子宫内膜明显增厚，但宫内无妊娠囊结构，有时可见宫腔内积液或积血，形成假妊娠囊超声声像图。根据症状的轻重、结局，输卵管妊娠可分为4种类型。

（1）未破裂型 附件区可见一类妊娠囊环状高回声结构，壁厚回声强，中央呈无回声区，似"甜甜圈"（图16-25），在类妊娠囊周围可记录到类滋养层周围血流频谱。停经6周以上经阴道超声扫查常可以观察到卵黄囊、胚胎和原始心管搏动。此期盆腔和腹腔多无积液声像。

（2）流产型 附件区可观察到边界不清、形态不规则的混合回声包块，包块内有时可以辨认类妊娠囊结构，盆腔内可见积液，量较少。

（3）破裂型 附件区可见较大、形态不规则的混合回声包块，无明显边界，内部回声紊乱，难以辨认妊娠囊结构，盆、腹腔内有大量游离液体，内有大量细密点状回声或云雾样回声。

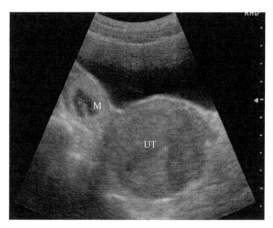

图16-25 输卵管妊娠超声声像图
M：妊娠囊；UT：子宫

（4）陈旧型 附件区可见实质性不均匀中、高回声包块，边界清楚，包块内不能辨认妊娠囊结构，可有少量盆腔积液。CDFI显示包块内血流信号不丰富。

输卵管间质部妊娠是一种较特殊的输卵管妊娠，与宫腔距离近，需要与宫角妊娠区分。超声表现为子宫内膜增厚，宫腔内无妊娠囊，宫底一侧向外突出一包块，内见妊娠囊结构，囊内可见胚芽或胎儿，妊娠囊周围有薄层肌组织围绕，但子宫内膜线在角部呈闭合状，子宫内膜与包块无连续关系。

2. 鉴别诊断

（1）难免流产 难免流产时宫腔内妊娠囊变形，强回声环变薄，回声减低，与输卵管妊娠宫腔积血形成的假妊娠囊相似，但难免流产的妊娠囊内有时可见变形的卵黄囊（直径多＞0.7cm）及胚芽，双侧附件区无包块表现。

（2）黄体破裂 多发生在月经周期后期，一般无停经史，突发腹痛。超声表现为子宫未见明显增大，子宫内膜无明显增厚，患侧卵巢增大，可见不规则混合回声包块，盆、腹腔可见积液。血与尿绒毛膜促性腺激素（HCG）阴性。

（3）宫角妊娠 妊娠囊位于一侧宫角，妊娠囊与宫腔相连，子宫内膜在宫角部呈喇叭状，妊娠囊与内膜相连续。宫角妊娠有两种转归，如果大部分绒毛种植于宫腔内膜，妊娠过程中随着妊娠囊的增大，妊娠囊突入宫腔，成为正常妊娠，临床表现无特殊；若绒毛种植面正位于输卵管开口处，妊娠囊向输卵管间质部方向生长，则可发展成为输卵管间质部妊娠。

3. 临床价值 经阴道超声联合腹部超声能够较准确诊断早期输卵管妊娠，对鉴别诊断及临床选择最佳治疗方案都有重要指导意义。

（三）腹腔妊娠

1. 超声表现

（1）子宫内无妊娠囊或胎儿影像。妊娠晚期子宫颈纵切面难以显示子宫颈与增大宫体肌壁组成的倒喇叭口声像。

（2）腹腔内见妊娠囊或胎儿回声，其周围无光滑而较厚的低回声子宫肌壁包绕，胎儿与孕妇腹壁贴近。

（3）胎盘胎儿面与宫内妊娠相似，但母体面的基底层界限不清，且其后方找不到正常子宫肌壁层。

2. 鉴别诊断

（1）早期腹腔妊娠与输卵管妊娠不易鉴别。位于盆腔以外如肝肾之间、肝肾之间的腹腔妊娠较易与输卵管妊娠相鉴别。

（2）残角子宫妊娠在子宫一侧见圆形或椭圆形包块，包块周围为均匀的肌样回声包绕，包块内见妊娠囊或胚囊。

3. 临床价值 超声已经成为腹腔妊娠最有效的诊断方法，文献报道1例14^{+4}周腹腔妊娠经实时超声获得早期诊断和手术治疗。而X线在此阶段是无能为力的。

（四）宫颈妊娠

1. 超声表现

（1）子宫体正常大小或稍大，宫腔内未见妊娠囊。

（2）子宫颈增大，子宫颈和宫体呈"葫芦样"改变，子宫颈管内见妊娠囊样结构。如有出血可形成回声杂乱区。

（3）子宫颈内口关闭，宫腔内无出血。

（4）CDFI显示子宫颈肌层血管扩张，血流异常丰富。

2. 鉴别诊断 宫颈妊娠容易与难免流产妊娠囊脱落至子宫颈管内相混淆。难免流产时宫腔内妊娠囊变形、下移，胚胎无胎心搏动，子宫颈大小正常，子宫颈内口张开，子宫颈肌层无低阻的滋养血流信号。

3. 临床价值 超声诊断宫颈妊娠还是能给临床提供较多信息的，特别是检查后大出血，做一次超声检查有帮助。

（五）卵巢妊娠

1. 超声表现 超声诊断卵巢妊娠主要通过显示妊娠囊与卵巢的关系来进行。卵巢妊娠未破裂时，超声扫查可见一侧卵巢增大，形态不规则，其内可见一小的环状强回声，卵巢周围无肿块。破裂后形成杂乱回声包块，与输卵管妊娠破裂难以鉴别。

2. 鉴别诊断 与输卵管妊娠鉴别：未破裂型输卵管异位妊娠包块位于卵巢旁。卵巢妊娠破裂后与输卵管妊娠破裂难以鉴别，但输卵管妊娠破裂后经阴道超声可显示正常卵巢，卵巢妊娠破裂者则不能显示正常卵巢图像。

3. 临床价值 卵巢妊娠在异位妊娠中较为少见，临床上不易和输卵管妊娠相鉴别，阴道超声检查对诊断具有重要作用。

三、流 产

（一）病理与临床

流产（abortion）是指妊娠不足28周，胎儿体重不足1000g而终止妊娠者。发生在妊娠12周前称早期流产，发生在妊娠12周后至不足28周称晚期流产。

临床上流产按照发生的不同阶段分为先兆流产、难免流产、不全流产、完全流产、稽留流产。导致自然流产的原因很多，包括子宫畸形、染色体异常、孕妇内分泌失调（黄体功能不足、严重甲状腺疾病和糖尿病）、免疫因素、子宫颈功能不全、母体传染性疾病、服用抗癌类药物、酗酒、外伤等。流产的主要临床症状为有停经史，妊娠试验阳性，阴道流血，腰背部酸痛，腹部阵发性疼痛。早期流产先出现阴道流血，而后出现腹痛。晚期流产先出现腹痛，后出现阴道流血。

（二）超声表现

1. 先兆流产 子宫、妊娠囊、囊内胚芽或胎儿大小与停经孕周相符，有胎心搏动，子宫颈内口紧闭。部分先兆流产患者可表现为妊娠囊一侧局限性新月形无回声区或云雾样低回声区。

2. 难免流产 子宫颈内口已开，妊娠囊可部分下移至子宫颈内口或子宫颈管（图16-26），妊娠囊变形呈"葫芦状"。

胚胎停育后流产症状迟早会发生，也属难免流产。

胚胎停育超声表现：妊娠囊变形、塌陷、轮廓异常。经腹部超声检查妊娠囊平均内径≥2cm或经阴道超声检

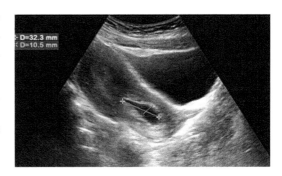

图16-26 难免流产超声声像图
妊娠囊（测量键）变形，位置下移至子宫颈管内

查妊娠囊平均内径≥0.8cm时，未显示卵黄囊；经腹部超声检查妊娠囊平均内径≥2.5cm时，未显示胚芽；经阴道扫查显示妊娠囊平均内径≥1.6cm时，未显示胎心搏动；胚芽长度≥0.5cm时，未显示胎心搏动。

3. 不全流产 部分妊娠物排出宫腔，宫腔内见不规则斑状、团状回声。CDFI示无明显血流信号，但相邻子宫肌层内可见局灶性血流信号。

4. 完全流产 妊娠物已全部排出，子宫内膜呈线状，宫腔内可有少许积血声像，无斑状或团块状回声。

5. 稽留流产 胚胎或胎儿已死亡，无胎心搏动；妊娠囊存在者，妊娠囊皱缩变形，囊壁回声减弱、变薄，内壁毛糙；妊娠囊消失者，宫腔内回声杂乱，不能分辨妊娠囊和胚胎结构，呈团块状实质性回声和低或无回声区杂乱分布。CDFI示团块状实性回声区及无回声区周边可见较丰富血流信号。子宫颈内口未开，子宫较停经孕周小。

胎死宫内：胎儿无胎心搏动和胎动征象。胎儿刚死亡时，其形态、结构无明显改变。胎死宫内时间较长时可表现为：①超声测量胎儿生长参数小于孕周预测值。②胎儿颅骨重叠、塌陷，颅内结构显示不清。③脊柱失去正常生理弯曲甚至成角，胸廓塌陷。④胎儿出现水肿表现，胎头、胸腹部及肢体表面呈双层回声。⑤胸腹腔内结构显示不清，有时可见胸腔积液、腹水。⑥胎盘肿胀、增厚，回声减弱或不均匀。⑦羊水减少。

（三）鉴别诊断

1. 与双胎妊娠鉴别 先兆流产伴宫腔内积血时需与双胎妊娠鉴别。双绒毛膜囊双胎妊娠可见2个

妊娠囊声像，呈强回声环，形态规则，每个妊娠囊内均可见卵黄囊、胚芽。先兆流产时宫腔内的积血多呈新月形分布，强回声壁不明显，无回声区内无卵黄囊及胚芽。

2. 与宫颈妊娠鉴别　难免流产妊娠囊下移至子宫颈时应与宫颈妊娠鉴别。宫颈妊娠时，子宫颈膨大，与宫体比例近1∶1，甚至大于宫体，子宫内膜增厚并呈蜕膜化，子宫颈内口闭合，宫颈妊娠囊内可见胚芽和胎心搏动。

3. 异位妊娠　异位妊娠宫腔内积血可表现为假妊娠囊，需与胚胎停育的空妊娠囊鉴别，特别是异位妊娠包块较小，经腹超声易将假妊娠囊误诊为胚胎停育。假妊娠囊周边为子宫内膜，无"双环征"，形态与宫腔一致。

4. 葡萄胎　稽留流产需与葡萄胎鉴别，葡萄胎子宫大于停经月份，质地软，呈蜂窝状回声，CDFI检查血流信号不明显。

（四）临床价值

依据对妊娠囊、卵黄囊、胎心胎动的特异性观察，超声可以对流产的不同阶段做出准确的判断，对临床处理提供了重要依据。

第5节　妊娠滋养细胞疾病

妊娠滋养细胞疾病（gestational trophoblastic disease，GTD）是一组来源于胎盘滋养细胞的疾病，根据组织学将其分为葡萄胎、侵蚀性葡萄胎、绒毛膜癌及妊娠滋养细胞肿瘤。

一、葡萄胎

（一）病理与临床

葡萄胎因妊娠后胎盘绒毛滋养细胞增生、间质水肿，而形成大小不一的水疱，水疱间借蒂相连成串，形如葡萄，也称水疱状胎块。葡萄胎是胎盘的一种良性病变，与孕妇年龄有关，年龄＜15岁妊娠者发生该病的风险比25～30岁者高6倍，＞45岁妊娠者风险更高，约为25～30岁者的300倍。

葡萄胎分为完全性葡萄胎和部分性葡萄胎。完全性葡萄胎的滋养叶细胞增生和绒毛间质水肿变性，绒毛间质血管消失，形成无数大小不等葡萄样小囊泡组织块，水疱状物占满整个宫腔，无胎儿、脐带或羊膜囊成分。部分性葡萄胎表现为胎盘绒毛部分发生水肿变性及局灶性滋养细胞增生活跃，可见胎儿、脐带或羊膜囊等，胎儿多已死亡。葡萄胎时滋养细胞高度增生，产生的大量绒毛膜促性腺激素刺激卵巢卵泡内膜细胞发生黄素化而形成囊肿，称卵巢黄素囊肿。

患者临床表现为停经后阴道流血（常发生在停经后8～12周），子宫异常增大，大于停经月份，腹痛，妊娠呕吐剧烈，妊娠期高血压，双侧附件区可扪及包块。实验室检查HCG水平异常升高。

（二）超声表现

1.完全性葡萄胎

（1）子宫一般显著增大，明显大于孕周。极少数患者由于水肿、变性的绒毛组织大量排出，子宫增大可不明显，甚至子宫各径线减小，与孕周不符。

（2）宫腔内充满弥漫分布的大小不等的液性无回声区，数毫米至数厘米，呈蜂窝状（图16-27）。分辨力低的仪器显示弥漫分布的粗点状强回声或落雪样图像。

（3）宫腔内无妊娠囊、胎儿、胎盘影像。

（4）子宫肌壁薄，回声与蜂窝状回声分界清楚，肌壁完整。

（5）常合并双侧卵巢黄素囊肿，表现为双附件区多房囊肿，壁薄，后壁回声增强。

2. 部分性葡萄胎

（1）子宫可增大，亦可与孕周相符或小于孕周。

（2）宫腔内可见到存活或死亡的胎儿。

（3）宫腔内见部分胎盘呈蜂窝状改变，部分胎盘组织未见异常，正常与异常胎盘组织间分界清楚（图16-28）。

（4）附件区见卵巢黄素囊肿。

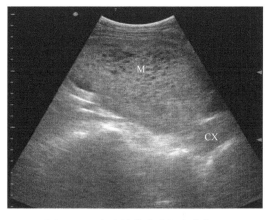

图16-27 完全性葡萄胎超声声像图

M：葡萄胎；CX：子宫颈

（三）鉴别诊断

葡萄胎与稽留流产鉴别：稽留流产（回声混杂型）宫腔内回声混杂，有团块状实性回声及无回声区等，完全性葡萄胎呈蜂窝样或落雪状改变。CDFI有助于鉴别，稽留流产宫内有异常回声，周边子宫肌层血流信号丰富，而葡萄胎血流信号不明显。结合HCG水平可以准确诊断。

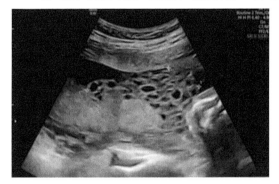

图16-28 部分性葡萄胎超声声像图

胎盘下缘胎儿面局部呈蜂窝样囊性无回声区（测量键）

（四）临床价值

超声诊断葡萄胎有典型图像时，具有较高特异性，但当图像不典型时，则往往给诊断带来困难引起误诊，需结合临床血HCG水平进行综合诊断，提高超声诊断准确率。

二、妊娠滋养细胞肿瘤

（一）病理与临床

由于侵蚀性葡萄胎和绒毛膜癌在临床表现、人绒毛膜促性腺激素（HCG）、影像学表现、诊断和处理原则等方面基本相同，因此国际妇产科联盟（FIGO）妇科肿瘤委员会2000年建议将两者合称为妊娠滋养细胞肿瘤（gestational trophoblastic neoplasia，GTN）。大多数GTN继发于葡萄胎，也可发生于任何妊娠后。

侵蚀性葡萄胎（invasive mole）继发于葡萄胎，指葡萄胎组织侵入子宫肌层或转移至子宫外；绒毛膜癌（choriocarcinoma，简称绒癌）是一种高度恶性的肿瘤，早期即可通过血液循环转移至全身。继发于葡萄胎排空后半年以内的妊娠滋养细胞肿瘤的组织学诊断多数为侵蚀性葡萄胎，一年以上者多数为绒毛膜癌，半年至1年者，绒毛膜癌和侵蚀性葡萄胎均有可能。

侵蚀性葡萄胎与绒毛膜癌临床表现相同，出现持续的阴道不规则流血，量多少不定，子宫复旧不全或不均匀性增大，多伴卵巢黄素囊肿，少数出现腹痛，可伴发转移性病灶，如肺转移、阴道转移、肝转移、脑转移等，发生转移时出现相应的临床症状。

（二）超声表现

绒毛膜癌的超声声像图表现与侵蚀性葡萄胎的超声声像图表现相似：

1. 子宫轻度或明显增大。

2. 肌层回声杂乱不均，布满大小不等的蜂窝状液性无回声区，边缘清但欠规整，可达子宫浆膜层。

3. 合并卵巢黄素囊肿时，一侧或双侧卵巢内见薄壁多房囊肿。发生宫旁转移时可出现盆腔肿块。

4. 肿瘤穿透肌层侵犯宫旁组织时，表现为受侵血管异常扩张，如有子宫穿孔腹腔内可见游离液体（出血所致）。

5. CDFI显示肿块血流丰富，频谱多普勒为低阻血流。肿瘤细胞可破坏血管壁，形成动静脉瘘，出现典型高速低阻频谱。

（三）鉴别诊断

1. 稽留流产 宫腔内异常回声团块，与子宫肌层分界模糊，局部肌层可检出较丰富血流信号，但患者血HCG值不高，宫腔镜活检或诊断性刮宫病理检查可明确诊断。

2. 胎盘残留 有近期分娩史，残留胎盘回声较高，边界清，CDFI显示血流不丰富。

3. 子宫内膜癌 常发生在绝经前后妇女，宫腔内回声不均，血HCG阴性。

（四）临床价值

彩色多普勒超声检查操作简单，可重复，能够观察病变范围，提供血流信息，是随访妊娠滋养细胞肿瘤的首选检查方式，同时也是评估疗效的有效手段之一。

第6节 胎盘、脐带异常

一、前置胎盘

（一）病理与临床

前置胎盘（placenta praevia）是指妊娠28周后胎盘覆盖子宫颈内口。如果胎盘位置低，下缘距子宫颈内口小于2cm为低置胎盘。前置胎盘的高危因素包括流产史、宫腔操作、前置胎盘史等。前置胎盘因子宫下段伸展拉长，子宫颈管扩张，而附着的胎盘不能相应伸展，与子宫壁发生错位剥离，导致血窦破裂出血。孕妇妊娠晚期常发生反复无痛性阴道出血。大量出血可出现贫血甚至休克，胎儿可发生宫内窘迫，甚至胎死宫内。

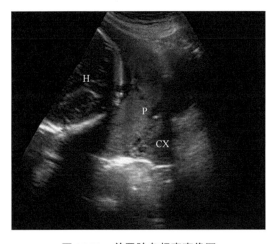

图16-29 前置胎盘超声声像图

H: 胎儿头颅; P: 胎盘; CX: 子宫颈; 胎盘完全覆盖子宫颈内口

（二）分类及超声表现

指南推荐将前置胎盘分为两种类型。

1. 前置胎盘 胎盘完全或部分覆盖子宫颈内口。包括既往的完全性和部分性前置胎盘（图16-29）。

2. 低置胎盘 胎盘附着于子宫下段，胎盘边缘距子宫颈内口的距离＜2cm。包括既往的边缘性前置胎盘和低置胎盘。

（三）鉴别诊断

子宫下段局限性收缩：子宫下段收缩时，肌壁增厚隆起，回声增高，类似胎盘回声，可误诊为低置胎盘或前置胎盘，待子宫收缩缓解后复查可区别。

（四）临床价值

超声检查诊断前置胎盘有其独特的优越性，简便、安全、无创伤，并能准确显示胎盘位置，故能早期诊断，早期处理。对降低围产期孕妇及胎儿的死亡率有重大价值。同时可避免过去用阴道检查确诊前置胎盘而引起的大出血及感染的风险。

二、血管前置

（一）病理与临床

血管前置（vasa previa）指胎膜血管位于胎儿先露前方跨越子宫颈内口或接近子宫颈内口，是绒毛的异常发育所致。

血管前置的确切病因目前尚不清楚。但脐带帆状附着、副胎盘、双叶状胎盘和膜状胎盘等都可能导致绒毛异常发育，易发生血管前置。血管前置是一种危险的妊娠情况，有人称之为"胎儿杀手"，当胎先露下降时可直接压迫前置血管，导致胎儿窘迫；破膜以后，覆盖在子宫颈内口的血管破裂出血，可导致胎儿死亡。

（二）超声表现

经阴道超声可提高检出率。

1. 跨过或靠近子宫颈内口的条状无回声区。

2. CDFI可见血流信号。

3. 频谱多普勒显示该血管为胎儿血管。

4. 可合并帆状胎盘或副胎盘及出血的相应表现。

（三）鉴别诊断

1. 脐带先露　位于子宫颈口的脐带可能误诊为血管前置。脐带内的血管周围有华通胶，且晃动子宫或让患者取头低脚高位时脐带可移开。

2. 子宫颈-子宫血管前置　血管频谱多普勒上呈与胎儿心率一致的脉率，由此可鉴别胎儿血管与母体血管。

（四）临床价值

有易发生血管前置的危险因素时，可行经阴道超声检查，联合CDFI、频谱多普勒可识别约2/3血管前置。血管前置可增加围生期并发症的发生率和死亡率，一经诊断应接受密切的临床监测。

三、胎盘早剥

（一）病理与临床

胎盘早剥（placental abruption）是在妊娠20周后或分娩期胎儿娩出前，胎盘部分或全部从子宫壁分离，称胎盘早期剥离，简称胎盘早剥。胎盘早剥是妊娠晚期的严重并发症，重症妊娠高血压综合征、腹部外伤、外倒转术纠正胎位、脐带过短或脐带缠绕、宫腔内压骤减、孕妇长时间仰卧位等都可能是胎盘早剥的诱因。

胎盘早剥主要病理变化是底蜕膜出血，形成血肿，使胎盘从附着处分离。临床上分为轻、重两型：轻型者胎盘剥离面不超过胎盘面积的1/3，包括胎盘边缘血窦破裂出血，以阴道出血为主要临床表现，体征不明显。重型胎盘早剥以隐性出血为主，胎盘剥离面超过胎盘面积的1/3，同时有较大的胎盘后血肿，主要症状为突发性剧烈腹痛，可无或仅有少量阴道出血，可有贫血。腹部检查有子宫压痛、硬如板状，胎位不清，胎儿严重宫内窘迫或死亡。

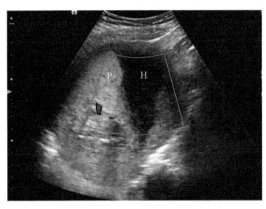

图16-30 胎盘早剥超声声像图

P：胎盘；H：积血，胎盘与宫壁间见大片无回声区

（二）超声表现

因胎盘着床部位、剥离部位、剥离面大小、出血时间等的不同，胎盘早剥有不同超声表现。

1. 胎盘早剥早期 正常胎盘应紧贴子宫壁。胎盘剥离时胎盘与子宫壁间见边缘粗糙、形态不规则的无回声区（图16-30），其内可见散在斑点状回声，有时为条带状回声。随着时间的推移，胎盘后方呈不均质团块状高回声，该处胎盘胎儿面突向羊膜腔，CDFI示无明显血流信号。也可表现为胎盘异常增厚，呈不均匀高回声。凝血块突入羊膜腔，可形成羊膜腔内肿块，为重型胎盘早剥的声像。

2. 胎盘早剥后期 胎盘剥离出血不多自行停止后，胎盘后血肿于数天后逐渐液化，内部呈无回声，与子宫壁分界清楚。血肿机化后，呈不均质高回声团，该处胎盘明显增厚，胎盘的胎儿面可向羊膜腔内膨出。

3. 胎盘边缘血窦破裂 胎盘边缘与子宫壁剥离，胎盘边缘胎膜与宫壁分离、隆起，胎膜下出血表现为不均质低回声，不形成胎盘后血肿。

（三）鉴别诊断

1. 胎盘内血池 位于胎盘实质内，在胎盘切面内呈不规则形无回声区，内有云雾样回声流动。

2. 胎盘后方子宫肌瘤 边缘较清，形态规则，常呈圆形或类圆形，多呈不均质低回声。CDFI可见肿块内血流信号。

3. 胎盘血管瘤 多位于绒毛膜板下胎盘实质内，可突向羊膜腔，回声较均匀，边界清。CDFI可见较丰富血流信号。

4. 子宫局部收缩 若发生在胎盘附着处，可见向胎盘突出的半圆形弱回声区，可根据子宫舒张后图像恢复正常与血肿鉴别。

（四）临床价值

超声可诊断胎盘早剥并评估胎盘剥离的程度，为临床医师提供治疗依据，若剥离面大，病情危重，则需立即终止妊娠，抢救孕妇及胎儿生命，以孕妇为重。若剥离面小，胎儿又未成熟，则需住院做期待治疗。但剥离早期易漏诊，临床有相应症状但超声无阳性表现时应提醒临床进行复查。

四、胎盘畸形

（一）帆状胎盘

1. 病理与临床 帆状胎盘是指脐带未直接插入胎盘实质，而是脐血管分散开在胎盘外的羊膜与绒毛膜之间走行一段距离后再进入胎盘实质。胎膜内脐血管无华通胶保护，易并发脐带血管受压和破裂，尤其当血管覆盖子宫颈内口时（即血管前置），使围产期并发症发生率和死亡率增加。

2. 超声表现 脐带入口不直接插入胎盘,而直接插入胎膜,脐血管多个分支呈扇形在胎膜内走行一段距离后,再进入胎盘内,CDFI能更好地显示这一特征。帆状胎盘可合并血管前置,应注意扫查。

3. 鉴别诊断 与脐带贴子宫壁鉴别。帆状胎盘晃动探头胎膜下血管位置不变,脐带则会移动。

4. 临床价值 如果超声提示帆状胎盘,临床会加强对胎儿生长情况的监测,根据具体情况选择分娩时机及方式。

(二)副胎盘

1. 病理与临床 副胎盘是在离主胎盘的周边一段距离的胎膜内,有1个或数个胎盘小叶发育,副胎盘与主胎盘之间有胎儿来源的血管相连。副胎盘可能与胎膜绒毛不完全退化有关,边缘完全分离,形成较小的胎盘组织岛,并由胎膜的胎儿血管连接。副胎盘如未在产前得到诊断,容易造成副胎盘遗留,引起产后大出血。

2. 超声表现 二维超声显示在主胎盘之外有1个或几个与胎盘回声相同的副胎盘,与主胎盘之间有一定距离,间隔一般超过2.0cm。CDFI显示副胎盘与主胎盘之间有血管相连接,频谱多普勒提示为胎儿血管。注意是否合并血管前置。

3. 鉴别诊断 与多叶胎盘鉴别。多叶胎盘是一个胎盘分成两叶或多叶,但叶与叶之间胎盘组织互相连在一起。

4. 临床价值 产前超声诊断副胎盘可提醒临床规避血管破裂、副胎盘残留等相关风险。

五、单脐动脉

(一)病理与临床

正常脐带中有2条脐动脉与1条脐静脉,脐带中仅有1条脐动脉者称为单脐动脉(single umbilical artery,SUA)。单脐动脉的发生可能是一支脐动脉先天性未发育,在镜下只见到一支脐动脉,而无第二支脐动脉痕迹;也可能是胚胎初期存在2支脐动脉,但以后在发育过程中一支脐动脉继发性萎缩而逐渐消失,在镜下除见到一支脐动脉外,还可见到一根十分细小而萎缩的血管,管腔闭锁,甚至仅见到血管壁或弹力纤维的痕迹。单脐动脉本身可无明显临床表现,但单脐动脉可能增加心脏畸形、染色体异常的风险。合并胎儿畸形者,出现相应临床表现。

(二)超声表现

在膀胱水平横切面上膀胱两侧只能显示一条与髂内动脉延续的脐动脉回声,管径较粗,CDFI显示更清楚。在游离段脐带的横切面上,正常由2条脐动脉和1条脐静脉组成的"品"字形结构消失,而显示仅含1条脐动脉和1条脐静脉组成的"吕"字形结构。CDFI显示一红一蓝2个圆形结构(图16-31)。

(三)鉴别诊断

双脐动脉之一细小:膀胱横切面,CDFI检查似只见一条脐动脉,但将探头向头侧或足侧偏斜,还可见另一条细小的脐动脉,脐带游离段横切面可见3个圆形无回声断面,其中1个相对细小。

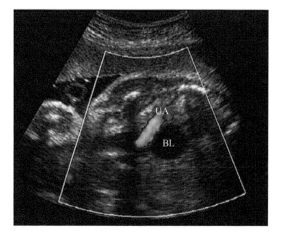

图16-31 单脐动脉彩色多普勒血流图
UA:脐动脉;BL:膀胱

（四）临床价值

文献报道将二维超声与彩色多普勒超声结合使用，检出单脐动脉的敏感性可达95%。单脐动脉胎儿合并其他结构畸形的发生率明显高于双脐动脉胎儿，因此在检查中发现单脐动脉应仔细检查有无合并其他畸形。同样，如发现胎儿畸形，也应仔细检查脐带数目，以防漏诊误诊。

第7节 胎儿先天性畸形

一、概　　述

出生缺陷是指出生前已经存在，出生时或生后数年内可以发现的结构或功能异常，其产生原因包括遗传、环境以及两者的共同作用。严重出生缺陷将严重影响个体生存能力、功能，在生命早期可能致残、生活不能自理或死亡。我国是出生缺陷的高发国，每年有80万~120万名出生缺陷患儿出生，占出生总人口的4%~6%。

胎儿先天性畸形属于出生缺陷范畴，是指胎儿结构的先天性发育异常或疾病。约70%的胎儿结构畸形可以在产前超声检查中发现并得到诊断。根据我国国情，以下6种严重的胎儿致死性畸形必须在产前检出：无脑儿（露脑畸形）、颅骨缺损伴脑膜脑膨出、开放性脊柱裂伴脊膜脊髓膨出、腹壁缺损伴内脏外翻、单心室、致死性骨发育不良。

🔗 **链 接**　妊娠中期胎儿畸形筛查

胎儿畸形发生率有逐年上升趋势，给社会及家庭带来不必要的经济及精神负担，产前早发现、早诊断对降低出生缺陷率意义重大。妊娠中期胎儿畸形筛查是在特定孕期开展的针对胎儿常见结构畸形进行的一项筛查，超声检查一直为胎儿畸形筛查的主要方法，具有无创性、重复性高等优点，可观察各个孕期胎儿形态及结构改变，可早期发现胎儿畸形，对临床有重要价值。根据我国国情，检查时间一般定在孕18~24周。通过此项筛查，可以筛出较六大畸形更多的胎儿畸形，为产前检查的重要组成部分，为优生优育提供强有力的支持。但超声筛查与实验室检查及染色体检查应该是相辅相成的，互相不能替代。

二、胎儿严重致死性畸形超声诊断

（一）无脑儿

1. 病理与临床　无脑畸形系前神经孔闭合失败所致，是神经管缺陷的最严重类型，50%以上病例合并脊柱裂，常伴有羊水过多。其主要特征是颅骨穹隆缺如（眶上嵴以上额骨、顶骨和枕骨的扁平部缺如），伴大脑、小脑及覆盖颅骨的皮肤缺如，但面部骨、脑干、部分枕骨和中脑常存在。眼球突出，呈"蛙样"面容。无脑畸形预后极差，一般在出生后几小时内死亡。因此，无脑畸形一旦做出诊断，均应终止妊娠。

2. 超声表现　超声最早可在孕11周做出诊断。

（1）颅盖骨缺失，胎儿头部无椭圆形颅骨光环，面部扫查眼眶部以上无额骨，双眼突出，呈"蛙眼征"（图16-32）。

（2）颅内脑组织缺如或仅有少量脑组织，胎儿眶上的不规则中等回声团块为脑组织回声。如脑组织较完整或者大部分存在则称为露脑畸形。

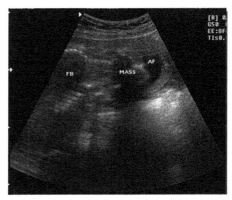

| A. 胎儿头部无颅骨光环 | B. 双眼突出，呈"蛙眼征" |

图16-32 无脑儿超声声像图
AF：羊水；MASS：肿物；FB：肋骨；E：眼睛

（3）常合并颈段或腰段脊髓脊膜膨出。妊娠后期，因吞咽反射缺乏致羊水增多。

3. 鉴别诊断 严重的小头畸形有时似无脑儿。可疑时应仔细辨认，若发现头盖骨和脑皮质组织存在，则可排除无脑儿。

4. 临床价值 超声可确诊无脑儿。该病为致死性畸形，一经诊断应及时终止妊娠。

（二）颅骨缺损伴脑膜脑膨出

1. 病理与临床 脑膜脑膨出是指颅骨缺损伴有脑膜及脑组织从缺损处膨出，仅有脑膜而没有脑组织从颅骨缺损处膨出则为脑膜膨出。脑膜脑膨出和脑膜膨出好发于脑中线，以枕部最为多见。包块可大可小，包块内容物为脑膜、脑脊液和（或）脑组织。常伴有小头、脑积水、脊柱裂，额部脑或脑膜膨出常伴有面部中线结构畸形，如眼距过远、鼻畸形等。

2. 超声表现

（1）脑膜膨出 颅骨局部缺损、回声中断，在胎儿颅骨中线缺损部位，膨出一囊性肿物，内呈液性，外被覆皮肤（图16-33）。

（2）脑膜脑膨出 胎儿颅骨壁缺损；头颅中线缺损部位可见突出包块，外被覆皮肤；包块内见部分实性脑组织；缺损大可导致颅骨光环缩小或不规则，骨壁厚薄不均，双顶径小于孕龄。

3. 鉴别诊断 颈部水囊瘤为枕部囊性包块，常为多房性，无颅骨缺损及脑积水等颅内表现，多伴身体其他部位的水肿，如皮肤水肿、胸腔积液或腹水。胎体皮肤的水肿往往与颈部水囊瘤相连。

4. 临床价值 超声可发现大部分胎儿脑膜脑膨出，但孕10周前、羊水过少时或颅骨缺损和包块较小时难以诊断。

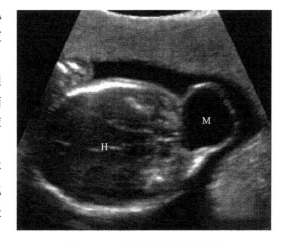

图16-33 脑膜膨出超声声像图
H：胎头；M：脑膜膨出

（三）开放性脊柱裂伴脊膜脊髓膨出

1. 病理与临床 脊柱裂是后神经孔闭合失败所致，主要特征是脊柱椎弓板的部分缺失，椎管闭合不全导致脊髓腔内容物的外露，属神经管闭合不全性畸形。根据脊柱椎弓板缺损病变处皮肤是否完整，分为闭合性脊柱裂和开放性脊柱裂。开放性脊柱裂是指病变部位皮肤缺损，椎管内容物经脊柱缺损处向后膨出，多发于腰段或骶尾段水平，常见类型包括脊膜膨出、脊膜脊髓膨出、脊髓裂等。闭合性脊柱裂是指病变部位皮肤连续性完整，椎管内容物经过脊柱缺损处向后膨出或不膨出。

2. 超声表现

（1）开放性脊柱裂的脊柱特征　从胎儿背侧方向对脊柱做矢状扫查，位于受累脊柱后方的强回声线连续性中断（图16-34A），裂口处皮肤及其深部软组织回声连续性亦中断，囊状脊柱裂可见中断处膨出一囊性包块，内有脊膜、马尾神经或脊髓组织。可伴有脊柱后凸或侧凸畸形。脊柱横切面上显示位于后方的2个椎弓骨化中心向后开放，呈典型的"V"形或"U"形改变。脊柱冠状切面亦可显示后方的2个椎弓骨化中心距离增大。

（2）开放性脊柱裂的脑部特征　脊柱裂常伴有一系列特征性的脑部声像异常，主要有小脑"香蕉征"（小脑变小、弯曲呈香蕉状，小脑发育不良甚至小脑缺如）、颅后窝池消失、"柠檬头征"（横切胎头时出现前额隆起，双侧颞骨塌陷，形似柠檬，见图16-34B）、脑室扩大等。

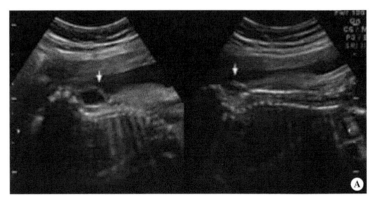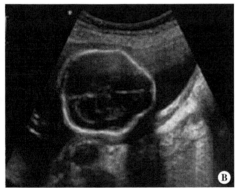

图16-34　开放性脊柱裂超声声像图

A. 脊柱后方强回声线连续性中断；B. "柠檬头征"

（3）开放性脊柱裂合并其他畸形　包括足内翻、足外翻、膝反屈、先天性髋关节脱位、脑积水、肾畸形、羊水过多等。

3. 鉴别诊断　需与骶尾部畸胎瘤、血管瘤等软组织隆起相鉴别。上述疾病包块表面有皮肤覆盖，不合并脊柱骨化中心异常，也无颅后窝池消失、小脑"香蕉征"等改变。

4. 临床价值　较大的开放性脊柱裂（3个或3个以上脊椎受累）产前超声较易发现，较小的开放性脊柱裂超声常难以显示脊柱异常的直接征象，颅内改变不明显时难以诊断。闭合性脊柱裂在产前超声检查中常难以发现。另外胎儿仰卧位或臀位、晚孕期均影响脊柱显示。

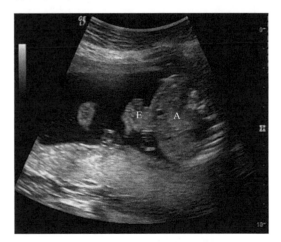

图16-35　腹壁缺损伴内脏外翻超声声像图

A. 胎儿腹部；E. 外翻的内脏

（四）腹壁缺损伴内脏外翻

1. 病理与临床　腹壁缺损伴内脏外翻是脐旁腹壁全层缺损伴内脏外翻的先天畸形，亦称"腹裂"。缺损多位于脐根部右侧。

2. 超声表现　脐旁腹壁全层连续性中断，一般缺损为2～3cm。胃、肠等腹腔内脏器外翻至胎儿腹腔外，其表面无膜状物覆盖，肠管自由漂浮在羊水中（图16-35）。外翻的肠管有时可见局部节段性扩张，管壁增厚，蠕动差，肠腔内容物呈密集点状低回声，这与继发的肠畸形，如肠闭锁、肠扭转、肠梗阻有关。腹围小于孕周。常伴羊水过多，羊水内可见较多点状低回声翻动。CDFI可较好区分外翻的肠管与脐带。

3. 鉴别诊断 脐膨出为腹壁中线缺失，膨出包块表面有包膜，脐带附着在包块表面（图16-36）。

4. 临床价值 腹裂多数为散发性，合并染色体异常的风险较低。大部分腹裂在妊娠中期的早期即可通过超声和孕妇血清AFP诊断。如继续妊娠，可每周复查超声观察肠管情况。出生后需行外科手术，大部分预后良好。小型腹裂产前难以诊断。

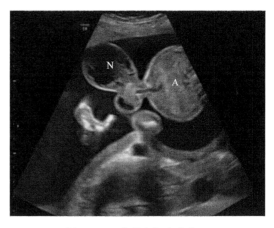

图16-36 脐膨出超声声像图

A. 胎儿腹部；N. 脐膨出

（五）单心室

1. 病理与临床 单心室是指一个较大的主心腔接受来自心房的血液，可以有两组房室瓣或只有一组房室瓣，房室瓣均对向主心腔。

主心腔形态有3种类型：①左心室型，主腔为形态学左心室，附属腔为形态学右心室，位于主腔的前方（可为正前、左前、右前方），占65%～78%。②右心室型：主腔为形态学右心室，附属腔为形态学左心室，位于主腔的左后或右后方，占10%～15%。③中间型：主腔形态介于左心室与右心室之间，无附属腔，占10%～20%。

2. 超声表现 四腔心切面上"十"字交叉失常，室间隔不显示，仅显示一个心室腔，房室瓣均与这个心室相连，心室形态多为左心室。附属腔常难以显示，如能显示，多位于主心腔前方。CDFI显示心房两股血流束进入单一心室腔后混合，单一房室瓣时仅见一股血流束进入单一心室。常合并大动脉异常。

3. 鉴别诊断

（1）室间隔缺损 巨大室间隔缺损易和单心室混淆，注意室间隔、乳头肌、房室瓣等结构的辨认，对鉴别诊断有重要意义。

（2）心内膜垫缺损 心尖部可见室间隔，室间隔上部、房间隔下部缺损，共同房室瓣等是其特征，单心室可有共同房室瓣特征，乳头肌粗大者可被误认为室间隔。

4. 临床价值 单心室为产前超声筛查九大严重结构畸形之一。该病预后不良，诊断后建议终止妊娠。

（六）致死性骨发育不良

1. 病理与临床 骨骼发育不良也称骨软骨发育不全，包括多种涉及骨骼形成和生长的疾病，已发现450多种骨骼发育不良，但只有少数会在产前/产后致命。较常见的致死性骨发育不良包括致死性侏儒、软骨发育不全、成骨发育不全Ⅱ型。发生致死性骨发育不良的胎儿通常存在严重四肢短小及胸部发育不良，后者导致肺发育不良和胎儿死亡。

2. 超声表现

（1）肢体严重短小，四肢长骨长度低于正常孕周平均值的4个标准差或以下，股骨/腹围＜0.16（图16-37）。

（2）窄胸，胸围低于同孕周第5百分位数，心/胸＞0.6，胸围/腹围＜0.89。

（3）某些特殊征象，如致死性侏儒可有三角形头颅表现；成骨发育不全Ⅱ型可有多发性骨折。

3. 鉴别诊断 评估胎儿的肋骨和肺生长情况是鉴别致死性与非致死性骨发育不良的重要手段。

4. 临床价值 产前超声区分致死性与非致死性骨发育不良准确性较高，对及时终止妊娠起关键性作用。

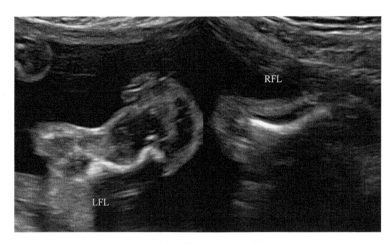

图16-37 双侧股骨严重短小，骨干弯曲

LFL：左股骨；RFL：右股骨

"B超神探"贾立群

"我最大的人生追求，就是尽好医生的本分，不让一个孩子在自己手里漏诊、误诊。"说这句话的是首都医科大学附属北京儿童医院超声科名誉主任贾立群。他是我国著名儿科超声专家，坚守门诊一线几十余年，确诊数万例疑难病例，挽救数千名急危重症患儿的生命，有"B超神探"的美誉。他曾获"全国道德模范""时代楷模""全国优秀共产党员"等荣誉。

医者仁心

（董　莹）

第17章 血管超声

第1节 颈部血管

一、颈部血管解剖概要

颈部血管超声检查包括颈部动、静脉的检查，主要包括锁骨下动脉、颈总动脉、颈内动脉、颈外动脉、椎动脉、锁骨下静脉、颈内静脉、椎静脉等。其中颈部动脉发生病变更为多见，所以颈部动脉的超声检查临床意义更大，尤其是颈动脉、椎动脉的检查。

右侧颈总动脉起自头臂干（即无名动脉），头臂干于胸锁关节上后方分出右颈总动脉和右锁骨下动脉。左侧颈总动脉起自主动脉弓。双侧颈总动脉在胸锁乳突肌内缘上行，至甲状软骨上缘膨大为壶腹部，之后分为颈内动脉和颈外动脉。颈内动脉起始部管径局部增宽，称为颈动脉窦，上行过程中先在颈外动脉后外侧，后转向内侧入颅，颈内动脉颅外段无分支。颈外动脉先位于颈内动脉前内侧上行、后转至外侧，颈外动脉颅外段有多个分支，滋养包括甲状腺、舌、咽、面、枕、上颌、颞部等在内的多处头面部组织器官。

椎动脉是锁骨下动脉第一分支，左、右椎动脉分别发自左、右锁骨下动脉，按照其走行，分为颈段、椎间段和颅内段。常规超声可以比较清晰地观察进入横突孔前的颈段，以及第6至第1颈椎椎间隙的椎间段。

锁骨下静脉横向走行于颈根部，与纵向、伴行于颈动脉的颈内静脉汇合成无名静脉。椎静脉伴行于椎动脉前外侧。

二、颈部血管检查方法和正常超声表现

（一）仪器

常规采用高频线阵探头，频率范围5～12MHz。实际应用时，可根据受检者体形情况，适当调整探头频率或更换探头种类，如肥胖、体层厚者，可适当降低探头频率以增加探测深度，或者联合应用低频凸阵探头进行观察。

（二）检查前准备

需配备符合扫查条件的仪器。受检者一般无须特殊准备，建议穿低领衣服、去颈饰并充分暴露检查区域。检查医师于检查前应详阅申请单，了解受检者病史。

（三）检查体位

受检者常规采用仰卧位，双手自然平放于身体两侧，去枕头，使身体处于自然平卧状态，避免过度拉伸头颈部。头部过度后仰、脸部过度偏侧可造成肌肉紧张、血管紧绷，从而影响血流动力学指标

的准确性。特殊体型如驼背患者可垫枕头。

（四）检查方法

1. 二维超声 自颈根部向上，行纵横切面扫查，自下而上显示颈总动脉近心端、颈总动脉主干、颈动脉分叉部、颈内动脉颅外段、颈外动脉二维图像，观察管腔回声、管壁结构等，测量管径大小、管壁厚度。在显示颈动脉基础上，探头略向外侧移动，可显示椎动脉，观察内容参照颈动脉。需留意椎动脉的走行情况，椎动脉走行弯曲度改变，是椎动脉狭窄性疾病不容忽视的原因之一。

颈内静脉、椎静脉与颈动脉、椎动脉伴行，在显示动脉基础上，比较容易找到静脉的二维图像。探头加压，颈内静脉容易压瘪。

2. 彩色多普勒超声 在二维显像基础上叠加CDFI，观察管腔内血流情况，包括血流充盈度、血流边缘、血流方向、血流速度，注意有无湍流、逆流、充盈缺损等。

3. 频谱多普勒超声 在CDFI基础上，把取样容积置于目标检测血管中心部位，超声束与血流方向夹角＜60°，获取多普勒频谱图，进行收缩期最大血流速度（PSV）、舒张末期血流速度（EDV）、RI、PI等参数的测量。

（五）超声测量

颈动脉内中膜厚度（IMT）测量，是评估动脉粥样硬化及其程度的一个量化指标。IMT的测量，应在颈动脉分叉前段2cm左右的后壁处，于收缩末期进行，测量时不包含斑块，测量线垂直于血管壁，建议使用ZOOM功能键以减少测量误差（图17-1）。正常IMT＜1.0mm。颈动脉分叉处血管壁相对其余节段偏厚，该处IMT＜1.2mm。椎动脉管径正常为3～5mm。

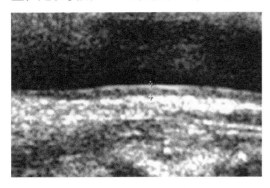

图17-1 颈动脉IMT测量
二维超声显示颈总动脉收缩末期纵切面（放大图像），测量线垂直于血管壁进行IMT测量

（六）正常超声表现

1. 二维图像 正常颈动脉纵切面为管状结构，管壁呈连续平行高回声光带，由等、低、强回声反射的内、中、外膜三层结构组成，内膜面平整光滑，IMT＜1.0mm，管腔呈无回声。管腔大小规律是：颈总动脉＞颈内动脉＞颈外动脉。颈动脉横切面呈圆形，自颈根部自下而上扫查，将看到颈总动脉在甲状软骨上缘水平分为颈内动脉、颈外动脉。

探头向颈动脉外侧后方倾斜，可获得椎动脉图像。椎动脉颈段因无椎骨遮挡显示较清晰。颈段以上直至进入颅内之前，穿行于颈椎横突孔，椎动脉仅可显示椎间段，呈节段性显示（图17-2A）。

颈内静脉位于颈动脉外侧，管壁纤细，纵切面与颈动脉走行一致，横切面呈扁圆形无回声，探头略加压即闭合消失，仪器分辨率高时可观察到静脉瓣膜活动改变。

2. 彩色多普勒血流图像 动脉血流充填好，边缘规整，依"红迎蓝离"（朝向探头的血流呈红色，背离探头的血流呈蓝色）规律呈现血流色彩，收缩期、舒张期因速度改变出现明暗改变，管腔中心部色彩较靠管壁周边处明亮。静脉与动脉并行，血流色彩较动脉暗淡。

3. 频谱多普勒图像 正常颈动脉血流频谱大体上呈三峰窄带波形，频窗中空（图17-2 B）。颈内动脉提供颅内供血，吻合支丰富，血流阻力小，血流频谱呈低阻型；颈外动脉提供面部供血，远端血管阻力高，血流频谱呈高阻型；颈总动脉介于颈内、外动脉之间。目前大家对颈动脉血流参数关注较多的是峰值血流速度（V_{max}）、阻力指数（RI），这两个参数在颈总动脉、颈内动脉、颈外动脉之间的规律是：颈总动脉V_{max}＞颈外动脉V_{max}＞颈内动脉V_{max}，颈外动脉RI＞颈总动脉RI＞颈内动脉RI。

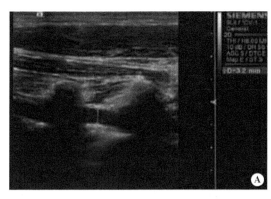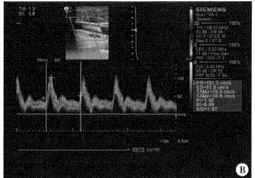

图17-2 正常椎动脉二维图像、颈总动脉血流频谱

A. 椎动脉穿行于颈椎横突孔间、呈节段性显像；B. 颈总动脉呈三峰窄带中空血流频谱

颈内静脉流速低，持续整个心动周期，不同时相血流速度有起伏变化。

（七）注意事项及经验

1. 检查过程中需避免过度拉伸头颈部，以免造成管径测值及血流动力学参数改变而影响判断。

2. 初学者经验不足、解剖定位不准确情况下，可先取血管横切面图，然后把探头顺时针或逆时针旋转90°，即可显示血管纵切面图像。

3. 对于肥胖、血管位置深者，为提高穿透力，可联合低频凸阵探头协助扫查。

4. 左、右双侧对照检查的方法对于快速判定血管病变及程度极有价值。

5. 颈部血管超声检查，手法及经验很重要，需要操作医师在实践过程中不断探索和积累经验。

三、颈部血管疾病

（一）颈动脉硬化闭塞症

1. 病理与临床 颈动脉硬化闭塞症（carotid arteriosclerosis obliterans）是造成缺血性脑血管病变的重要原因之一，病理改变主要是动脉内、中膜病变融合，IMT增厚，进而形成斑块、斑块溃疡，继续进展将导致管腔狭窄甚至闭塞，造成脑血供障碍。

2. 超声表现

（1）二维超声表现 动脉管壁增厚、回声反射增强，IMT增大，内膜面欠平滑（图17-3A）；颈动脉分叉处及颈内动脉起始部后壁比较容易形成粥样硬化斑块。多数斑块形态不规则，凸向管腔，回声分布均质或不均质，部分伴声影。人们把内部呈低或等回声、后方无声影者称为软斑，把内部回声增强并有纤维化或钙化、后方伴声影者称为硬斑。大的斑块凸向管腔形成占位，使管腔缩窄、闭塞，我们可以通过计算获得血管管径狭窄百分比。管径狭窄百分比的计算方法：

$$管径狭窄百分比 =（原始管径 D - 狭窄处管径 D_1）/原始管径 D \times 100\% \tag{17-1}$$

（2）多普勒超声表现：彩色多普勒超声显像，血管内血流充盈差，边缘欠规整，斑块处呈现血流充盈缺损（图17-3B），狭窄处血流束变细窄、血流色彩明亮，呈五彩镶嵌的湍流，血管完全闭塞时无彩色血流显示。频谱多普勒于狭窄处取样，血流频谱增宽，PSV升高（图17-3C、D）。

3. 鉴别诊断 主要应与多发性大动脉炎、颈动脉栓塞、颈动脉支架进行鉴别。

（1）多发性大动脉炎 以中青年女性多见，病理改变为非特异炎性病变损害颈总动脉结构，超声表现为颈总动脉管壁均匀向心性肥厚、管腔狭窄，但无斑块形成。

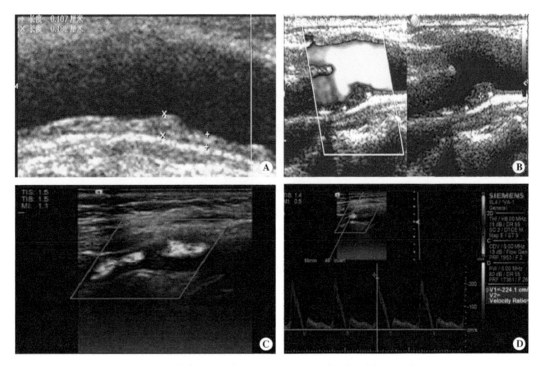

图17-3　颈动脉硬化闭塞症二维、彩色血流、频谱多普勒成像

A.颈总动脉粥样硬化内膜面起伏欠平滑；B.粥样硬化斑块占位造成彩色血流充盈缺损；C.频谱多普勒显示左颈内动脉近端硬化斑块不完全堵塞血管；D.血流束不规则缩窄，狭窄处探及高速血流频谱

（2）颈动脉栓塞　是因其他部位的血栓脱落至颈动脉，造成堵塞。超声声像图显示堵塞处血栓，血管壁显示清晰、不厚，内膜面平整。

（3）颈动脉支架　超声表现为血管壁内侧对称性强回声光条，侧动探头呈网格状。

4. 临床价值　超声检查可以直观显示颈动脉走行、结构、管壁层次、管腔内部状况、血流情况等，方便快捷无创。通过多普勒显像对颈动脉硬化、闭塞等病变及其血流动力学改变做出量化判断，可为临床诊治、预后评估提供重要参考。

（二）椎动脉狭窄性疾病

1. 病理与临床　各种原因致使椎动脉管径变窄，通过椎动脉的血流减少或阻断，从而诱发系列颅脑缺血性表现，称为椎动脉狭窄性疾病（vertebral artery stenosis disease）。临床表现为眩晕、头痛、恶心、呕吐、视力障碍等，严重者甚至出现晕厥倒地、脑梗死。导致椎动脉狭窄的原因通常有动脉粥样硬化、颈椎病等，近年来椎动脉走行弯曲度改变导致椎动脉狭窄占比较高（图17-4A），应引起临床的重视。

2. 超声表现

（1）二维超声表现　粥样硬化导致的椎动脉狭窄，常见于椎动脉起始段，病变椎动脉管径明显较健侧小（图17-4B），管壁增厚、回声反射增强，内膜面欠平滑，管腔内透声变差，有斑块者可见内壁强光斑凸向管腔，斑块大者可堵塞血管；若单纯颈椎病椎骨压迫椎动脉导致的狭窄，可见椎动脉管径缩小，管壁无增厚；部分颈椎病致椎动脉走行弯曲，可见弯曲明显处管径缩窄；有些患者虽然椎动脉走行弯曲，但自然状态下管径并无狭窄，当过度拉伸扭动脖子时，椎动脉弯曲度加重致使管径一过性缩窄而出现临床症状。

（2）多普勒超声表现　CDFI示椎动脉狭窄处血流束细窄（图17-4C），伴五彩镶嵌明亮血流信号，完全堵塞时无彩色血流信号显示。PWD可于椎动脉狭窄处检测到高速高阻血流频谱，闭塞时无频谱曲线显示。值得注意的是，椎动脉进入颅内汇合形成Willis环，左、右椎动脉血流是相通的，有些单侧椎动脉狭窄的患者，患侧椎动脉血流可无改变，反而对侧（健侧）椎动脉血流发生改变。所以椎动脉检查时需要左、右双侧对比进行。

3. 鉴别诊断 需与先天性椎动脉管径偏小者进行鉴别。大多数人左、右两侧椎动脉管径并不完全一致，通常左侧会略大于右侧。部分人因个体因素椎动脉管径较常人略小，但观察其左、右两侧椎动脉管径属对称性偏小，管壁不厚，血流动力学无改变。这种情况下，通常认为临床意义不大，不作为椎动脉狭窄性病变的诊断。

4. 临床价值 超声检查椎动脉可以快速、直观显示椎动脉颈段和椎间段的形态、结构、走行，测量血流方向和速度，判断管壁有无增厚，有无粥样硬化斑块，管腔有无狭窄或堵塞，血流动力学有无改变等，尤其对造成狭窄的原因判断，具有重要临床价值。

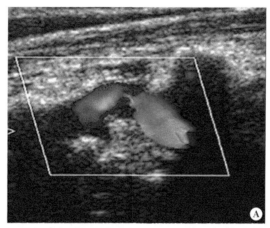

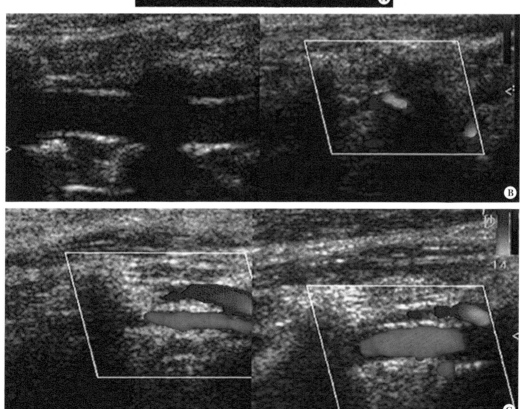

图17-4 椎动脉狭窄性病变二维超声、彩色频谱多普勒血流成像

A. 椎动脉走行弯曲导致的缩窄，血流显像弯曲处血流束变窄；B. 左右两侧椎动脉对比显示，右侧椎动脉管径正常，左侧椎动脉血流束明显变窄；C. 双侧椎动脉彩色血流显像对比图，左侧椎动脉管径正常，血流束无改变；右侧椎动脉管径缩窄，血流束变细窄

（三）锁骨下动脉窃血综合征

1. 病理与临床　动脉粥样硬化、动脉炎、血栓栓塞、先天性动脉畸形等原因，造成无名动脉或锁骨下动脉近心端、分出椎动脉之前部位狭窄或闭塞，基底动脉和锁骨下动脉间产生压力差，形成虹吸作用，血液从健侧的椎-基底动脉逆流至患侧椎动脉、病变远端锁骨下动脉，引起上肢及脑供血不足的临床表现，患者出现眩晕、阵发性失明、患侧上肢麻木乏力、患肢无脉等症状，双上肢血压不一致，患肢血压较健侧下降＞20mmHg。锁骨下动脉盗血综合征（subclavian steal syndrome，SSS）好发于左侧锁骨下动脉自主动脉弓起始段。

2. 超声表现

（1）二维超声表现　因动脉粥样硬化引起者，无名动脉或锁骨下动脉近心端管壁增厚、回声反射增强、内膜面欠平滑，伴粥样硬化斑块形成者管腔狭窄或闭塞；大动脉炎引起者，病变处管壁呈中低回声均匀性增厚。

（2）多普勒超声表现　无名动脉或锁骨下动脉病变狭窄处CDFI显示血流束细窄，呈五彩镶嵌湍流，完全闭塞时无血流信号显示。该病变椎动脉血流显像尤具特征性，出现正反（红蓝）交替甚至反向血流，最终患者椎动脉血流方向与椎静脉一致、与颈动脉相反，于狭窄处探及高速血流频谱，完全闭塞时无频谱显像。正常人椎动脉血流频谱呈正向，锁骨下动脉窃血严重时，椎动脉血流频谱呈反向、位于基线下（图17-5）。

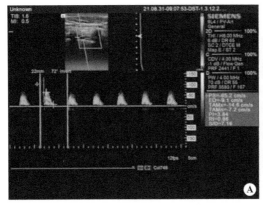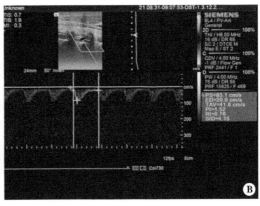

图17-5　锁骨下动脉窃血综合征患者椎动脉血流频谱

同一个患者双侧椎动脉的多普勒血流频谱。A. 患者右侧（健侧）椎动脉血流频谱，呈正向波；B. 患者左侧（患侧）椎动脉血流频谱，呈反向波

3. 鉴别诊断　需与锁骨下动脉远心端粥样硬化狭窄鉴别。二维超声可明确观察到病变所在部位及病变特征，锁骨下动脉远心端粥样硬化狭窄处同样探及五彩湍流及高速血流频谱，但无窃血所致脑缺血等表现。

4. 临床价值　超声检查技术可明确观察无名动脉或锁骨下动脉近端病变部位、病变程度。多普勒超声检测椎动脉血流具有明显特征，可助我们快速做出判断，是锁骨下动脉窃血综合征首选的影像学检查方法。

（四）颈部血管其他病变

1. 颈动脉支架微创介入　颈动脉支架（carotid artery stent）植入术，是颈动脉粥样硬化闭塞症的重要治疗手段之一。其原理是支架置入狭窄段血管内，人为扩张血管腔，使原来因狭窄受阻的血流状态得到改善，改变狭窄远端缺血的情况。颈动脉支架超声表现极具特点，为沿血管纵切面的血管腔内、紧贴血管内壁的平行对称线条网状中高回声光带，横切面光带环绕血管内壁（图17-6），典型超声表现结合病史不难做出判断。颈动脉支架需与颈动脉粥样硬化斑块进行鉴别。前者中高回声光带规整、对称、呈网状，横切面环绕内壁，而颈动脉粥样硬化斑块通常形态不规则、厚薄不均匀，横切面扫查通常呈偏心附着于内壁。

超声检查技术因其使用方便、无创，是颈动脉狭窄介入治疗术后疗效动态评估和追踪复查的理想辅助检查手段。

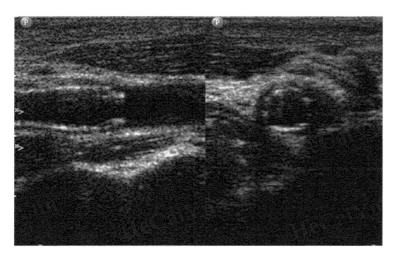

图17-6 纵、横切面显示颈总动脉支架

2. 颈内静脉囊状扩张症 颈内静脉囊状扩张症（internal jugular vein phlebectasia）为颈内静脉先天性结构缺陷如管壁弹性纤维弹性降低，或者局部解剖受损等因素所致。临床上前者更为常见，好发于老年人，右侧多见，一般单侧发生，无须特殊处理，患者无自觉症状，仅表现为颈根侧无痛性肿块，质软，无搏动，屏气时更明显，超声表现为患侧颈内静脉局部节段呈梭形或囊状增宽（图17-7），为其上、下正常节段静脉管径的1.5倍以上，患者屏气或咳嗽时，梭形膨大的管径明显增大达平静呼吸时的2倍以上。CDFI显示该膨大处血流通畅、色彩暗淡。本症需与右心衰竭致腔静脉压增高、上腔静脉阻塞综合征所致的颈内静脉扩张进行鉴别，后两者除颈内静脉扩张外，右心衰竭致腔静脉压增高会有心脏改变以及肝大、腹水、浮肿等表现，上腔静脉阻塞综合征可见梗塞或狭窄表现。

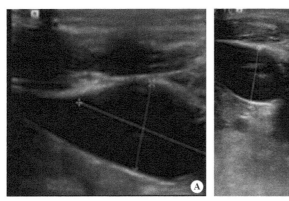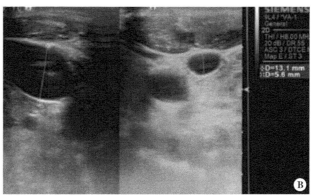

图17-7 颈内静脉囊状扩张

A. 颈内静脉管径局部节段呈梭形或囊状增宽；B. 相同水平位置左、右颈内静脉管径对比

🔗 **链 接** 颈动脉支架植入术 ————————————————————

颈动脉支架植入术（CAS）是临床治疗颈动脉狭窄的其中一种手段。当颈动脉粥样硬化斑块较大导致血管狭窄或堵塞，而药物治疗效果不佳，不能或不想通过颈动脉内膜剥脱术的方法解决，患者可以选择CAS，通过微创介入的方法，把支架送入狭窄段血管，支架自动膨胀张开，管径被动扩大，原

本狭窄的血管基本恢复正常，达到消除或减轻颈动脉狭窄、改善颈脑部血流灌注的目的。因 CAS 微创的优势，临床上普及较快较广。

第2节 四肢血管

一、四肢血管解剖概要

四肢血管，包含上、下肢动、静脉系统。四肢血管病变以下肢血管病变更为常见。

上肢动脉主干由近至远包括锁骨下动脉、腋动脉、肱动脉、桡动脉和尺动脉。右锁骨下动脉发自无名动脉，左锁骨下动脉源于主动脉弓。锁骨下动脉在锁骨外侧、第1肋外缘移行为腋动脉，腋动脉于腋窝深部走行至背阔肌下缘移行为肱动脉，继续下行，至肘窝桡骨颈处分支为桡动脉、尺动脉，桡动脉沿桡侧下行与掌深弓连接，尺动脉沿尺侧下行与掌浅弓连接。

下肢动脉主干包括股总动脉、股深动脉、股浅动脉、腘动脉、胫前动脉、胫后动脉、腓动脉、足背动脉。股总动脉续自腹股沟韧带水平的髂外动脉，下行2～5cm后移行为股浅动脉，同时向后外侧分出股深动脉。股浅动脉沿大腿内侧入腘窝，移行为腘动脉，继续下行出腘窝后，在小腿上方1/3处分为胫前动脉、胫腓干。胫前动脉在小腿前外侧继续向下走行，至足背处移行为姆长伸肌腱、趾长伸肌腱之间的足背动脉。胫腓干分为胫后动脉、腓动脉下行，腓动脉沿腓骨内侧下行至外踝，胫后动脉沿小腿浅、深肌间下行，经内踝至足底分支为足底内、外侧动脉。

四肢静脉分深静脉、浅静脉两大类。静脉管腔内有静脉瓣，以下肢静脉瓣膜居多，可防止向心的静脉血液倒流。上肢深静脉与同名动脉伴行，由远至近主要有桡静脉、尺静脉、肱静脉、腋静脉、锁骨下静脉；上肢浅静脉主要有头静脉、贵要静脉、肘正中静脉、前臂正中静脉。下肢深静脉亦与同名动脉伴行，主要有胫前静脉、胫后静脉、腓静脉、胫腓静脉干、腘静脉、股浅静脉、股深静脉、股总静脉；下肢浅静脉由大隐静脉、小隐静脉组成。下肢深、浅静脉通过穿静脉交通。

二、四肢血管检查方法和正常超声表现

（一）仪器

采用彩色多普勒超声诊断仪，选取线阵探头。上肢血管探头频率为5～10MHz，下肢血管探头频率为5～7MHz。检查过程中，可根据实际情况适时动态变换探头频率、调整仪器设置。

（二）检查前准备

无须特殊准备。注意受检者隐私保护，寒冷时需要保暖。检查前可简单介绍检查过程以取得受检者的配合。

（三）检查体位

常规仰卧位检查，必要时可采取半卧位、坐位、站立位检查。上肢检查时让受检者双手外旋外展，掌心向上。下肢检查依探测顺序由上而下，让被检肢体适当外展、膝关节弯曲和内旋配合。

下肢静脉检查，在受检者能配合状态下，最好采取站立位，静脉充盈会更便于显示。老年、体位配合困难者除外。

（四）检查方法

1. 二维超声　沿着血管体表投影位置，显示动静脉走行、管壁厚薄、内膜面平滑度、管腔内透声情况，观察正常与否。同时进行管壁厚度、管径的测量。

（1）上肢血管检查　从颈根部开始，在锁骨上窝处扫查锁骨下动、静脉，向下在腋窝皱襞处寻找腋动、静脉，在肱二头肌内侧沟寻找肱动、静脉，腕关节处扫查桡、尺动、静脉。

（2）下肢血管检查　从腹股沟处扫查股动脉、股静脉、大隐静脉开始，腘窝后方扫查腘动脉、腘静脉、小隐静脉，小腿外侧扫查胫前动、静脉，小腿后方扫查胫后动、静脉，蹬趾内侧上方寻找足背动、静脉。

2. 彩色多普勒超声　CDFI显示血管内血流充填、血流方向、血流速度等情况，观察血流束有无缩窄，血流边缘规整与否，有无充盈缺损，有无逆流或湍流。下肢静脉检查时嘱受检者做瓦尔萨尔瓦（Valsalva）动作或挤压远端肢体放松，以明确静脉管腔血流通畅情况及有无反流。

3. 频谱多普勒超声　把取样门放置于目标血流中心处，超声束与血流方向夹角＜60°，获取多普勒血流频谱，观察频谱形态，通过频谱曲线定量测量血流参数，包括收缩期峰值血流速度（PSV）、舒张末期血流速度（EDV）、阻力指数（RI）、压力指数（PI）、静脉反流持续时间等。

（五）超声测量

超声测量包括IMT、管径、粥样硬化斑块大小等，多普勒频谱用于测量动脉具体血流参数如PSV、RI等，注意双侧肢体血管对比检测。

正常状态下一般不测量四肢静脉管径，只在病变状态下测量管径以资参考，如静脉栓塞、反流时静脉管径会增大，静脉扩张时亦需测量管径。静脉瓣膜功能不全导致静脉反流时，通过测量反流持续时间来判断反流严重程度。

（六）正常超声表现

1. 二维超声声像图

（1）四肢动脉　管径由近至远循序变小，随心动周期有搏动性改变。纵切面呈管状结构，管壁为对称性连续光滑双线状结构，内膜面平整，管腔内透声好；横切面动脉呈圆形结构，探头加压管腔不容易压扁。

（2）四肢静脉　与同名动脉伴行，管径较同名动脉宽大，管壁连续菲薄，管腔内透声好，超声诊断仪分辨率高者可检测到血流缓慢流动呈云雾状。做Valsalva动作静脉管径增大，探头加压管径容易压瘪。

2. 彩色多普勒血流图像

（1）动脉血流通畅，边缘规整，呈层流，管腔中心处血流色彩相对明亮，靠管腔周边血流色彩相对暗淡（图17-8A）。血流具搏动性，随心动周期色彩呈明暗交替变化。因正常肢体血管舒张期会有短暂反流，CDFI呈红蓝相间改变。

（2）四肢近心端大静脉血流容易显示，充填好，边缘平整，方向与伴行动脉相反，血流色彩相对动脉暗淡（图17-8B），呈单一向心血流，做Valsalva动作时静脉血流中断，探头加压时血流信号消失。远心端小静脉血流因流速低，有时难以探测。

3. 频谱多普勒血流图像

（1）动脉血流在收缩期-舒张早期-舒张晚期分别呈现快速正向-短暂反向-低速正向的"正-反-正"三相窄谱波形（图17-8C）。血流速度从近至远渐行下降，频谱波峰由高尖趋向低矮。

（2）静脉血流呈连续低矮单相频谱，频谱曲线随呼吸有起伏，变化幅度不大，多位于基线一侧（图17-8D）。

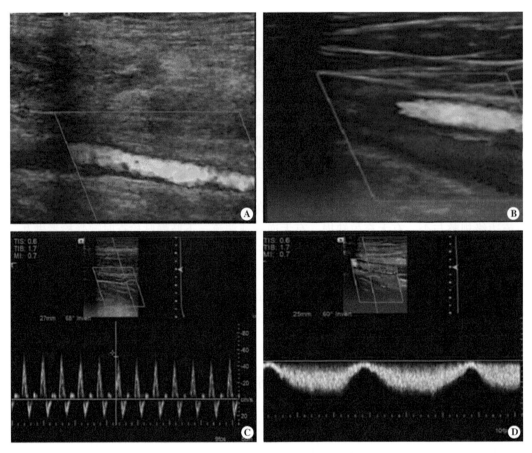

图 17-8 正常下肢动、静脉血流及频谱显像

A.胫前动脉血流显像血管中心较边缘明亮;B.股静脉与股动脉血流方向相反、血流色彩较动脉暗淡;C.胫前动脉血流频谱呈"正-反-正"三相波形;D.股静脉连续低矮单相频谱,位于基线一侧

(七)注意事项及经验

1.四肢动、静脉解剖,是四肢血管超声检查的基础,必须熟悉。

2.左、右双侧对照检查。

3.可根据受检者实际情况,采取不同频率、不同种类的探头。

4.检查过程中需因时制宜,随时调整仪器预设条件以适应实际需要。

5.使用频谱多普勒取样时,注意探头声束入射方向与血流的角度应<60°,且尽可能减小取样门的宽度(<2mm)以增加检测部位测速的准确性。

6.需注意控制探头加压力度,既要使探头与人体皮肤充分耦合,又不能过度用力压迫血管,尤其是在进行静脉检测时。

三、四肢血管疾病

(一)动脉粥样硬化闭塞症

案例 17-1

某糖尿病患者,男性,因右下肢麻木、疼痛来诊。临床体检双下肢无肿胀,双足背体表温度有较明显差别,右足偏凉,右足背动脉搏动微弱。超声检查显示双下肢动脉管壁普遍增厚、回声反射明显增强,多处动脉段分布大小不等强光斑,右侧胫前动脉管壁增厚、管径明显较左侧小,CDFI示血流细窄,呈五彩镶嵌血流,PWD于狭窄处探及高阻充填血流频谱。

问题:依据上述临床及超声表现,患者最可能的诊断是什么?

1. 病理与临床　动脉粥样硬化病变引起肢体动脉狭窄或闭塞，导致动脉缺血后的临床系列改变，称为动脉粥样硬化闭塞症（atherosclerosis）。好发于中老年男性，常伴有高血压、高血脂、糖尿病等慢性全身性疾病，下肢动脉病变远较上肢动脉多见。主要病理表现为动脉粥样硬化并斑块形成，管壁中层变性增厚、血栓形成，动脉管腔狭窄或梗塞。有糖尿病基础者，病变在腘动脉以远远心端动脉更明显。临床上表现为患肢发冷，疼痛，麻木乏力，间歇性跛行，远心端肢体溃烂，动脉搏动减弱、消失。

2. 超声表现

（1）二维超声表现　动脉管壁增厚，回声反射增强，内膜面起伏凸向管腔；粥样硬化斑块形成时凸向或占据管腔，形成占位效应，管径不同程度缩窄或闭塞。较大的斑块通常于股总动脉中段及分叉处后壁多见（图17-9A）。有糖尿病、高血压等基础病的老年患者，远心端动脉如胫前动脉、胫后动脉、足背动脉硬化闭塞会更明显（图17-9B）。

（2）多普勒超声表现　CDFI示血流边缘欠规整，斑块处血流呈充盈缺损，管腔狭窄处血流束变细窄，色彩明亮甚至呈五彩湍流，管腔闭塞时血流信号中断。硬化造成管腔缩窄不明显者，多普勒频谱形态可无改变；管腔狭窄明显时可探及高阻血流频谱，PSV升高，波峰高尖，频窗增宽、充填（图17-9C、D）。

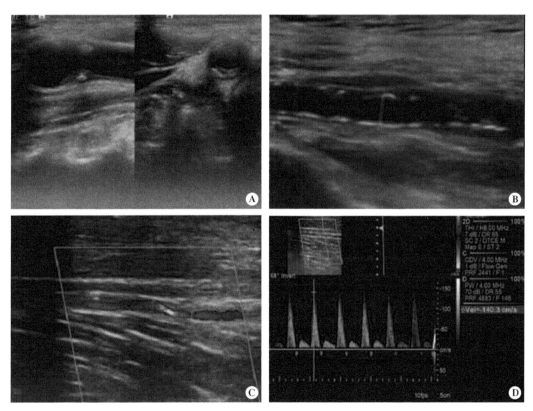

图17-9　动脉粥样硬化、斑块、管腔狭窄、血流速度明显升高

A.动脉粥样硬化斑块好发于血管分叉处后壁；B.胫后动脉粥样硬化管壁增厚、回声反射增强，内膜面欠平滑；C.胫前动脉粥样硬化管壁不规则增厚，管腔内血流束宽窄不一；D.胫前动脉狭窄处测及高速血流频谱

3. 鉴别诊断　需与血栓闭塞性脉管炎、动脉支架鉴别。血栓闭塞性脉管炎常见于青中年吸烟男性，主要累及下肢中小动脉，表现为节段性小动脉内膜增厚，管腔内血栓形成，管腔闭塞，常有伴行静脉病变。动脉支架表现为管腔内对称性中高回声、呈网格状，横切面支架紧贴血管腔内壁、环壁分布（图17-10）。

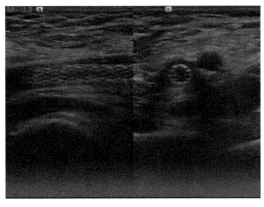

图17-10　股浅动脉支架

患者血管支架植入术后，显示股浅动脉内对称性中高回声、探头略倾斜呈网格状，横切面环绕血管内壁

4. 临床价值　超声检查安全、无创、费用相对较低，血流显示无须造影，显像快速、直观，可对血流动力学信息进行量化检测，为临床提供定量依据，是目前四肢动脉疾病的首选辅助检查手段。

（二）深静脉血栓形成

1. 病理与临床　各种原因导致的静脉血流缓慢、静脉内膜损伤、血流呈高凝状态，静脉管腔里的血流凝固形成血块，即为静脉血栓形成（vein thrombosis）。以下肢静脉尤其是左下肢深静脉发病率更高，这与左髂总静脉的解剖特点相关。下肢静脉血栓形成多发生于术后或长期卧床患者。上肢静脉血栓形成主要源于静脉插管或注射导致的静脉内膜损伤。血栓形成后导致静脉管腔堵塞，若不及时诊治，血栓还将沿静脉走行继续延伸扩展。临床主要的表现为患肢肿胀疼痛、发绀发白、浅静脉曲张、活动障碍，以患肢肿胀为突出表现。

2. 超声表现

（1）二维超声表现　栓塞部位静脉内透声差、有内容物（血栓）充填，管径增大，探头加压管腔不能/不容易压瘪。依据血栓形成的时间2周内、2周～6个月、6个月以上分为急性期、亚急性期、慢性期，不同时期血栓充填物的回声反射强度由低到高，由均质到不均质。病程进展到慢性期，静脉瓣膜也会增厚。

（2）多普勒超声表现　血栓形成急性期，静脉管腔不完全堵塞，CDFI探及病变处静脉内少量血流信号、血流束不规整；管腔完全堵塞后，近心端静脉腔内未能探及血流信号（图17-11）。病程进展至慢性期，可探及侧支循环形成。

频谱多普勒检测，不完全堵塞时静脉血流频谱失去期相性、流速减慢，完全堵塞时未能探及血流频谱。慢性期累及静脉瓣膜时，可探及不同程度反流血流频谱。

3. 鉴别诊断　需与下肢静脉瓣膜功能不全、其他病变导致的下肢水肿进行鉴别。下肢静脉瓣膜功能不全及其他病变也可导致肢体肿胀，但这些疾病导致的肢体肿胀通常是双侧对称性的，且静脉管腔内无实质占位，探头加压管腔能闭合，超声主要表现为肢体软组织层增厚、组织间隙液体积聚声像改变。

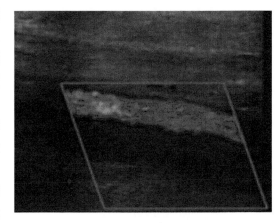

图17-11　股静脉栓塞

该患者股动脉血流显示清晰，其后方伴行之股静脉管径增宽，管腔内呈极低回声物充填，CDFI未见血流信号显示

4. 临床价值　深静脉血栓形成后，讲究早发现、早诊断、早治疗。尽早明确诊断对临床采取治疗方案极其重要，直接影响到治疗效果（图17-12）。

彩色多普勒超声技术检查深静脉血栓形成操作简便，能准确判断病变部位及范围、血栓形成时间、堵塞程度、侧支循环是否形成，并能够进行治疗前后效果对比，为临床诊治提供重要参考价值。

（三）深静脉瓣膜功能不全

1. 病理与临床　深静脉瓣膜功能不全（deep venous valvular incompetence）分为原发性和继发性两类，原发性可能与静脉瓣发育不全、慢性咳嗽等因素有关，继发性主要是静脉炎瓣膜损害所致。下肢深静脉瓣膜功能不全多见，上肢深静脉瓣膜功能不全发病率不高。瓣膜功能不全导致血液反流，静脉血压升高，继而浅静脉曲张、肢体肿胀，远心端皮肤色素沉积、营养不良，甚至溃烂难愈。

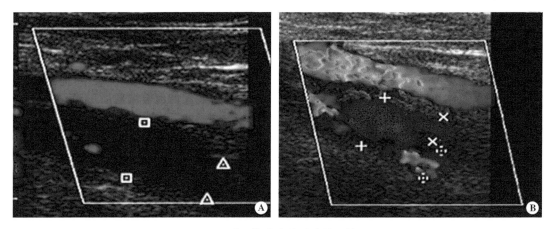

图17-12　下肢深静脉血栓治疗前后效果对比

A.左侧外伤患者入院时左侧股静脉血栓形成、管径增宽、其内未见血流信号；B.治疗1周后复查，左侧股静脉管径变小，其内见不规则血流信号

2. 超声表现

（1）二维超声表现　二维超声显像无特征性，静脉管径正常或略增宽，或可观察到静脉瓣膜增厚、闭合不良表现。

（2）多普勒超声表现　多普勒超声显像具有特征性。CDFI平静呼吸状态下探及静脉血流呈红蓝双色显示，Valsalva动作或挤压肢体远端放松后，静脉内出现彩色反转；频谱多普勒探及反向血流频谱（图17-13），且持续时间＞1.0s。通过测量反流频谱持续时间、反流峰值速度可以判断瓣膜功能不全的程度。

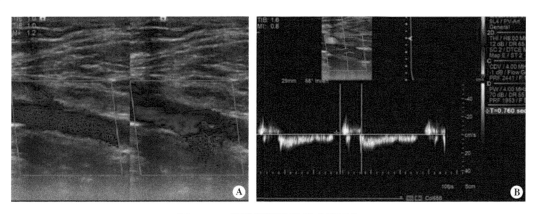

图17-13　下肢深静脉瓣膜功能不全

A.平静呼吸状态下，股静脉探及红蓝双色血流显像；B.频谱多普勒显示短暂反向血流频谱，持续时间0.76s

3. 鉴别诊断　需与深静脉血栓形成鉴别。深静脉血栓形成可见成形的血栓实体；探头加压管腔不能压瘪或不易压瘪。

4. 临床价值　超声检查可观察到中大管径静脉内的瓣膜形态及启闭状态，频谱多普勒超声可对反流持续时间、反流流速进行精准测量，为临床诊断提供重要参考。

（四）四肢血管其他病变

1. 动脉瘤　动脉瘤（aneurysm）分为真性动脉瘤和假性动脉瘤。

（1）真性动脉瘤　是由先天性动脉管壁发育不良、后天性动脉粥样硬化等因素引起，以在动脉粥样硬化基础上发病多见，机制是动脉粥样硬化导致血管壁中层退变，厚薄不均，在动脉血流压力长期作用下，管壁相对薄弱处局部向外膨胀隆凸，形成梭形或囊状改变。超声表现为动脉局部梭形膨隆，管壁连续，相应处CDFI呈红蓝涡流血流显像。

（2）假性动脉瘤　是由于外伤致动脉管壁破裂，血流外溢，在血管外形成纤维包裹的软组织血肿。超声显示为动脉旁囊液性占位，多普勒显示其内呈涡流。

2. 动静脉瘘　动静脉瘘（arteriovenous fistula，AVF）是指动、静脉之间存在异常通道。可以是先天性动静脉交通累及细小动静脉，以下肢脚踝处多见；也可以后天如血管堵塞后形成，多发生于中等大小动静脉。临床表现为静脉压力升高，患肢肿痛，患处有搏动感。先天性动静脉瘘病变部位超声显示呈蜂窝状改变，后天性动静脉瘘可见伴行的动静脉之间有瘘口交通，CDFI显示瘘口处呈五彩镶嵌明亮血流从动脉持续流向静脉，频谱多普勒探及连续高速低阻血流频谱（图17-14）。

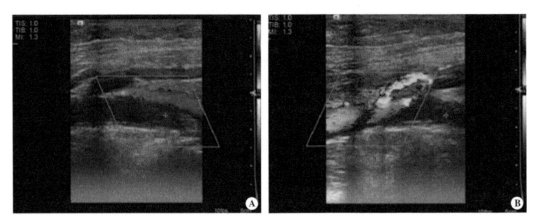

图17-14　腘动脉硬化闭塞后，动静脉瘘形成

A. 腘动脉硬化闭塞，管腔内为低回声物充填；B. 腘动脉血流于闭塞处中断，与伴行腘静脉形成瘘口交通，瘘口呈五彩镶嵌血流显像

第3节　腹膜后大血管

一、腹膜后大血管解剖概要

腹主动脉在腹膜后，脊柱前方、人体正中线偏左，在第12胸椎下缘水平续自胸主动脉，第4腰椎下缘水平分出左、右髂总动脉，总长度14～15cm，管径自上而下逐渐减小，为1.5～2cm。腹主动脉穿过膈肌后于第1腰椎水平处由前壁发出腹腔动脉，腹腔动脉粗短，前行约2cm后向左、右、左上方分别发出脾动脉、肝总动脉、胃左动脉。腹主动脉发出腹腔动脉后继续下行1～2cm，向前下方发出肠系膜上动脉，肠系膜上动脉与腹主动脉之间的夹角约为30°，夹角间有左肾静脉和十二指肠穿行。腹主动脉发出肠系膜上动脉后继续下行1～2cm，于第1、2腰椎间水平向左、右发出双侧主肾动脉，左肾动脉起点位置较右肾动脉略高。腹主动脉继续下行，至第3腰椎水平由前壁发出肠系膜下动脉，因其位置较低，受肠道气体干扰通常超声难以显示清晰。

下腔静脉在第5腰椎右前方由左、右髂总静脉汇合而成，后沿脊柱右前方腹主动脉右侧上行至肝脏下方，穿腔静脉孔入右心房，总长度约20cm。行程中收集包括髂总静脉、睾丸/卵巢静脉、肾上腺静脉、肾静脉、肝静脉的血流。根据下腔静脉主要属支所处位置，把下腔静脉划分为上、中、下三段：肝静脉汇入处以上为上段（肝段）；肝静脉与肾静脉汇入之间称中段；肾静脉汇入处以下称下段。

二、腹膜后大血管检查方法和正常超声表现

（一）仪器

采用彩色多普勒超声诊断仪，腹部凸阵探头，频率范围2～5MHz，常规选用3.5MHz，小儿或体瘦者探头频率可选5MHz，肥胖或体层厚者可选2MHz。

（二）检查前准备

常规空腹，禁食8小时以上。急诊患者不受条件限制。

（三）检查体位

常规仰卧位。必要时可辅以左、右侧卧位等。

（四）检查方法

1. 二维超声　探头置剑突下，纵轴与人体纵轴方向一致，在腹部正中线偏左1cm左右作纵横切面扫查，显示腹主动脉长短轴切面，在腹部正中线偏右2cm左右作纵横切面扫查显示下腔静脉。通过探头上下移动观察腹主动脉、下腔静脉全段及其主要分支情况。

2. 彩色多普勒超声　在二维图像基础上，采用CDFI显示血管里血流的状态、方向等信息。

3. 频谱多普勒超声　把频谱取样门置于血管中心部位、入射声束与血流方向角度<60°，取样门<1/3血管管径，获取频谱曲线，进行血流参数的测量。

（五）超声测量

收缩末测量线垂直于腹主动脉管壁测量腹主动脉管径，腹主动脉近段位于肝左叶后方近膈肌处，正常管径2～3cm；中段为胰腺水平段，正常管径为1.5～2.5cm；远段于左、右髂总动脉分叉前，正常管径1～2cm。

对肾血流的评估，通常测量主肾动脉的血流参数。正常主肾动脉V_{max}<150cm/s，RI=0.5～0.7。

（六）正常超声表现

1. 二维超声表现　腹主动脉纵切面呈管状，横切面呈圆形无回声区。由上而下走行血管由深变浅、管径由大变小，管壁清晰光滑，随心动周期规律跳动。腹主动脉第一个主分支为腹腔动脉，可于肝尾状叶与胰腺之间探及，为由腹主动脉前壁向前发出的短管状暗区，近乎垂直于腹主动脉，侧动探头，可见腹腔动脉呈"T"形分出脾动脉和肝总动脉（图17-15）。探头纵切下移，于腹腔动脉下方约2cm处，见一管状结构由腹主动脉前壁发出向前下成角走行，为肠系膜上动脉。肠系膜上动脉往下2～3cm处转腹主动脉横切面，可见左高右低之横向小管状结构由腹主动脉往左右两侧延展，此为左、右主肾动脉。

在人体正中线偏右、腹主动脉右侧、脊柱右前方可以探及下腔静脉条形暗区，与腹主动脉伴行，管壁菲薄、有时难以辨认，横切面呈扁圆形暗区，前后径随呼吸及心动周期变化。

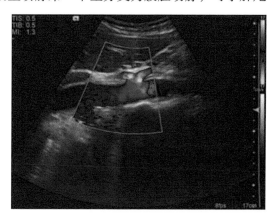

图17-15　正常腹腔动脉彩色血流显像

主动脉穿过膈肌成为腹主动脉后第一个前向分支腹腔动脉，
分出脾动脉和肝总动脉，呈"T"形

2. 彩色多普勒血流图像 动脉血流通畅，边缘规整，呈层流，血流色彩明亮，随心动周期闪动显示；静脉血流充填，色彩偏暗，连续性较好。

3. 频谱多普勒图像 腹主动脉呈随心脏搏动频率而规律出现的尖峰窄带血流频谱；下腔静脉为连续起伏低峰充填血流频谱。

（七）注意事项及经验

1. 必须熟悉血管走行及其主要分支的解剖特点，才能获取理想的二维图像。

2. 腹腔动脉和肠系膜上动脉是腹部大血管与周围脏器定位的重要标志。

3. 当受检者腹部气体干扰显著，常规仰卧位难以清楚显示腹主动脉时，可通过右侧卧位以脾脏、左肾作为透声窗，或左侧卧位以肝脏、右肾作为透声窗进行观察。

4. 下腔静脉检查时探头压力应适当，压力过大会致静脉管腔压扁而显示欠佳。

三、腹部血管疾病

（一）腹主动脉瘤

 案例 17-2

患者，男，70 岁，体形消瘦，因扪及中腹部搏动性无痛性肿块来诊。超声检查示腹主动脉广泛粥样硬化，于腹主动脉脐上段见一长 5cm、前后径 4.3cm 的梭形无回声区，上、下与腹主动脉连通，CDFI 显示红蓝相间血流信号。

问题：依据以上，最有可能的疾病诊断是什么？

1. 病理与临床 腹主动脉瘤（abdominal aortic aneurysm）分为真性腹主动脉瘤、假性腹主动脉瘤和腹主动脉夹层动脉瘤。

（1）真性腹主动脉瘤 患者多是在腹部触及搏动性包块来诊，病理基础是腹主动脉粥样硬化，血管壁弹性纤维破坏、薄弱，在动脉压力长期作用下，病变部位管壁局部向外膨隆，管腔局限性扩大。

（2）假性腹主动脉瘤 是由于外伤等原因造成动脉管壁破裂，血液外溢，在血管周围形成纤维包裹血肿，患者多有外伤或手术史。

（3）腹主动脉夹层动脉瘤 是指病变处动脉内膜撕裂，血液由撕裂口流入中膜，血管内中膜分离，形成真假两个腔及两个血流通道。临床表现为患者突发腹部剧烈疼痛。

2. 超声表现

（1）真性腹主动脉瘤的超声表现为腹主动脉局部梭形或囊状扩张，最大前后径 ＞ 3cm，与相邻上下正常段管径比值 ＞ 1.5。CDFI 示瘤内呈现红蓝杂色血流信号（图 17-16）。

（2）假性腹主动脉瘤超声表现为腹主动脉旁厚壁液实混合性回声包块，与腹主动脉紧贴，可见窄小瘤口与腹主动脉相通。CDFI 于瘤口处见五彩镶嵌涡流显像，频谱多普勒探及瘤口处双向中高速血流频谱。

（3）夹层动脉瘤超声纵切面显示腹主动脉管腔内条带状中高回声物漂浮，把管腔分为真假两个腔，横切面呈双环状。CDFI 示真腔内血流色彩明亮、假腔内血流色彩暗淡。频谱多普勒于真假腔内均可探及血流频谱，真腔内血流速度高，假腔内血流速度低。

3. 鉴别诊断 需要区分不同类型的超声表现。真性动脉瘤患者多有腹主动脉粥样硬化的病史，表现为局部梭形突起；假性动脉瘤常有外伤或手术史，为紧贴腹主动脉旁的液实混合性回声包块；夹层动脉瘤突出的表现为腹主动脉管腔内出现条带状高回声，随心脏搏动而飘动。

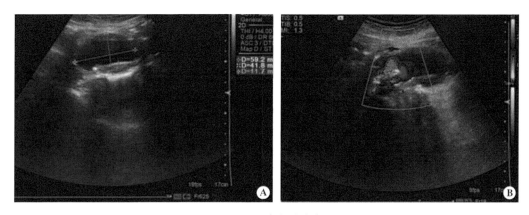

图 17-16 腹主动脉瘤

A. 腹主动脉脐上段真性动脉瘤，前后径4.2cm；B. CDFI示瘤内红蓝杂色血流信号

4. 临床价值 超声检查可明确区分腹主动脉瘤的类型，对瘤体大小、内部结构以及血流动力学信息做出准确判断和测量，对真性腹主动脉瘤可作动态追踪复查。

（二）肾动脉狭窄

1. 病理与临床 动脉粥样硬化、多发性大动脉炎等原因可致肾动脉狭窄（renal artery stenosis），其中以动脉粥样硬化为主要原因。临床表现为持续性高血压、肾萎缩、肾功能损害等。

2. 超声表现 二维超声可见主肾动脉血管壁增厚，管腔缩窄；CDFI显示主肾动脉血流束细窄，血流信号色彩明亮呈五彩湍流，肾动脉闭塞者探测不到血流信号；频谱多普勒于狭窄段处探及高速高阻血流频谱，还可探测到患侧肾脏体积缩小、肾实质回声反射增强、皮髓质分界不清等萎缩改变。

3. 鉴别诊断 需与肾动脉先天性发育不良进行鉴别。后者无肾动脉粥样硬化相关超声表现，结合肾动脉狭窄持续性血压升高的病史，可作判断。

4. 临床价值 超声检查可以无创显示肾动脉狭窄部位、程度，弥补肾动脉造影无法对血流具体参数进行测量的缺失，可对肾动脉狭窄的血流动力学改变做出量化评判，也可对疾病治疗效果进行追踪评价。

（三）胡桃夹现象

1. 病理与临床 胡桃夹现象（nut cracker phenomenon）又称胡桃夹综合征、左肾静脉压迫综合征。指肠系膜上动脉与腹主动脉之间的夹角过小，导致其间穿行的左肾静脉受压、左肾静脉血液流入下腔静脉受阻，产生的一系列临床表现。多见于瘦长体形的青少年，临床表现为蛋白尿、血尿，剧烈运动后加剧。

2. 超声表现 肠系膜上动脉与腹主动脉的夹角窄小，左肾静脉穿行段管腔狭小，狭窄以远段管腔扩张，扩张处与狭窄处管径比值>3为诊断标准。CDFI示狭窄处血流束窄小、血流色彩明亮紊乱，频谱多普勒探及高速血流频谱。

3. 鉴别诊断 需与左肾静脉血栓鉴别。左肾静脉血栓可显示静脉管腔内有中低回声栓子填充，彩色血流充盈缺损，管腔本身无受压变形改变。

4. 临床价值 超声可以直观显示左肾静脉形态、走行以及狭窄部位、原因、程度等，运用多普勒超声，还可对狭窄处的血流信息进行提取，是具有实用价值的影像学检查手段。

（四）腹部血管其他病变

1. 下腔静脉阻塞综合征 先天隔膜、肿瘤侵犯、血栓形成等原因导致下腔静脉不同节段狭窄阻塞，所引发的临床一系列症状，称为下腔静脉阻塞综合征（inferior vena caval obstructive syndrome）。通常我们把肝静脉、下腔静脉上段狭窄梗阻，称为布-加综合征（Budd-Chiari syndrome），临床发病缓慢，表现为上腹部胀痛、恶心等，超声显示相应节段静脉狭窄或阻塞、血流升高，梗阻以远静脉增宽、肝大、腹水等；当狭窄或梗阻发生在下腔静脉中下段，尤其是肾静脉水平以下的下腔静脉回流障碍，称为下腔静脉综合征，临床主要表现为双下肢静脉功能不全、水肿、阴囊或下腹部垂胀感等，超声显示下腔静脉下段管腔内中低回声占位、管腔狭窄且狭窄处静脉血流速度升高、远心端静脉扩张血流减慢。

2. 肠系膜上动脉压迫综合征 肠系膜上动脉压迫综合征（superior mesenteric artery compression syndrome）发病原理与胡桃夹现象相似，源自腹主动脉与肠系膜上动脉之间夹角过小，压迫其间穿行的十二指肠水平部、升部，导致肠腔受压梗阻，而近端肠管扩张。临床表现为餐后上腹部胀痛，严重者出现呕吐，改变体位症状会有改善。超声表现为腹主动脉与肠系膜上动脉之间的夹角＜20°，十二指肠近端扩张呈漏斗形。

医者仁心

大医精诚，医学影像一代宗师李铁一教授

李铁一教授毕业于中国医科大学，是我国呼吸影像创始人之一，享受国务院政府特殊津贴，全国五一劳动奖章获得者。他从事放射影像诊断工作近70年，将毕生奉献给了医学影像事业，为我国医学影像事业发展做出了巨大贡献，被中华医学会放射学分会誉为"放射界学者、医者、师者"。他学识渊博、治学严谨，把"读书、实践、总结"六字贯穿于学习研究和教授学生的全过程，带领团队运用呼吸系统疾病影像诊断和病理对照的研究方法，在支气管肺癌的研究领域取得了突出成绩。

（何彩云）

第18章

浅表器官超声

第1节 眼部超声

一、眼球解剖概要

（一）眼球

1. 眼球壁 眼球壁主要分为三层，由外向内分别为纤维膜、葡萄膜和视网膜。纤维膜由角膜和巩膜组成，具有保护和支持眼球的作用。其中，角膜位于眼球前部，是透明的；巩膜则位于眼球后部，呈瓷白色，与视网膜相连。葡萄膜位于眼球中层，由虹膜、睫状体和脉络膜组成。虹膜位于晶状体前方，具有调节瞳孔大小的作用；睫状体位于虹膜后方，可以调节晶状体曲度；脉络膜则包裹在巩膜表面，为眼球提供营养。视网膜位于眼球的最内层，上面有许多感光细胞，能够将光线转化为神经信号，传递给大脑进行识别和分析。眼球壁的不同部位具有不同的功能，共同维护着眼睛的正常运作。

2. 眼球内容物 眼球内容物主要包括房水、晶状体和玻璃体。房水是一种透明的液体，充满在眼球前房和后房中，具有维持眼球形状和眼内压的作用。晶状体位于虹膜后方，是一个透明的弹性组织，能够调节瞳孔大小和曲度，使眼睛在不同距离的物体上都能够清晰成像。玻璃体是一种透明的胶状物质，填充在晶状体和视网膜之间，具有支撑和营养视网膜的作用。

（二）视路

视路是视觉信息从眼睛传到大脑的神经通路，它起始于视网膜上的视细胞，结束于大脑枕叶的视觉皮质。这条通路包括了视神经、视交叉、视束、外侧膝状体和视放射等多个结构附属器。

（三）附属器

眼球内容物附属器是眼睛的重要组成部分，包括眼睑、结膜、泪器、眼肌和眼眶。它们各自发挥着重要的作用，保证眼球的正常运动和视觉功能的正常发挥。

（四）眼部的血管

眼部的动脉系统和静脉系统是相互关联的，它们共同为眼部的正常生理功能提供支持。

1. 动脉系统 眼部动脉系统主要来自颈内动脉和眼动脉。眼动脉是颈内动脉的分支，它供应眼部前部组织的血液。视网膜中央动脉是眼动脉的分支，它在眼球后部进入视神经，为视网膜提供营养。睫状后短动脉和睫状后长动脉也是眼动脉的分支，它们分别供应脉络膜和虹膜。

（1）眼动脉（ophthalmic artery，OA） 颈内动脉的第一分支。它通过视神经管与视神经相伴行进入眼眶。其在眶内的行程可分为三部分：第一部分在眶外下方向前走行到视神经，然后在眶中部穿越视神经到其鼻上方（第二部分）；约85%的病例，眼动脉在视神经的上方越过；其余在视神经的下方越过。在视神经鼻侧（第三部分）眼动脉分出其末支。

（2）视网膜中央动脉（central retinal artery，CRA） 由眼动脉的第二部分分出，于球后约12mm处进入视神经，然后在视神经实质中向前走行直至眼球。在视神经内，视网膜中央动脉和视网膜中央静脉相伴行。

（3）睫状后长动脉（long posterior ciliary artery，LPCA）和睫状后短动脉（short posterior ciliary artery，SPCA） 包括6～8条短动脉和2条长动脉，均在视神经附近从后进入眼内，为脉络膜（睫状后短动脉）以及虹膜和睫状体（睫状后长动脉）提供血供。

2. 静脉系统 眼部的静脉系统主要包括眼静脉、涡静脉及视网膜中央静脉等。

（1）眼静脉（ophthalmic vein，OV） 眼静脉共两支，即眼上静脉（superior ophthalmic vein，SOV）和眼下静脉（inferior ophthalmic vein，IOV）。其中，眼上静脉是引流眼球及其附属器的主要血管，直接向后引流至海绵窦。眼下静脉在进入海绵窦之前，发出分支汇入眼上静脉，另一支汇入翼状丛。部分血液也向前经内眦静脉入面静脉引流。

（2）涡静脉（vortex vein，VV） 涡静脉为引流脉络膜、睫状体和虹膜的主要血管。脉络膜后部的静脉向前集合，赤道前的脉络膜静脉则向后集合，在赤道部附近形成4～5支涡静脉。

（3）视网膜中央静脉（central retinal vein，CRV） 与视网膜中央动脉走行完全相同，其走行在视神经内。经眼上静脉或直接回流到海绵窦。

这些静脉收集眼部不同部位的血液，最终汇入眼上静脉和海绵窦。

二、眼部超声检查方法和正常超声表现

（一）仪器

目前用于眼部超声检查的仪器有以下几种。

1. A型超声 是一种深度扫描，定位各结构与探头的直线距离。不同性质的组织产生不同的回波，以尖峰信号表示其强度，是一维图像。

2. B型超声 为二维超声切面图像。利用超声测距原理，通过发送超声波到眼球不同组织表面，并在荧光屏上显示这些组织结构的二维图像，可以清晰地观察眼球的内部结构，用于诊断眼内疾病。

3. 彩色超声多普勒 是将超声技术和多普勒血流检测技术相结合，以彩色编码形式显示血流，红色表示血流流向探头，蓝色表示血流远离探头，但颜色并不表示动脉和静脉血流，仅表示方向。且主要检测较大血管的血流，如球后视网膜中央动脉、后睫状动脉、眼动脉等。

以配有高频探头的多功能超声诊断仪为标准，探头频率应在7.5MHz以上，二维条件依据操作者的检查习惯而定，通常采用仪器自行设置的小器官条件即可。彩色超声多普勒滤波调整至最小，取样容积最小，扫面线与血管尽量平行，多普勒夹角小于15°。

（二）检查前准备

1. 医师的准备 在进行检查前，超声医师应尽可能了解受检者的相关病史、其他影像学资料，必要时还应对检查部位进行相关检查，以便鉴别诊断。

2. 患者的准备 为了便于全面检查眼球及眼眶，需尽量暴露眼部，摘除眼镜。儿童检查不配合时应用镇静剂。

（三）检查体位

1. 患者取仰卧位，如有眼镜需摘除眼镜。嘱患者平静呼吸，轻闭双眼，眼睑皮肤涂超声耦合剂，检查过程中患者按照医生的要求转动眼球。

2. 某些疾病需鉴别诊断时，需患者低头10°～15°后再检查。

（四）检查方法

1. 二维超声

（1）横切扫查（transverse scanning） 探头标记方向与角膜缘相平行的检查方法为横切扫查。探头自角膜中心向眼球后极部移动依次得到探头对侧的后极部、赤道部和周边部子午线图像，见图18-1。根据探头所在位置分为水平横切（探头标志指向鼻侧，探头置于6点、12点角膜缘），垂直横切（探头标志指向上方，探头置于3点、9点角膜缘）和斜行横切（探头方向指向上方，探头置于1：30、4：30、7：30和10：30角膜缘）三种方法。

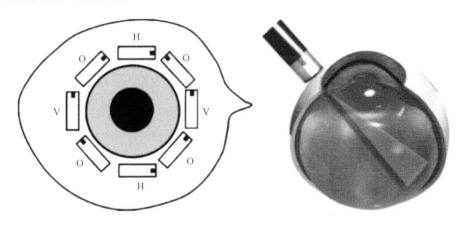

图18-1 横切扫查法示意图

探头标记方向与角膜缘相平行，H：水平横切；V：垂直横切；O：斜行横切

（2）纵切扫查（longitudinal scanning） 探头标记方向与角膜缘相垂直的检查方法为纵切扫查，即将横切扫查的探头方向旋转90°。探头自角膜中心向眼球后极部做与角膜缘相垂直的移动，所得图像为探头对侧径线的切面，见图18-2。探头置于角膜中心显示眼球后极部，探头接近穹隆部显示眼球周边部图像。探头的标记方向与角膜缘垂直，探头做与角膜缘相垂直的前后运动。

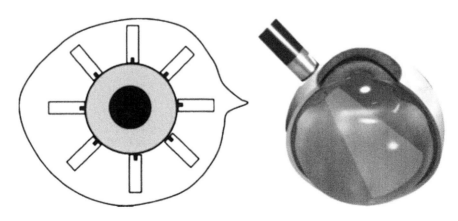

图18-2 纵切扫查法示意图

（3）轴位扫查（axial scanning） 为一种特殊的横切或纵切扫查切面，探头置于角膜的中央声束自晶状体中央穿过，将眼球的后极部以视神经为中心完整地分为两个部分的对称图像。一般用于与晶状体、视神经相关疾病的诊断和黄斑疾病的评估。

通常采用水平轴位检查时，探头标记一般朝向患者的鼻侧，这样黄斑的图像正好在视神经图像的下方/颞侧。垂直轴位检查探头标记一般向上，斜行轴位即1：30～7：30，10：30～4：30的轴位检查，探头的标记一般向上，见图18-3。

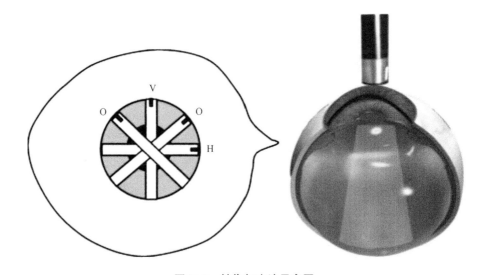

图18-3　轴位扫查法示意图

探头位于角膜的中央，声束自晶状体中央穿过，H：水平轴位；V：垂直轴位；O：斜行轴

2. 彩色多普勒超声　患者一般取仰卧位检查，特殊情况下可以采用坐位。检查前应通过与患者的密切交流消除其紧张、恐惧心理，指导患者积极主动配合医生的检查，如平稳呼吸、减少瞬目等。仪器条件选择小器官模式或眼超声模式，取样容积小于1mm，超声波声束方向与血管走行方向平行，角度小于15°。

3. 血流参数的定量测量　对于眼球的动脉血管一般进行如下测量，包括PSV、EDV、时间平均最大血流速度（time average peak velocity，TA_{max}）等，计算搏动指数（pulsatility index，PI）和阻力指数（resistive index，RI）。定量测量分析时，每条血管至少进行3个心动周期以上的连续频谱测量，以保证测量结果的准确性和可重复性。

4. 特殊检查法

（1）运动检查　可了解病变与眼球壁的关系。当二维超声显示病变后，令被检者转动眼球，而后停止转动。玻璃体积血、混浊等与眼球壁粘连不密切的病变，当眼球停止转动后，球内异常回声仍继续飘动。

（2）压迫试验　用探头适当压迫眼球，使压力传导至病变区，观察肿物有无变形，如有变形则考虑囊性或软性肿物。

（3）磁性试验　可观察眼内异物是否有磁性。眼内异物显示后，再用电磁铁自远而近移动观察，若异物向磁铁方向移行摆动，表示磁性试验阳性。此试验最好在患者主管医生配合下进行，以免损伤眼球角膜。

（4）低头法　可观察眼球处于倒置位时玻璃体无回声区内膜样回声与眼底的关系，特别是与视神经乳头之间的关系。

（五）正常眼部超声表现

1. 眼球　图像上方（近场）的强回声区为探头、接触剂和皮肤界面的回声。眼睑皮肤后方依次为角膜、晶状体、虹膜、睫状体，同时可清楚显示玻璃体、眼底视网膜等结构（图18-4）。

2. 眼眶 眼眶主要由中强点状回声组成呈类英文字母"W"形，视神经表现为带状低回声区，前与视盘回声相连，向后延伸至颅内，但一般的超声诊断仪仅仅能显示60mm左右的眶内结构。眼球的上、下、鼻、颞侧各有一条肌肉，二维超声表现为带状回声，边缘回声较中央明显增强，与周边的眶脂肪组织可以清晰分辨。泪腺位于眼球的颞上方，呈类三角形，内为中低回声，边界清晰，无压缩性。

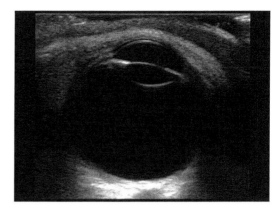

图18-4 正常眼球超声声像图

3. 眶内血管 视神经是眶内血管定位的标志，首先做眼球水平轴位切面扫查充分显示视神经。将多普勒取样点置于球后15～25mm处，视神经的两侧寻找类似英文字母"S"形的粗大血管即眼动脉，在与多普勒取样线平行且没有分支血管处进行取样。调整取样框在眼球后10mm左右的视神经内发现红-蓝相间的血流信号即视网膜中央动脉和视网膜中央静脉，在球壁后2～5mm处选择与取样线平行的位置进行取样。视神经的两侧可以发现单一颜色的柱状血流信号为睫状后短动脉，在球壁后5～8mm处选择与取样线平行的位置进行取样即可。

三、眼部疾病超声诊断

（一）玻璃体积血

玻璃体积血（vitreous hemorrhage）是眼外伤或视网膜血管性疾病造成视力危害的一种常见并发症。出血不仅使屈光介质混浊，而且能对眼部组织产生严重破坏作用；在不同的病例，玻璃体积血的后果有很大不同，应根据原发伤病、出血量的多少、出血吸收的情况及眼部反应的表现等，适时给予临床处理。

1. 病理与临床

病理：玻璃体的血液主要来自其周围组织，出血的原因既可为全身疾病在眼部的表现，也可是眼局部的疾病引起。常见病因如糖尿病视网膜病变，高血压视网膜病变等；眼科手术及眼外伤；视网膜血管炎；老年性黄斑变性；眼内肿瘤和玻璃体后脱离等。

临床上轻者仅出现"飞蚊症"，视力仍可正常。眼底检查仅见玻璃体轻度浑浊，可查见原发病变。严重玻璃体积血时视力下降，直至仅余光感或无光感。眼底朦胧，甚至无红光反射。

2. 超声表现

（1）二维超声 少量的玻璃体积血表现为玻璃体局部出现弱点状回声，大量的玻璃体积血可以充满整个玻璃体，分布一般与出血的位置有关，也可均匀分布在玻璃体内。点状回声不与眼球壁回声紧密相连，运动试验和后运动试验均呈阳性。玻璃体内积血运动一般无固定规律，为随眼球活动的随意运动。

（2）多普勒超声 玻璃体积血时病变内无异常血流信号。

3. 鉴别诊断 见视网膜脱离部分。

4. 临床价值 超声检查在玻璃体积血诊断中发挥重要作用，此外，此项检查技术还可以帮助除外玻璃体后脱离、视网膜脱离、脉络膜脱离等并发症。

（二）视网膜脱离

1. 病理与临床 视网膜脱离（retinal detachment）是视网膜色素上皮层与神经上皮层之间的分离，

而非视网膜与脉络膜之间的分离。视网膜源于胚胎的原始视杯，视杯的神经外胚叶的外层发育成视网膜的色素上皮层，神经外胚叶的内层高度分化增厚形成视网膜神经上皮层，二者之间存在一个潜在的间隙。

临床检查，视网膜脱离初发时有"飞蚊症"或眼前漂浮物，某一方向有闪光感，眼前阴影遮挡且与脱离的视网膜区域相对应。视网膜脱离累及黄斑区时可表现为显著的视力减退，眼内压多偏低。眼底检查可见脱离的视网膜变为蓝灰色，不透明，视网膜隆起呈波浪状，其上有暗红色的视网膜血管。

2. 超声表现

（1）二维超声　完全性视网膜脱离（图18-5）则表现为玻璃体内类似英文字母"V"形的条带状回声，"V"形条带状回声的尖端与视盘回声相连，两端分别与周边部球壁回声相连。局限性视网膜脱离，表现为与视盘回声相连的带状高回声。脱离的视网膜回声表面光滑，与球壁回声的弧度基本一致。运动试验一般为阳性，且视网膜的运动方向一般与眼球壁回声相垂直，并以脱离的视网膜为中心做垂直轻微摆动。

（2）多普勒超声　显示脱离的视网膜上有点状、条带状血流信号，且与视网膜中央动脉的血流信号相延续。频谱为与视网膜中央动、静脉血流频谱完全相同的动、静脉伴行的血流频谱。

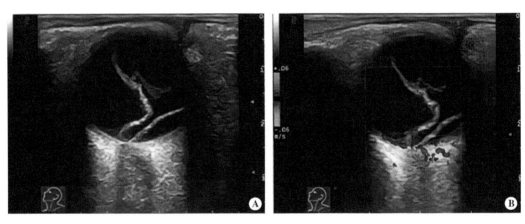

图18-5　完全性视网膜脱离二维超声声像图（A）和彩色多普勒超声血流图（B）

完全脱离的视网膜呈"V"形，其内见血流信号

3. 鉴别诊断　与视网膜脱离鉴别的常见疾病有玻璃体内机化膜、玻璃体后脱离、脉络膜脱离等。主要以病变的形态、回声强度、病变与眼球的固着关系、运动情况、后运动情况以及病变内部的血流情况进行鉴别。

4. 临床价值　视网膜脱离的早期诊断和治疗方法对保持视力至关重要。当视网膜脱离发生时，通常会出现视野中模糊或漂浮的阴影、闪光或黑影等症状。结合视网膜脱离超声形态特征和血流特点，可做出诊断。

（三）脉络膜脱离

1. 病理与临床　脉络膜的解剖特点为除巩膜突、后极部混合涡静脉外，脉络膜与巩膜之间均为疏松连接。由于脉络膜血管内皮细胞结合疏松，仅靠少量结缔组织和单层内皮细胞的窦腔连接，在外界因素的作用下，血管外压力突然下降导致血浆大量渗出，积聚于脉络膜上腔而发生脉络膜脱离（detachment of choroidal）。

脉络膜脱离多见于外伤性眼病或眼内手术后，也可见于巩膜炎、葡萄膜炎等炎症疾病和眼局部循环障碍性疾病。一般患者的视力下降不显著，眼底检查在眼底周边部可发现灰褐色或棕黑色环形隆起，边缘清晰，表面的视网膜正常无脱离。脱离的脉络膜受涡静脉的影响可以被分割为大小、形态各不相同的多个局限性球形隆起。严重的脉络膜脱离可以越过涡静脉向眼球后极部发展甚至到达视神经的周围。

2. 超声表现

（1）二维超声　轴位切面上可以探及至少两个条带状回声，一般在眼球的周边部，与眼球赤道附近的球壁相连。条带状回声的凸面相对，其下为无回声区。类冠状切面上可以探及多个弧形带状回声，有多个点与眼球壁回声相连，形态类似花瓣状。横切面上脱离的脉络膜呈双带状回声，但可能不与球壁回声相连（图18-6）。

（2）多普勒超声　脱离的脉络膜上出现较丰富的血流信号，血流频谱呈低速动脉型血流频谱，类似于睫状后短动脉的血流频谱特征。

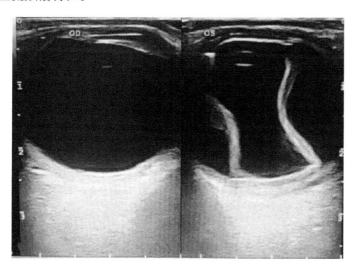

图18-6　脉络膜脱离超声声像图

正常（左）；两条弧形条带状高回声为脱离的脉络膜（右）

3. 鉴别诊断　见视网膜脱离部分。

4. 临床价值　脉络膜脱离常继发于眼外伤及眼内手术之后，且患者没有显著的视力障碍，易被忽视。外伤造成屈光间质混浊或大量出血无法进行眼底检查时，超声检查因有其特殊的形态学改变，结合多普勒血流检测，可以明确诊断。

（四）视网膜母细胞瘤

1. 病理与临床　视网膜母细胞瘤（retinoblastoma）可分为遗传型和非遗传型两类。约40%的病例为遗传型，其发病为合子前决定，即由患病的父母或基因携带者父母遗传所致，为常染色体显性遗传。约60%的病例为非遗传型，为视网膜母细胞突变所致，不遗传。少数病例（约5%）有体细胞染色体畸变。

早期症状和体征是视力障碍和眼底改变。由于视力丧失，瞳孔开大，经瞳孔可见黄白色反光，称为"黑矇性猫眼"。临床以"猫眼"为视网膜母细胞瘤的早期症状。肿瘤向眼外扩展的基本途径如下：穿破角膜或巩膜后形成突出于睑裂的肿块，表面可见出血和坏死；穿破巩膜或巩膜上导管蔓延至眼眶内形成肿块，使眼球突出；沿视神经或视网膜中央动脉向眼眶内或颅内蔓延，此为最常见的扩展途径。

2. 超声表现

（1）二维超声表现　肿瘤为单一病灶或多发病灶，位于眼球的任何部位，但以后极部居多。肿瘤形状多样，呈半球形、"V"形、不规则形等，或表现为眼球壁的广泛增厚。肿瘤边界清晰，肿瘤内部回声不均匀，70%～80%的病变内可探及不规则形斑块状强回声，后伴声影。由于肿瘤起源于视网膜，

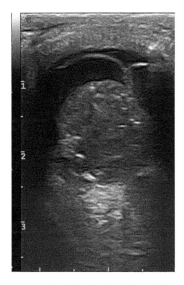

图18-7 视网膜母细胞瘤超声声像图

极易导致视网膜脱离。若肿瘤破坏了视网膜上的血管，则并发玻璃体积血。肿瘤蔓延至眶内时，则在眶内发现与球内病变相延续、回声强度一致的病变（图18-7）。

（2）多普勒超声表现　病变内可以发现与视网膜中央动脉、静脉相延续的血流信号，呈树枝状广泛地分布在病变内，频谱特点为与视网膜中央动脉、静脉完全一致的动脉与静脉伴行的血流频谱。

3. 鉴别诊断　本病主要需与其他同样表现为"白瞳"的疾病进行鉴别，如Coats病、原始永存玻璃体增生症、早产儿视网膜病变、先天性白内障、眼内炎等相鉴别。

4. 临床价值　视网膜母细胞瘤可采用手术、放射、冷冻、化疗、激光等多种治疗方法，应用超声检查可以及时了解肿瘤的体积、明确有无视神经侵犯及眼外播散，脉络膜有无侵犯，判断预后，并了解治疗后肿瘤消退、复发或转移，了解肿瘤的大小、形态、血流变化等影像信息，为观察治疗效果提供依据。

（五）脉络膜黑色素瘤

1. 病理与临床　脉络膜黑色素瘤（choroidal melanoma）是由恶性黑色素性瘤细胞组成的肿瘤，其组织发生于脉络膜基质内的黑色素细胞。脉络膜黑色素瘤主要由梭形细胞型、上皮样细胞型和混合细胞型三种构成。肿瘤可以通过巩膜导水管或血液转移至全身。

临床表现与肿瘤位置和大小有密切关系。位于眼球周边部的肿瘤或体积小的肿瘤早期症状不明显；位于后极部或黄斑区的肿瘤多以视力下降、视野缺损和玻璃体内漂浮物为就诊的主要原因。典型病例眼底检查早期为结节状色素性肿物，由于生长在布鲁赫（Bruch）膜下，故生长速度缓慢；如果随瘤体的增大突破Bruch膜和视网膜的色素上皮层，则病变沿破裂处向视网膜下生长，呈典型的蕈状病变，其表面可见斑块状橘皮样色素沉着，可以引起继发浆液性视网膜脱离。

2. 超声表现

（1）二维超声表现　肿瘤突破Bruch膜后所具备的典型表现（图18-8），一般有如下特征：

1）呈现典型的蕈菇状，即头膨大，中部缩窄，基底较宽大，病变边界清晰。当肿瘤表面有完整的视网膜时，病变的边缘光滑。

2）病变内部回声不均匀，以中低回声为主。出现所谓的"挖空"（acoustic quiet zone）现象，即病变前缘回声强，后方回声逐渐减少，接近球壁处形成无回声区。

3）肿瘤所在部位的脉络膜被瘤细胞浸润，形成局部脉络膜无回声区，呈盘状凹陷带，称脉络膜凹（choroidal excavation）。一般在病变的基底部，65%的患者可探及这一典型特征。

4）因声衰减显著，肿瘤后眼球壁及球后脂肪回声较低或缺乏回声，形成声影，用低灵敏度检查更易发现。另外，二维超声还可以显示玻璃体混浊、继发视网膜脱离、肿瘤穿破巩膜后相邻眼眶脂肪内出现低或无回声区等继发性病变特征。

（2）多普勒超声表现　肿瘤的内部和肿瘤的表面均可探及丰富的血流信号。病变内可探及丰富的血流信号，

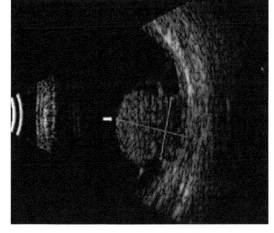

图18-8 脉络膜黑色素瘤超声声像图

肿瘤（箭头）呈蕈菇状，回声不均，接近眼球壁处回声减低

可以呈树枝状分布在整个瘤体内，血流频谱表现为单纯动脉型血流频谱，与睫状后短动脉的血流特征相同。

3. 鉴别诊断 脉络膜血管瘤：血管瘤呈橘红色圆形实性病变，表面可有色素沉着。但内部回声均匀，为中等强度，无脉络膜凹陷和声衰减等超声特点，荧光血管造影检查与脉络膜黑色素瘤亦不相同。

4. 临床价值 超声可明确测量肿块的大小、部位，彩色多普勒可提供血流信息，两者结合可观察治疗效果，判断预后。

（六）眼内异物

1. 病理与临床 由于眼部所处的特殊解剖位置，无论平时还是战时眼外伤都是常见的眼部疾病，根据致伤物的大小、作用方向、运行速度等的不同，对眼部所造成的伤害亦不相同。异物占眼外伤的2%～6%。异物伤中最多见为金属异物，其中磁性异物占78%～90%。有些位于前房和晶状体内的异物可在裂隙灯下被直接发现，而另一些位于虹膜后睫状体附近的微小异物，穿孔伤口细小且已闭合，或是巩膜伤口被出血遮挡不易被发现，即使在裂隙灯下也需要仔细辨认，使用常规定位的辅助检查也存在着一定的困难。多数病例需要借助影像学检查方法寻找异物。

2. 超声表现

（1）二维超声表现 位于眼球内的异物，不论异物的性质是金属还是非金属，都表现为眼内的最强回声。异物的形态不规则，内回声根据异物的性质不同而不同，但一般都比较均匀。异物后伴声影。部分异物后回声逐渐减低直至消失，称为彗星尾征。如果眼内的异物治疗不及时，可以并发眼内炎症，二维超声检查可见异物周围均匀弱点状回声，运动度小。严重的病例可以并发视网膜脱离和脉络膜脱离。

（2）多普勒超声表现 异物内没有异常血流信号，但部分病例可见"快闪伪像"。

3. 临床价值 眼内异物是眼外伤中最常见、最严重的一种疾病，眼内异物既可直接损害眼球，又可因异物存留于眼内造成感染、失明。早期的诊断，及早取出异物极为重要。而异物的定位对手术成功与否具有重要意义。影像学定位是诊断眼内异物及手术摘除的重要依据，而B型超声检查因异物具有特征性表现而能直接确诊，因此具有较高的临床价值。

第2节 甲状腺超声

一、甲状腺解剖概要

甲状腺分为左右两侧叶，中间由较狭窄的峡部连接，呈"H"形或蝶形横跨于气管上段。成人甲状腺每叶长3～6cm、宽2～3cm、厚1～2cm。峡部通常长1.6cm，宽2.2cm，厚2.0mm。每叶又分为上下两极，内外两面和前后两缘，呈下宽上尖的锥形体。两叶的外侧面较隆凸，上极较尖，伸向外上方，达甲状软骨斜线高度。下极较圆钝，峡部横连于两叶之间，前面凸起，后面凹陷。30%～50%的人在峡部上缘有一尖端朝上的锥状叶。甲状腺解剖见图18-9和图18-10。

甲状腺由两层被膜覆盖，甲状腺腺体表面有一层薄的结缔组织称为真被膜，即纤维囊，其伸入甲状腺，将甲状腺分隔成许多小叶。另一层为甲状腺假被膜，是气管前筋膜包绕甲状腺形成的甲状腺鞘。假被膜与真被膜之间存在疏松间隙，其内有血管、甲状旁腺、喉返神经。假被膜内侧增厚形成的甲状腺悬韧带，使甲状腺两侧叶内侧和峡部后面连于甲状软骨、环状软骨以及气管软骨环，将甲状腺固定于喉及气管壁上。吞咽时，甲状腺随喉向上下移动。但正常情况下，甲状腺即使在吞咽动作时也不能窥见。

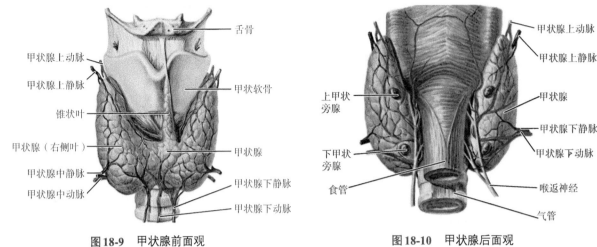

图 18-9　甲状腺前面观　　　　　　　图 18-10　甲状腺后面观

甲状腺的两侧叶位于喉下部和气管上部的前外侧，上极平甲状软骨中点，下极至第6气管软骨。有时侧叶的下极可伸至胸骨柄的后方，称为胸骨后甲状腺。甲状腺峡部位于第2～4气管软骨前方。

二、甲状腺超声检查方法和正常超声表现

（一）超声检查方法

1. 仪器　一般选用中、高档彩色多普勒超声诊断仪，采用高频线阵宽频带探头，频率通常为5～10MHz或更高。对于肿大明显的甲状腺，尤其是对肿大甲状腺后方结构的观察，稍低频率的线阵探头效果更好。胸骨后甲状腺可采用凸阵探头观察。

2. 检查前准备

（1）医师的准备　在进行检查前，超声医师应尽可能了解受检者的相关病史、实验室检查及其他影像学资料，必要时还应对重点检查部位进行相关体格检查，以便更好掌握受检部位的具体情况。

（2）患者的准备　为了便于全面检查甲状腺及颈部淋巴结，需尽量暴露颈部。高领衣物、围巾等在检查前需脱去或摘除。颈部饰品如影响检查野的暴露也需摘除。

3. 检查体位　患者取仰卧位，颈部垫枕，头部后仰充分暴露颈前区。对于某些颈部较短或肥胖等情况者，可在颈部垫枕使头后仰。如果一侧甲状腺明显肿大，也可采取侧卧位。检查一侧甲状腺时，如有需要，患者头部后仰的同时应向对侧偏转。

4. 扫查方法与常用切面

（1）横切扫查　嘱患者平静呼吸，将探头置于颈前正中、甲状软骨下方，从上向下滑行扫查，直至甲状腺下极消失，分别对甲状腺左右侧叶和峡部进行横切扫查。

（2）纵切扫查　嘱患者平静呼吸，沿甲状腺左、右两侧叶的长径扫查，可由外向内或由内向外做一系列的滑行纵切扫查。

5. 扫查要点

（1）探头要轻放在皮肤上，与皮肤充分接触即可，勿过度加压。

（2）扫查时注意甲状腺的大小、形态、内部回声、血流信号等，甲状腺内部是否有局灶性病变。

（3）甲状腺测量时，探头要轻放于皮肤上，并保持与皮肤垂直，以防测量出现误差。

（二）正常甲状腺超声表现与超声测量

1. 正常甲状腺超声表现　颈前正中横切面探查时甲状腺呈马蹄形或蝶形（图 18-11），两侧叶较厚，

位于气管的两侧，中间由较薄的峡部相连，后方为气管衰减暗区。颈侧部纵切面探查，甲状腺呈上窄下宽的锥形。甲状腺被膜为一薄而规整的高回声带，实质为分布均匀的细而密集的中等回声，回声水平明显高于邻近的胸锁乳突肌回声。

彩色多普勒超声显示腺体内散在的棒状或条状血流信号（图18-12），动脉血流表现为搏动的、明亮的彩色血流信号，而静脉彩色血流较为暗淡，且不具搏动感。脉冲多普勒可进行相关血流参数分析。

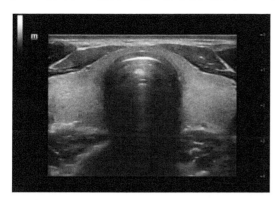 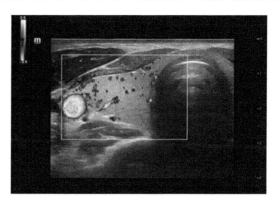

图18-11 正常甲状腺横切面超声声像图
正常甲状腺超声表现为两侧叶对称，腺体回声均匀

图18-12 正常甲状腺彩色多普勒血流分布

2. 甲状腺超声测量

（1）甲状腺上下径测量 在甲状腺侧叶纵切面上，测量甲状腺侧叶上极的上缘至下极下缘之间的距离。正常值为40～60mm。

（2）甲状腺左右径测量 在甲状腺侧叶横切面上，测量甲状腺侧叶外侧缘至侧叶近气管水平内侧缘之间的距离。正常值为10～20mm。

（3）甲状腺前后径测量 在甲状腺侧叶横切面上，测量甲状腺侧叶前缘至后缘之间的距离。正常值为10～20mm。

（4）峡部厚度测量 甲状腺峡部横切面上，测量甲状腺峡部前缘至后缘之间的距离。厚度不超过5mm。

三、甲状腺疾病超声诊断

案例 18-1

患者，女，35岁，因颈部增粗，伴烦热、心悸、消瘦、易怒住院。查体：甲状腺肿大，突眼征（＋），肢体震颤征（＋），心率115次/分。心肺（－），腹平软，未及肿块。余正常。超声检查显示甲状腺对称性肿大，实质回声增粗，内见多个结节，结节边界欠清，部分结节内部可见液性暗区，CDFI显示甲状腺实质内血流信号无明显异常。

问题：依据上述临床及超声表现，该患者最可能的诊断是什么？

（一）毒性弥漫性甲状腺肿

1. 病理与临床 毒性弥漫性甲状腺肿（toxic diffuse goiter），亦称Graves病，为脑垂体促甲状腺素分泌增加引起甲状腺组织增生，甲状腺素分泌增加。

临床上女性多见，男女之比为1：6～1：4，发病高峰年龄为20～40岁。典型病例具有高代谢、甲状腺肿大、突眼三大症候群。在老人、小儿临床表现多不典型。近年来不典型病例增多。

2. 超声表现

（1）甲状腺呈弥漫性对称性肿大，也有呈不均匀肿大者。肿大严重时可压迫颈动脉鞘，使血管移位（图18-13A）。甲状腺被膜规整。

（2）初发未治疗者，腺体回声分为以下两种类型：①弥漫回声减低型，表现为双侧腺体回声弥漫性减低（图18-13A），CDFI显示为"火海征"（图18-13B）；②散在回声减低型，表现为腺体内出现多个边界模糊不清的片状低回声区，CDFI显示低回声区有丰富的血流信号分布。

（3）病程较长或反复发作病例，腺体回声不均，内见条带状高回声。

（4）多数病例甲状腺上下动脉内径增宽，流速增快，阻力指数减低（图18-13C）。

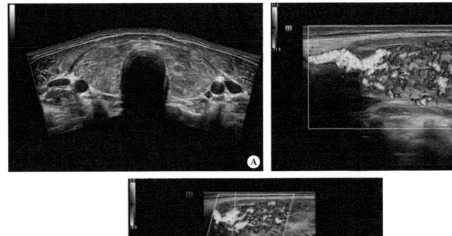

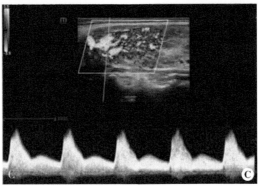

图18-13 毒性弥漫性甲状腺肿超声声像图

A. 甲状腺均匀性肿大，内部呈弥漫性不均匀低回声；B. CDFI显示甲状腺腺体内血流丰富，呈"火海征"，甲状腺上动脉管腔内显示五彩镶嵌血流信号；C. 甲状腺上动脉血流速度明显增快

3. 鉴别诊断 Graves病的超声图像和桥本甲状腺炎相似，但前者会出现甲亢的高代谢表现，血清T_3、T_4升高，TSH降低，甲状腺吸碘率增高，血清甲状腺刺激性抗体（TSAb）阳性。

4. 临床价值 超声检查对本病的诊断价值有限，需结合临床症状、体征及实验室检查结果综合判断。此外，超声能准确测量甲状腺体积、了解腺体血供情况，从而帮助选择治疗方式和判断疗效。

（二）单纯性甲状腺肿

1. 病理与临床

（1）病理 单纯性甲状腺肿（simple goiter）的组织病理改变取决于原发疾病的严重程度与病程的长短。疾病早期，甲状腺滤泡上皮细胞常增生、肥大、血管丰富。甲状腺呈均匀、弥漫性增大，但仍维持原来的轮廓。随着病程的延长，病变反复加重与缓解，滤泡充满胶质，滤泡细胞呈扁平状。以后，甲状腺组织出现不规则增生与再生，形成结节，表现为多结节性甲状腺肿，并可出现自主性功能，也可出现结节内出血或钙化。

（2）临床 单纯性甲状腺肿除甲状腺肿大外，往往无其他症状。甲状腺常呈轻度或中度弥漫性肿大，质地较软，无压痛。随着病情的发展，甲状腺可逐渐增大，甚至引起压迫症状。压迫气管可引起咳嗽与呼吸困难，压迫食管引起咽下困难，压迫喉返神经引起声音嘶哑，胸骨后甲状腺肿可使头部、颈部、上肢静脉回流受阻，表现为面部青紫、水肿、颈部与胸部浅表静脉扩张，但均较少见。后期可出现结节，表现为多结节性甲状腺肿。有时结节内可突然出血，出现疼痛，结节明显增大，并可加重压迫症状。在多发结节的基础上，可出现自主性功能亢进，也即结节性甲状腺肿伴甲状腺功能亢进症。

2. 超声表现 甲状腺弥漫、对称性肿大，表面光滑无结节，增大明显时，可压迫气管及颈部血管。病变早期，腺体回声基本正常；病程后期，腺体实质回声弥漫不均，腺体内部滤泡高度扩张，充满大量胶质，呈弥漫、壁薄的无回声区伴囊内点状强回声。腺体血流信号无明显增多，甲状腺上动脉流速在正常范围或轻度增高。

3. 鉴别诊断 本病需与单纯性弥漫性甲状腺肿、毒性弥漫性甲状腺肿相鉴别。鉴别点包括腺体肿大特点、腺体回声及血供等，还需要结合临床表现及实验室检查来综合分析判断。

4. 临床价值 依据患者的甲状腺功能和甲状腺超声声像图改变，可明确本病诊断，但本病有时与单纯性结节性甲状腺肿大超声表现相仿，两者较难鉴别。

（三）结节性甲状腺肿

1. 病理与临床 在甲状腺弥漫性肿大的基础上，滤泡上皮细胞反复增生和复原，形成增生性结节。结节进一步发生变性、坏死、出血等改变，出血、坏死组织逐渐纤维化及钙盐沉积。本病一般无明显症状，肿大的腺体或结节可压迫气管、食管而产生相应的临床症状。典型的结节性甲状腺肿（nodular goiter）是多发的结节不对称地分布在甲状腺内，但亦存在单发结节的结节性甲状腺肿。

2. 超声表现

（1）甲状腺呈不同程度增大，多为非对称性，表面不光整。部分病例甲状腺大小形态正常。

（2）腺体内出现单发或多发结节，结节一般规则，多呈圆形或椭圆形，也有欠规则形，可伴有弧形或颗粒状钙化（图18-14）。结节内部可出现囊性变、液化、坏死等改变。

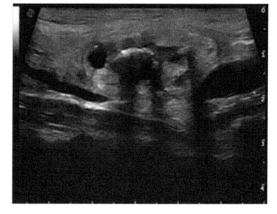

图18-14 结节性甲状腺肿
甲状腺腺体内出现囊实性结节，边界尚清楚，内见粗大钙化及囊变区

（3）结节以外腺体回声均匀、不均或散在点条状高回声。

（4）CDFI显示腺体内血流信号无明显增多或减少，缺乏特征性；结节血供表现多样，但多数为低血供（图18-15），增生结节内部血供丰富。

3. 鉴别诊断

（1）结节性甲状腺肿的结节超声表现多样，部分结节伴纤维化时与甲状腺乳头状癌的超声声像图表现相似，有时鉴别比较困难。部分癌结节可混杂在结节性甲状腺肿的增生结节中。

（2）表现为"滤泡状肿瘤样"的结节性甲状腺肿并

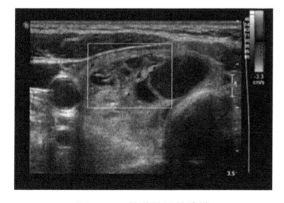

图18-15 结节性甲状腺肿
结节周边及内部见少许血流信号

不罕见，往往为腺瘤样结节性甲状腺肿。"滤泡状肿瘤样"结节不具有诊断特异性，其可见于滤泡状腺瘤、滤泡状腺癌、结节性甲状腺肿、桥本甲状腺炎和髓样癌等病变。

4. 临床价值 超声检查是诊断本病的首选检查方法，但超声对结节是否合并局部癌变的判断存在一定难度。

（四）亚急性甲状腺炎

1. 病理与临床 亚急性甲状腺炎（subacute thyroiditis）又称为病毒性甲状腺炎、肉芽肿性甲状腺炎，为病毒感染所致，甲状腺滤泡破裂，胶质进入间质引起异物反应或炎性变化。

病程为数周或数月，多见于女性，表现为发热、甲状腺中度肿大和疼痛、局部压痛。发病期间有咽痛等上呼吸道症状。

2. 超声表现 病变侧甲状腺可肿大，腺体内出现低回声区，病变位于浅侧者，甲状腺被膜与带状肌分界不清。低回声区形态不规则，边界模糊，呈地图样或泼墨样改变（图18-16A）。部分病例出现中央组淋巴结肿大。

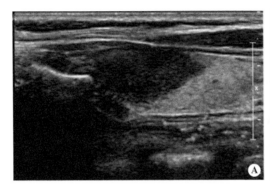 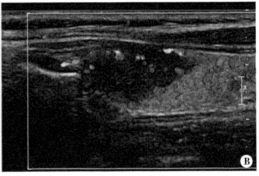

图18-16 亚急性甲状腺炎超声声像图及彩色多普勒血流图

A.病变形态不规则，边界模糊；B.病灶区少血供

CDFI：①病灶区常呈低血供或无血供（图18-16B），病灶周边血流信号可增多，亦可正常；②在恢复期，因TSH持续增高，刺激甲状腺组织增生，引起甲状腺内血流增加。

3. 鉴别诊断 亚急性甲状腺炎要与甲状腺癌鉴别，除了相关的超声特征外，还要结合病史、临床表现及实验室检查结果。

4. 临床价值 结合患者的临床症状和体征，超声检查可明确诊断本病。超声检查也是病变随访的良好影像手段。

（五）慢性淋巴细胞性甲状腺炎

1. 病理与临床 慢性淋巴细胞性甲状腺炎也被称为桥本甲状腺炎（Hashimoto thyroiditis），是一种自身免疫性疾病，发病率正逐年增加。患者常无明显不适症状，触诊或有甲状腺质韧肿大表现，多在行甲状腺超声体检时被发现。

95%病例见于女性，好发年龄为30～60岁。常见症状为全身乏力，部分患者有局部压迫感或甲状腺区疼痛，偶伴有轻压痛。发病缓慢，查体表现为无痛性弥漫性甲状腺肿大，对称、质硬、表面光滑、质地坚韧，一般与周围组织无粘连，可随吞咽动作上下活动。多伴甲状腺功能减退，甲状腺肿大明显可有压迫症状。

2. 超声表现 甲状腺两叶弥漫性肿大，一般为对称性，也可以一侧肿大为主，峡部增厚明显。腺体回声可分为以下类型。①弥漫回声减低型，表现为肿大的腺体弥漫性回声减低，其内出现多发条状高回声，CDFI显示腺体内密布如一片火的海洋，称之为"火海征"（图18-17）；②弥漫网络型，肿大腺体出现许多小的低回声而呈网络状改变，CDFI显示血流丰富，呈弥漫性分布；③萎缩型，腺体萎缩变小，CDFI显示无或轻度增多血流信号；④局限型，病变局限在腺体的某一区域。

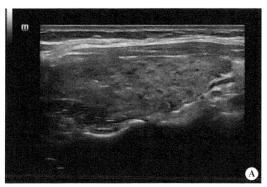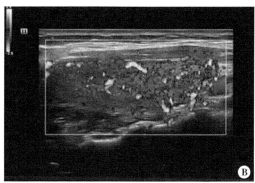

图18-17 慢性淋巴细胞性甲状腺炎

A.甲状腺腺体内部回声减低，见大量小斑片状低回声；B.CDFI显示甲状腺实质血流增多

3. 鉴别诊断

（1）毒性弥漫性甲状腺肿（Graves病） 肿大的甲状腺质地通常较软，抗甲状腺抗体滴度较低，但也有滴度高者，二者较难区别，如果血清TRAb阳性，或伴有甲状腺相关性眼病，或伴有胫前黏液性水肿，有助于诊断Graves病。

（2）结节性甲状腺肿 少数患者可出现甲状腺结节样变，甚至产生多个结节。但结节性甲状腺肿患者的甲状腺自身抗体滴度减低或正常，甲状腺功能通常正常，临床少见甲状腺功能减退。

4. 临床价值 随着病程的进展，患者最终会变成甲状腺功能减退，超声表现为甲状腺体积明显减小。除了超声表现，桥本甲状腺炎的诊断还需结合血清学结果，血清甲状腺微粒体（过氧化物酶）抗体（TPOAb）和血清甲状腺球蛋白抗体（TGAb）常明显增加，对本病有诊断意义。

（六）甲状腺腺瘤

1. 病理与临床 甲状腺腺瘤（thyroid adenoma）是由多种病因引起的良性肿瘤，以20～40岁女性多见，呈膨胀性生长，造成对周围组织的压迫，分为滤泡性腺瘤、乳头状腺瘤及非典型腺瘤，其中10%的腺瘤可以发生癌变，20%的腺瘤属于高功能性，可引起甲状腺功能亢进。当肿瘤生长迅速时，易发生坏死、出血、囊性变等退行性变。

2. 超声表现

（1）甲状腺腺瘤一般为单发，少见多发。病变呈圆形、椭圆形或卵圆形。

（2）病变内部回声近等回声，少数为低回声，较大者易出现囊性变、出血或坏死，内部出现不规则无回声区、钙化灶及浓缩胶质回声。

（3）病变边界清楚，有包膜回声，80%病变周边出现规整的声晕。病变后方回声增强或无明显改变（图18-18）。

（4）CDFI：周边常见环绕血流，内部血流分布程度不等，多数腺瘤内见丰富血流信号，呈网状或轮辐状血流分布（图18-19）。

3. 鉴别诊断

（1）结节性甲状腺肿 结节性甲状腺肿常于双侧叶出现，结节一般较小，边缘不清晰，无完整包膜，结节之间多有不均匀的纤维条带，整个甲状腺表面可以凹凸不平。

（2）亚急性甲状腺炎 甲状腺内的片状低回声边界不清，用探头加压后可引起疼痛。

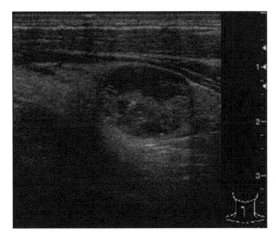

图18-18 甲状腺腺瘤超声声像图

甲状腺右叶囊实性结节，边界清楚，内部回声不均，可见囊变区

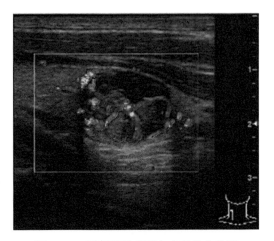

图18-19 甲状腺腺瘤彩色多普勒血流图

CDFI显示结节周边半环形血流，内部见点条状血流

（3）甲状腺癌　边界不清，为实性低回声，内见沙砾样钙化，周围多无晕环，CDFI显示以内部血流信号为主。

4. 临床价值　多数甲状腺腺瘤可通过超声检查获得诊断，但少部分腺瘤与某些边界清楚的恶性病变在超声图像上难以区分。

（七）甲状腺癌

1. 病理与临床　甲状腺癌（thyroid cancer）是最常见的内分泌系统恶性肿瘤，原发性甲状腺癌按细胞来源可分为滤泡上皮细胞源性甲状腺癌和滤泡旁细胞源性（即C细胞源性）甲状腺癌两类。滤泡上皮细胞源性甲状腺癌又有分化型甲状腺癌和未分化型甲状腺癌之分，约94%为分化型甲状腺癌，前者主要包括乳头状癌和滤泡状癌。发生于神经内分泌C细胞的称髓样癌。

甲状腺癌是最常见的内分泌肿瘤，也是发病率上升最快的肿瘤，因此，及早地对甲状腺癌做出诊断可以使患者达到良好的预后。目前，国内外学者都对甲状腺结节进行分级，以达到合理的诊治。

2. 超声表现

（1）形态　肿瘤形态常表现为不规则，前后径和横径的比值（A/T）>1（图18-20）。

（2）边界　大部分肿瘤边界模糊，但部分髓样癌或微小癌可表现为边界清楚，病灶周边可伴有厚薄不均的声晕。

（3）内部回声　常表现不均质实性低回声，较少出现囊性变，病变内可出现微小钙化（1mm左右点状强回声）。

（4）CDFI显示部分血流丰富或局限性丰富，分布杂乱，可见穿支血流。

（5）部分病例可见颈部淋巴结转移癌。

3. 鉴别诊断

（1）囊性成分吸收后的结节性甲状腺肿　一般为边界模糊的实性低回声结节，与甲状腺癌在超声图像上较难鉴别，可根据患者病史进行鉴别，一般该类结节的发展过程是从一个较大的混合性结节其囊性成分被吸收后形成，导致形态缩小，边界模糊。必要时可行穿刺活检进行鉴别诊断。

（2）结节性甲状腺肿　结节形态规则，边界清晰，

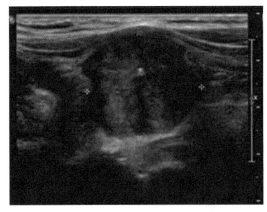

图18-20 甲状腺癌超声声像图

实性低回声结节，形态不规则，A/T>1，内见少许点状强回声

A/T ＜ 1，呈实性或混合性，无钙化或伴有粗大钙化，颈部无可疑异常淋巴结。

4. 临床价值 超声检查是甲状腺癌首选的影像学检查方法。由于甲状腺癌存在多种不同类型的病理类型，其超声表现复杂多样，如无法明确诊断，可行超声引导下细针或粗针穿刺活检明确诊断。

第3节 乳腺超声

一、乳腺解剖概要

（一）乳腺组织

乳腺（图 18-21）位于第 2～6 前肋之间，胸大肌的前方，内侧靠近胸骨旁，外侧达腋前线，有时乳腺可向外上方延伸至腋窝。乳腺组织是女性生殖系统的一部分，位于胸部。它是由不同类型的细胞组成的复杂结构，包括上皮细胞、纤维细胞、脂肪细胞和免疫细胞等。乳腺组织的形态和结构因个体而异，但通常可以分为外层皮肤组织、中间乳腺组织和深层胸肌组织。

（二）乳房腺泡

乳房腺泡是乳腺组织中的基本单位，由数个腺泡细胞组成。腺泡细胞具有分泌乳汁的功能，它们通过复杂的激素和神经调节机制，在怀孕和哺乳期间产生和释放乳汁。乳房腺泡通常位于乳腺组织的中心位置，可以形成不同的大小和形状。

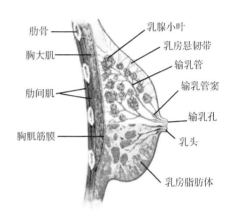

图18-21 乳腺解剖示意图

（三）乳腺小叶

乳腺小叶是乳腺组织中的一种结构，由多个乳房腺泡组成。乳腺小叶通常呈现为叶片状结构，具有丰富的血液供应和神经支配。乳腺小叶的数量和大小因个体而异，但在女性体内保持相对稳定。

（四）乳腺导管系统

乳腺导管系统是乳腺组织中的一种复杂管道系统，主要负责引导乳汁从乳房腺泡到达乳头。乳腺导管系统由多个导管组成，它们逐渐分支并汇集成主乳腺导管。这个主乳腺导管最终连接到乳头，形成乳头的外部结构。

二、乳腺超声检查方法和正常超声表现

（一）超声检查方法

1. 仪器 一般选用中、高档彩色多普勒超声检查仪。常规采用频率 ≥ 7.5MHz 的线阵高频探头。若病变位置表浅，有更高频率线阵探头可选用。对于深部较大的肿块、有植入硅胶填充物等情况可采用中低频率的探头。

2. 检查前准备

（1）一般无须特殊准备。

（2）检查前了解近期有无乳腺导管造影、穿刺活检等，以免因造影剂或出血的干扰而影响诊断。

3. 检查体位 患者常规取仰卧位，双侧手臂上举，自然置于头部上方或两侧，嘱患者充分暴露双侧乳腺和腋窝。这种姿势使乳腺组织紧贴胸壁，可减少病灶的滑动，减少乳腺下垂和褶皱对检查的影响。检查乳腺外侧时，可采用面向对侧的半侧卧位。有时为了与乳腺X线摄影结果相对照，超声检查可采取与乳腺X线摄影相似的体位。

4. 扫查方法与常用切面

（1）旋转（放射状）扫查法 以乳头为中心由内向外（或由外向内）、探头沿导管长轴方向放置，沿顺时针或逆时针方向扫查，从内向外移动探头，各扫查断面相互覆盖，不要遗漏。因为乳腺导管和腺叶是以乳头为中心呈放射状排列，放射状扫查可以较好地显示导管和腺叶的结构。

（2）纵向扫查法和横向扫查法 纵向扫查法，探头从腋前线乳腺外侧缘（含尾部）向胸骨旁方向或从胸骨旁向腋前线乳腺外侧缘方向，从上至下连续地沿乳腺依次纵向扫查。横向扫查法，探头沿从内向外或从外向内方向，从乳腺上缘至乳腺下缘，沿乳腺连续地依次横向扫查。

（3）反放射状扫查法 探头从乳房边缘向乳头方向沿与导管垂直的方向扫查，按顺时针或逆时针方向移动探头，完成360°检查。

（4）乳头根部斜切扫查法 将探头置于乳头旁，使声束斜切向乳头根部后方，以清晰显示乳头深面结构。针对乳头溢液特别是乳头溢血的患者，应特别留意乳头深面及周围导管，判断有无导管扩张、管壁增厚和内壁不光滑、导管内异常回声等。

上述乳腺的扫查方法中，ACR BI-RADS指南推荐旋转（放射状）扫查法和乳头根部斜切扫查法，该方法能较好地观察乳腺导管长轴、肿块的形态和对周围组织的压迫、浸润情况。

5. 扫查要点

（1）探查乳腺时探头应轻放于皮肤上，不宜用力加压，以免改变肿块的位置和形态，尤其是位置浅表的乳腺微小病灶，加压后可能会使病灶不易检出。

（2）在探查乳腺腺体组织的同时，也应该观察腺体前后的脂肪、乳房悬韧带（Cooper韧带）、乳腺后间隙等是否存在病变。

女性的乳腺受内分泌作用的影响很大，因此，在青春期、妊娠期、哺乳期以及绝经期的时候，乳腺的超声表现有所不同。

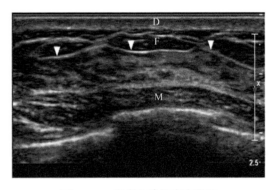

图18-22 正常乳腺超声声像图

D: 皮肤；F: 皮下脂肪；三角：乳腺腺体组织；M: 胸大肌

（二）正常乳腺超声表现与超声测量

1. 正常乳腺超声表现 由浅至深，正常乳腺的声像图由皮肤、皮下脂肪层、腺体层组成，乳腺后方为乳腺后间隙和胸壁结构（图18-22）。皮肤呈弧形高回声带，厚1～3mm，边界整齐、光滑，其下浅筋膜较薄，常不显示；皮下脂肪层呈低回声，内有散在的强光点，境界不清。有时可见平行的线状或三角形高回声光带，为Cooper韧带。正常淋巴管不能显示。腺体层包括乳腺腺叶、乳腺导管及叶间结缔组织。腺体呈强弱相间的回声，分布较均匀。

随着年龄的增加，腺体层逐渐变薄。乳腺随年龄和生理状态的变化主要表现在脂肪和腺体的变化，通常随着年龄增加，腺体内终末导管和腺泡萎缩，腺体变薄，回声增高，皮下脂肪和乳腺后间隙脂肪相对增多。

青春期未生育女性腺体主要是导管系统的发育，中央区回声较低（图18-23A），扪诊质地稍硬，周围腺体呈高低相间的斑纹征（图18-23B）。妊娠期终末导管小叶单位（TDLU）充分发育，间质变薄，腺泡的充分发育导致腺体增厚，哺乳期腺腔进一步扩大，充满乳汁，乳腺导管扩张，管壁薄而光滑,管腔内为无回声,显示清楚(图18-24)。乳腺血管增多、增粗,血流速度加快。哺乳期后TDLU退化萎缩。绝经后,TDLU进一步萎缩退化,腺体层逐渐变薄,回声增强,脂肪回声逐渐增多。依据乳腺导管系统和间质的比值、脂肪的多少,正常乳腺分为背景回声均匀腺体型、背景回声均匀脂肪型和背景回声不均匀三型。

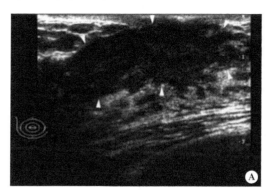
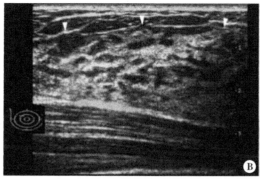

图18-23 青春期乳腺超声声像图

三角:乳腺腺体组织

2. 乳腺超声测量 乳腺超声测量通常在仰卧位下进行,双手上举,充分暴露乳腺及双侧腋窝,乳腺厚度测量一般以外象限乳腺组织为标准。当外象限检查困难时,可辅以侧卧位。测量的内容包括肿块的大小和回声情况。对于肿块大小的测量,一般包括三个径线,即"长×宽×高",并取最大值进行记录。

三、乳腺疾病

案例 18-2

患者,女,38岁,发现左乳无痛性肿块1周。超声检查显示左乳外上象限探及一低回声团块,形态不规则,团块内见沙砾状强回声。

问题:依据上述临床及超声表现,该患者最可能的诊断是什么?

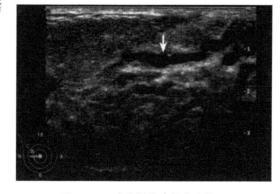

图18-24 哺乳期乳腺超声声像图

哺乳期乳腺,腺体增厚,箭头:乳管扩张

(一)乳腺炎和乳腺脓肿

1. 病理与临床 乳腺炎(mammitis)分急性乳腺炎和慢性乳腺炎。急性乳腺炎是乳腺的急性化脓性感染,在哺乳期较常见,尤其是初产妇。主要致病菌是金黄色葡萄球菌。免疫力良好者,病变可以停留在轻度炎症或蜂窝织炎期,并可自行吸收;免疫力差者,感染扩散形成乳腺脓肿(breast abscess),甚至出现脓毒血症。初期表现为乳腺胀痛、压痛,可扪及边界不清的肿块,以致产后妇女惧怕或拒绝哺乳,从而加重乳汁淤积,疼痛加剧,继而出现红、肿、热、痛及痛性肿块,若感染继续加重,局部组织坏死、液化形成脓肿。可伴寒战、高热,白细胞增高等。浅表的脓肿波动感明显,可自行穿破皮肤形成窦道。近年来,非哺乳期乳腺炎发病率呈上升趋势。

2. 超声表现

(1)急性乳腺炎 早期表现为受累局部出现界限不清低回声,回声不均,病变与周围正常组织无明显分界。

(2)乳腺脓肿 表现为囊实性、壁厚肿块,肿块形态不规则,边缘模糊,局部加压和振动后肿块内脓液流动（图18-25A）。脓腔单发或多发。脓腔内无血流信号，脓肿壁及周围可见血流信号（图18-25B）。

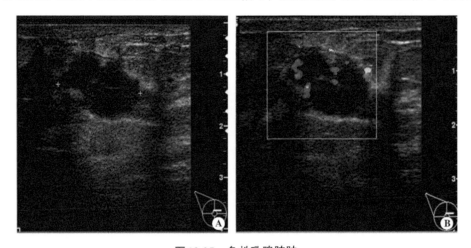

图18-25　急性乳腺脓肿

A. 右侧乳腺囊性为主肿块，形态不规则，边界不清，内见分隔；B. CDFI显示肿块周边及隔上见血流信号

（3）慢性乳腺脓肿　常表现为不均质肿块，中心伴有或不伴有小的液性暗区。BI-RADS评估为两类。部分临床症状不明显，慢性炎症过程导致肿块质硬，形态不规则，回声不均匀，边缘模糊，压痛不明显，易误诊为乳腺癌。可能评估为BI-RADS 4类或5类。

3. 鉴别诊断

（1）乳腺囊肿　乳腺囊肿伴出血时肿块内表现为细弱回声，但囊肿边缘清楚，囊肿壁薄、光滑，而脓肿的壁厚、内壁不规则，边缘模糊。

（2）乳腺癌　乳腺癌通常以肿块为首要就诊原因，而慢性乳腺脓肿则有慢性炎症的病史，肿块内多数有细小的脓腔。鉴别诊断困难者，建议穿刺活检明确诊断。

4. 临床价值　超声在急性乳腺炎的诊断中，需要观察炎症浸润的范围、内部是否有脓肿形成，从而进一步指导临床治疗。慢性乳腺炎临床上仅表现为乳腺内的肿块，而无其他特异性的临床症状，因此，常被误认为乳腺肿瘤。超声可评估肿块的大小、性质、边界、形态、内部回声及血流等信息，并与乳腺良、恶性肿瘤鉴别。

（二）乳腺增生症

1. 病理与临床　乳腺增生症（cyclomastopathy）是女性乳腺最常见的一类非肿瘤、非炎症性疾病，包括了病因和临床经过均不相同的多种病变。常见于中青年妇女，临床表现主要是周期性的月经前乳腺胀痛、刺痛。乳腺疼痛是患者就诊的最常见原因之一，月经来潮后症状和体征不同程度缓解。纤维囊性增生主要累及乳腺终末导管小叶单元，是乳腺囊肿、导管上皮增生、乳头状瘤病、腺管型腺病和腺上皮细胞大汗腺化生五种病变的综合表现，导管上皮增生与乳头状瘤病和乳腺癌关系较密切，应引起重视。

2. 超声表现

（1）超声腺体组织层增厚、致密，结构紊乱，或出现局限性增厚。

（2）腺体层内出现多发低回声结节状结构、无回声囊性结构，散在分布。

（3）乳腺增生性病变是一种病理诊断，可以有或无临床表现，但超声图像特征往往不典型或缺乏明显的超声声像图特征。

（4）CDFI：在增生区域或结节内血流信号不明显。

3. 鉴别诊断　乳腺增生性病变时，由于小叶及其周围组织的不同程度增厚，在腺体组织内形成多个低回声、等回声结节状增厚或团块状结构，但通过探头的转动或移动，超声图像上显示并非所有的切面上均有占位现象，从而可以与占位性病变（纤维腺瘤、乳腺恶性肿瘤）鉴别。囊性增生时腺体层内可以出现多发无回声囊肿样结构。

4. 临床价值 乳腺超声检查廉价方便、无放射性，亦不受位置限制，具有实时性和反复操作性，是年轻、妊娠或哺乳期女性乳腺检查的首选，进行普查和随访也较方便。超声可清晰显示乳腺的解剖层次及细微的病灶，从而给病灶明确定位。

（三）乳腺良性肿瘤

1. 病理与临床 乳腺纤维腺瘤（breast fibroadenoma）多见于青年女性，75%～85%为单发，15%～25%为多发。通常无自觉症状，肿块常常是唯一体征。肿瘤多呈卵圆形，也可呈浅分叶状，因有完整肿瘤包膜，表面光滑，质地坚韧，与胸肌和皮肤均无粘连，活动度大。病程较久者由于间质致密胶原化而呈编织状，或发生玻璃样变和钙化，甚至骨化。纤维腺瘤的导管上皮可发生增生，但癌变机会极少。肿瘤生长速度较慢，月经周期对肿瘤的生长并无明显影响。

2. 超声表现 超声表现为形态呈圆形或卵圆形团块，方位平行，边缘完整，呈等回声或低回声，后方回声无变化或增强，有侧壁声影（图18-26）。因为肿块内腺体和纤维间质的成分不同，肿块回声和均匀程度不同。少数纤维腺瘤肿块内出现粗钙化。肿块内多数无血流信号或有少量血流信号，少数肿块内可见较丰富的血流信号。巨纤维腺瘤（最大径大于5cm）多见于青春期女性（图18-27）。随着超声仪器图像质量的改善和对低速血流敏感性的提高，临床触诊阴性的乳腺肿块越来越多地被超声检出，纤维腺瘤内检出血流信号的比例明显增加。通常不伴有腋窝淋巴结肿大。

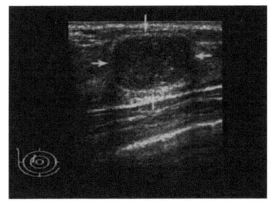

图18-26　乳腺纤维腺瘤超声声像图
乳腺纤维腺瘤，椭圆形，边界清楚，有包膜回声（箭头），可见侧壁声影

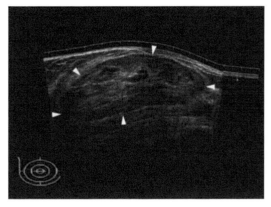

图18-27　巨纤维腺瘤超声声像图
肿瘤（三角）呈椭圆形，边界清楚，内回声不均

3. 鉴别诊断

（1）乳腺囊肿（breast cysts） 为无痛性的乳腺肿块，多为单侧单发，边界清楚，表面光滑。但乳腺纤维腺瘤的肿块质地较囊肿稍硬韧，活动度较囊肿为大，发病年龄以18～25岁最为多见；乳腺积乳囊肿的肿块有囊性感，活动度不似腺瘤那样大，且多发于妊娠哺乳期，乳腺单纯囊肿则除囊肿外尚有乳腺增生的临床特征。可行超声检查，超声对于囊性肿物和实性肿物的鉴别有很大的优势。

（2）纤维囊性乳腺病中的腺病结节 腺病结节的大小和回声变异较大，最大特点是形态不如纤维瘤规则，而且没有清晰的包膜回声。结节内多可看到等号样导管或微小囊性成分。可以分在BI-RADS 3类，定期复查1～2年，或结合X线钼靶。

（3）乳腺癌 部分纤维腺瘤表现为形态不规则、边缘不完整（模糊、毛刺、成角、细分叶）等征象，或经过每6个月一次的复查发现结节（分为BI-RADS 3类）增大（最大直径或体积增大＞20%）或边缘不完整，需要与乳腺癌鉴别。尤其是出现密集（＞5个强回声点）的微钙化灶以及腋窝淋巴结肿大且门结构消失，均提示乳腺癌可能性大。分类为BI-RADS 4a/4b。建议穿刺活检。

4. 临床价值 超声可以用于乳腺纤维腺瘤的定位和定性。通过超声检查，可以确定乳腺纤维腺瘤的位置、大小、形态、边缘等信息，为手术提供重要的参考依据。

（四）乳腺癌

1. 病理与临床 乳腺癌（breast cancer）是来源于乳腺上皮组织的恶性肿瘤。临床上最常见的病理类型是浸润性导管癌，约占全部恶性肿瘤的70%。其次是导管原位癌，大多数浸润性导管癌具有典型的恶性肿瘤的临床表现和超声图像特征，但髓样癌、黏液癌、叶状肿瘤在早期阶段具有膨胀性生长的特性，超声表现类似良性肿瘤，可能误诊。部分恶性肿瘤不具备典型超声声像图特征，需要超声多模态和多种影像学检查联合应用，必要时依靠穿刺活检确诊。

早期表现为无痛、单发的小肿块，质硬，表面不光滑，与周围组织分界不清，在乳房内不易被推动。乳腺癌逐渐增大，侵入Cooper韧带，肿块处皮肤往往有凹陷。晚期，肿瘤侵入胸大肌，与之固定，并与皮下组织广泛粘连，形成橘皮样外形，并且发生溃破。

2. 超声表现 乳腺癌的病理类型很多，超声声像图表现与病理类型相关。典型的超声声像图特征如下。

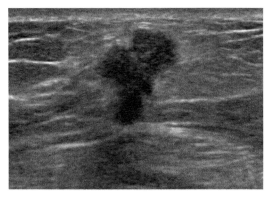

图18-28 浸润性乳腺癌超声声像图

肿瘤呈非平行生长，不规则形，边界不清，内部回声不均

（1）形态 肿块形态不规则（图18-28）。

（2）方位 肿块长径与皮肤不平行（肿块纵径≥横径，纵横比≥1）。肿块方位不平行为小乳腺癌的重要形态学特征（图18-28）。

（3）边缘 乳腺癌边缘特征包括边缘模糊、毛刺、成角、细分叶、边缘强回声晕，是判断肿块恶性风险的重要指标。

（4）内部回声 以脂肪为等回声，乳腺癌的肿块绝大多数是低回声或极低回声。发生出血和坏死时，可表现为囊实混合性回声。后方回声多数表现为衰减，或混合型。

（5）钙化灶 在高频超声图像上，钙化可分为三种类型：微钙化，粗钙化，弧形钙化。肿块内微钙化提示乳腺癌，有较高特征性。典型的乳腺癌钙化灶表现为数目较多且相对集中，呈簇状分布，以砂砾样微钙化为主（图18-29）。粗钙化和弧形钙化偶见于纤维腺瘤和积乳囊肿晚期。

（6）肿块血流 良性肿瘤无血流或少血流多见，乳腺癌血流丰富多见。典型的乳腺癌血流可表现为血管增粗和走行不规则（图18-30），粗大穿入性动脉血流。

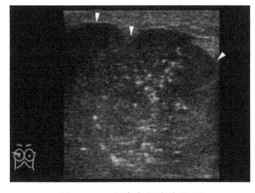

图18-29 乳腺癌超声声像图

病灶（三角）内出现大量微小钙化

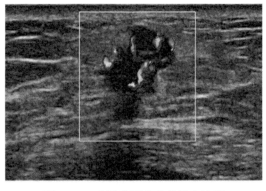

图18-30 乳腺癌彩色多普勒血流图

肿瘤内血流信号丰富，呈不规则形和分支状，并见穿支血流

3. 鉴别诊断　见表18-1。

表18-1　乳腺良性与恶性病变的区别

征象	良性病变	恶性病变
边界	清楚完整	模糊、毛刺、强回声
形状	椭圆状	不规则状
边缘	光整	不光整
回声	低回声	强弱不均
后方回声	多增强	多衰减
皮肤/乳头	无明显变化	皮肤可呈橘皮样外观，乳头可内陷
活动度	一般可活动	无
淋巴结转移	无	同侧腋下或锁骨上淋巴结转移，极少数会转移到对侧
血流	稀少	丰富

4. 临床价值　乳腺超声在实性肿物及乳腺内囊性疾病诊断中展现出了特征性，当发现活动、孤立的肿块时，应使用超声检查方法，以此来区分肿块为实性还是囊性，乳腺超声能够将肿瘤大小、肿块的数目及位置准确、清晰地显示出来，在协助定位手术切除、超声下定位穿刺治疗中效果显著。

第4节　浅表淋巴结超声

一、淋巴结解剖概要

正常浅表淋巴结质软，不易触及，无压痛，外观呈蚕豆形。淋巴门位于淋巴结凹陷的一侧，有输出淋巴管、动静脉和神经通过，输入淋巴管有数条，经淋巴结隆凸的一侧进入淋巴结。

（一）颈部淋巴结

颈部淋巴结共分6大区、9个亚区（图18-31）。

Ⅰ区：颏下区及颌下区淋巴结组，分为ⅠA和ⅠB亚区。ⅠA区（颏下区）：位于下颌舌骨肌、舌骨体、两侧二腹肌前腹之间；ⅠB区（颌下区）：位于下颌骨体、二腹肌前后腹、茎突舌骨肌之间。

Ⅱ区：上颈淋巴结组，分为ⅡA和ⅡB亚区。ⅡA区：位于颌下腺后缘、二腹肌后腹后缘、颈内动脉内缘、颈内静脉后缘、舌骨体下缘水平、斜角肌之间；ⅡB区：位于颈内静脉后缘、胸锁乳突肌后缘、乳突尖、舌骨体下缘水平、斜角肌之间。

Ⅲ区：中颈淋巴结组，位于舌骨体下缘水平、环状软骨下缘水平、胸骨舌骨肌后缘、颈总动脉内缘、胸锁乳突肌后缘、斜角肌之间。

Ⅳ区：下颈淋巴结组，分为ⅣA和ⅣB亚区。ⅣA区：下颈淋巴结组，位于环状软骨下缘水平、颈横动脉水平、胸骨舌骨肌后缘、胸锁乳突肌后缘、斜角肌之间；ⅣB区：锁骨上内侧淋巴结组，位于颈横动脉水平、锁骨、胸骨舌骨肌后缘、胸锁乳突肌后缘、斜角肌、头臂静脉、头臂干、颈总动脉、锁骨下动脉之间。

Ⅴ区：枕后三角区淋巴结组，分为ⅤA、ⅤB、ⅤC亚区。

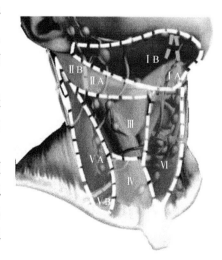

图18-31　颈部淋巴结分区图

ⅤA区：中颈淋巴结组，舌骨体上缘、胸锁乳突肌后缘、斜方肌前缘、环状软骨下缘、斜角肌之间；

ⅤB区：下颈淋巴结组，位于环状软骨下缘水平、颈横动脉下缘、胸锁乳突肌后缘、斜方肌前缘、斜角肌之间；ⅤC区：锁骨上外侧淋巴结组，颈横动脉下缘、锁骨上缘、胸锁乳突肌后缘、斜方肌前缘、斜角肌之间。

Ⅵ区：颈前淋巴结组，位于舌骨下缘或颌下腺下缘、胸骨柄上缘、颈总动脉内缘之间。

锁骨上淋巴结：位于颈横动脉下缘与锁骨上缘之间，包括ⅣB区（内侧区）、ⅤC区（外侧区）淋巴结。

（二）腋窝淋巴结

腋窝淋巴结以胸小肌为界分为3区（图18-32）：

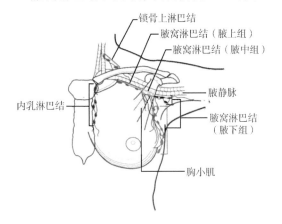

图18-32 腋窝淋巴结分区图

Ⅰ区：腋下组，位于胸小肌外下侧，包括外侧群、前群、后群、中央群以及胸大小肌间的Rotter淋巴结。

Ⅱ区：腋中组，位于胸小肌深面的腋静脉周围淋巴结。

Ⅲ区：腋上组，位于胸小肌内上侧的锁骨下周围静脉淋巴结。

（三）腹股沟淋巴结

腹股沟淋巴结分为浅群和深群：①浅群：位于腹股沟韧带、大隐静脉末端周围；②深群：位于股静脉周围。

二、淋巴结超声检查方法和正常超声表现

（一）超声检查方法

1. 仪器 使用高分辨率彩色多普勒超声诊断仪、7～15MHz线阵探头，选择仪器内预设的小器官条件。

2. 检查前准备 患者一般无须特殊准备。受检时，取仰卧位或其他体位，充分暴露受检部位。

3. 检查体位

（1）颈部淋巴结 患者取仰卧位。头部后仰充分暴露颈前区，在颈部较短或肥胖时，可在颈部或肩部垫枕，使头部适当后仰。检查一侧颈部淋巴结时，患者头部可稍向对侧偏转，便于充分暴露该侧扫查区域。

（2）腋窝淋巴结 患者取仰卧位或适当的斜卧位，待检侧手臂外展并适度上举，以利充分暴露腋窝。

（3）腹股沟淋巴结 患者取仰卧位，双腿伸直略外展，以利充分暴露腹股沟区域。

4. 扫查方法与常用切面

（1）纵切面 沿淋巴结长轴纵切，外观呈长椭圆形，包膜光滑，边界清楚，皮质呈均匀低回声，髓质呈细长条高回声（图18-33）。

（2）横切面 沿淋巴结短轴横切，外观呈椭圆形，包膜光滑，皮质呈均匀低回声，髓质位于中央，呈高回

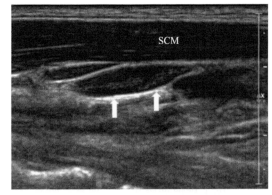

图18-33 颈部淋巴结纵切超声声像图

SCM：胸锁乳突肌；箭头：淋巴结

声。淋巴门位于淋巴结一侧（图18-34）。

（3）冠状切面 沿淋巴结长轴冠状切，外观呈长椭圆形，皮质呈均匀低回声，髓质位于中央，呈片状高回声。淋巴门位于淋巴结前缘或后缘（图18-35）。

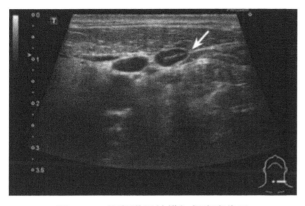
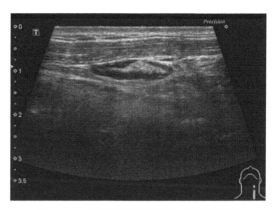

图18-34 颈部淋巴结横切超声声像图
箭头：淋巴结短轴超声声像图

图18-35 颈部淋巴结冠状切超声声像图

5. 扫查要点 除了观察淋巴结的分布区域以外，重点观察其形态、大小、内部回声，边界是否清晰，皮质区和髓质区的比例，髓质的位置、形态，以及血流分布是否异常等，必要时检测其血流动力学的变化。

（二）正常淋巴结超声表现与超声测量

正常淋巴结形态呈长条、梭形、椭圆或类圆形，边界光滑清楚，髓质-门结构呈线样、索条样、带状、片状或团状高回声，并与一侧边缘相连，此处即淋巴结门，围绕髓质-门的皮质呈均匀的低回声，回声强度以邻近肌肉组织为等回声（图18-36A）。彩色多普勒显示淋巴结髓质-门区域可见2条左右的血流信号，或无明显血流信号（图18-36B）。

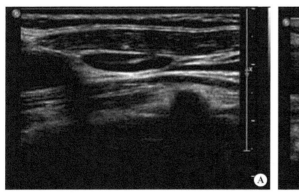
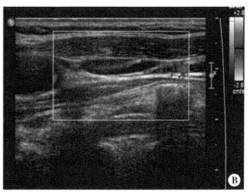

图18-36 正常淋巴结超声声像图（A）和淋巴结彩色多普勒血流图（B）

在长径切面测量其长径和厚径，在短径切面上测量其短径。不同部位的淋巴结大小差别较大，一般认为淋巴结短径在0.2～0.5cm，淋巴结长径目前无统一标准，长短径（纵横）比＞2。

三、淋巴结疾病超声诊断

（一）淋巴结炎

1. 病理与临床 淋巴结炎（lymphadenitis）是由淋巴结所属引流区域的急、慢性炎症累及淋巴结所引起的非特异性炎症，如上肢、乳腺、胸壁、背部和脐以上腹壁的感染引起腋窝淋巴结炎；下肢、脐以下腹壁、会阴和臀部的感染，可以发生腹股沟部淋巴结炎；头、面、口腔、颈部和肩部感染，引起颌下及颈部的淋巴结炎。根据起病缓急、病程长短，淋巴结炎可分为急性和慢性淋巴结炎。

急性淋巴结炎具有局部红、肿、热、痛等急性炎症特点，起病急，常伴发热，肿大的淋巴结柔软、有压痛，表面光滑，无粘连，肿大至一定程度即停止。通过及时抗感染治疗红肿可消退。病情加重时也可发展成脓肿，伴有全身感染症状。慢性淋巴结炎病程长，症状轻，淋巴结较硬，可活动，压痛不明显，最终淋巴结可缩小或消退。

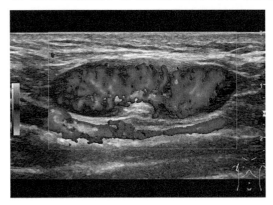

图18-37 急性淋巴结炎彩色多普勒血流图
淋巴结肿大，皮质增厚，有丰富的血流信号

2. 超声表现 急性炎症，淋巴结明显增大，纵横比＞2，包膜清楚，皮质、髓质均匀增厚，血流信号明显增多，沿门部呈放射状分布（图18-37）。如有脓肿形成，则出现不规则液性区，髓质显示不清，脓肿区则无血流信号显示。慢性炎症，淋巴结轻度增大，纵横比＞2，包膜清楚，皮质均匀增厚，髓质显示清晰或不清，血流信号无明显增多。

3. 鉴别诊断 化脓性淋巴结炎主要与淋巴结结核相区别，可根据病史及其他检查资料进行鉴别。必要时，进行细针穿刺细胞学或活检检查。

（二）淋巴结反应性增生

1. 病理与临床 感染性因子经过输入淋巴管进入淋巴结，首先引流入边缘淋巴窦，故首先累及皮质，后来则蔓延至髓质。但感染性因子在早期就到达整个淋巴结，导致淋巴结的各个部分同时发生反应性改变，其弥漫性的病理过程特征保持了淋巴结的正常结构。病原体诱导淋巴滤泡内的淋巴细胞增生、淋巴窦扩张和巨噬细胞着边，这些病理改变导致淋巴结皮质增厚，淋巴结的体积变大。如果感染持续，在淋巴门将形成新的生发中心，组成新的淋巴滤泡。

淋巴结反应性增生（lymph node reactive hyperplasia）可由淋巴结所属部位的某些急慢性炎症引起，如化脓性扁桃体炎、牙龈炎可引起颈部淋巴结肿大，初期淋巴结柔软、有压痛、表面光滑、无粘连，肿大到一定程度即停止。后期较硬、活动度好，最终可缩小或消失。

2. 超声表现 肿大淋巴结呈单发或多发，多数呈椭圆形或扁椭圆形，纵横比＞2，但也可近似圆形，边界清晰，髓质-门结构除腹股沟淋巴结外均相对较窄，皮质均匀性增厚、呈均匀的低回声，皮髓质结构不紊乱（图18-38A）。CDFI显示为髓质-门型血流，血流信号不同程度增多，并向皮质发出诸多细小分支（图18-38B），其特征是形态和走行均较规则。

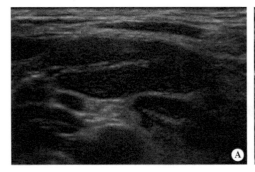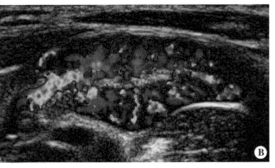

图18-38 淋巴结反应性增生超声声像图
A.肿大的淋巴结皮质增厚，门结构略变窄；B.CDFI显示淋巴结内丰富血流信号，呈髓质-门型血流分布

3. 鉴别诊断 淋巴结反应性增生需要与淋巴结结核、淋巴结恶性肿瘤相鉴别，淋巴结皮质均匀增厚和树杈状血供分布是鉴别要点，要注意结合病史。

（三）淋巴结结核

1. 病理与临床 颈部淋巴结是淋巴结结核（lymph node tuberculosis）好发部位，大多数病变继发于扁桃体、肺或支气管的结核。颈部、颌下区和颏下区淋巴结易受侵犯。淋巴结结核的病理改变基础为渗出性病变、增生性病变，病变转愈可见纤维化钙化。

淋巴结结核，病程较长，全身表现为低热、盗汗、食欲缺乏、消瘦等全身中毒症状，局部可触及多个大小不等的肿大淋巴结。该病好发于年轻人及儿童，但只有在人体抗病能力低下时，才能引起发病。初期，肿大的淋巴结较硬，无痛，可推动。随着病情发展，淋巴结相互融合，形成不易推动的肿块。到了晚期，淋巴结发生干酪样坏死、液化，形成冷脓肿，破溃后，坏死组织流出，窦道形成。

2. 超声表现 肿大淋巴结常常堆积或较集中分布于颈部一侧1～3个分区，外形呈圆形、椭圆形或不规则形，边界较清晰，部分也可模糊甚至结节间融合，纵横比差异较大，其中较大的结节往往纵横比≤2，高回声的髓质-门结构由于皮质肿胀受压移位、直至皮髓质结构消失使得内部回声弥漫减低，酷似淋巴结转移癌，发生干酪样坏死液化时则变得不均匀，液化时可见囊变区，探头加压内容物发生流动，少部分结节可见针尖样、点或斑点状甚至弧形高回声，代表钙化灶所致，结节周围软组织肿胀增厚、回声增高（图18-39A）。

CDFI：血流信号分布呈现多样性，部分较大的结节内部血流稀少或消失、仅周边有环绕的血流呈周边型（图18-39B），较小的结节可见髓质-门型血流信号，时有被挤压征象，阻力通常减低。

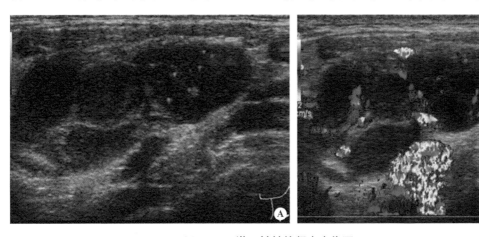

图18-39 淋巴结结核超声声像图
A. 肿大淋巴结相互融合，边界不清，内部回声不均，内见多发点状强回声；B. CDFI显示周边血流分布

3. 鉴别诊断 淋巴结结核要注意与化脓性淋巴结炎、恶性淋巴结肿大等鉴别，相关临床资料有助于鉴别。必要时，进行细针穿刺细胞学或活检检查。

（四）淋巴瘤

1. 病理与临床 淋巴瘤（lymphoma）是起源于淋巴结和结外部位淋巴组织的免疫系统的恶性肿瘤，其发生与免疫应答反应中淋巴组织增殖分化产生的各种免疫细胞有关。分为霍奇金淋巴瘤和非霍奇金淋巴瘤。淋巴组织遍布全身且与单核巨噬细胞系统、血液系统密切相关，所以淋巴瘤可发生在身体的任何部位。临床上多见于男性青壮年，肿大的淋巴结常首先出现于一侧或两侧的颈侧区，散在、稍硬、无压痛。肿大淋巴结互相粘连成团，生长迅速。腋窝、腹股沟淋巴结和肝、脾均增大，并有不规则的高热。

2. 超声表现 淋巴结不同程度肿大，多发，呈椭圆形、圆形，纵横比＜2。被膜清晰或不清晰，淋巴结之间可见融合。皮质明显增厚，呈低回声、不均匀，少见液化、钙化。髓质变形或显示不清或消失。高频超声显示淋巴瘤内部回声呈小结节状或网格状改变（图18-40A）。

彩色多普勒超声：淋巴瘤的血流分布既有恶性淋巴结病变的特征，又类似于良性病变。血供类型可分为中央血供型、混合血流型、无血流型和淋巴门型血流。由于为恶性病变，肿瘤细胞的压迫、浸润也使淋巴瘤的血管形态学具有恶性病变的基本特征，如血管移位、边缘血管等。边缘血供被认为是恶性淋巴瘤的典型特征（图18-40B）。

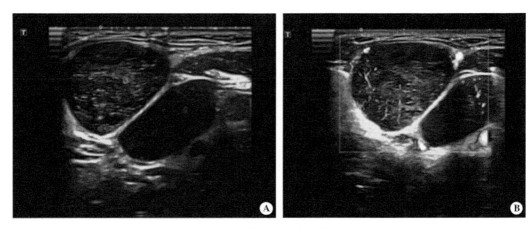

图18-40 淋巴瘤超声声像图

A.肿瘤呈类圆形，内部回声不均，呈网格状改变；B.微血流成像，肿瘤周边血流分布

3. 鉴别诊断 淋巴瘤要注意与淋巴结结核、淋巴结转移癌相鉴别，相关临床资料有助于鉴别（见淋巴结结核、淋巴结转移癌）。

（五）淋巴结转移癌

1. 病理与临床 淋巴结转移癌（lymph node metastatic carcinoma）约占颈部肿块的3/4，锁骨上窝转移性肿瘤的原发灶多在胸腹部，消化道来源的肿瘤可经胸导管转移至左锁骨上窝。临床上表现为局部出现坚硬如石的肿大淋巴结。初起常为单发、无痛，可推动，以后很快出现多枚肿大淋巴结，并侵及周围组织。此时，肿块固定，有局部或放射性疼痛。晚期肿瘤可发生坏死，导致破溃、出血、感染等。

2. 超声表现 淋巴结不同程度肿大，以多发为主，呈椭圆形、圆形，纵横比＜2。被膜圆滑或局部隆起，边界清晰或不清晰，淋巴结之间可见融合。皮质弥漫性或局限性增厚，淋巴结内部回声因原发癌不同而异，大多数呈不均匀低回声或等回声，可有点状钙化或液化（图18-41）。髓质-门结构偏心、变形或消失。淋巴结内血流信号分布异常，血管走行扭曲、杂乱，可有边缘型、中央型和混合型血流分布类型。频谱多普勒多显示高速高阻型血流。

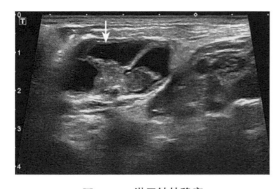

图18-41 淋巴结转移癌

淋巴结转移癌（箭头），形态不规则，淋巴门消失，内见不规则实性回声，周边见液化坏死区

3. 鉴别诊断 淋巴结转移癌淋巴结内可呈多种回声，如出现钙化、液化等，血流分布杂乱。淋巴结内呈现簇状分布的点状强回声，提示甲状腺乳头状癌转移；淋巴瘤，淋巴结回声减低，见小结节样回声，中央门型或混合型血流分布；淋巴结反应性增生，皮质呈均匀低回声，皮、髓质分界清楚，血管走向清晰。

最美乡村医生默默坚守公益梦想

医者仁心

　　王珏，一位普通的乡村医生，和家人坚守海岛渔村28年，在守护村民健康的同时，却许下了一个大大的公益梦想，更坚守着这个秘密默默付出直到生命最后一刻，作为一位乡村医生，他并不富有，却一直不间断、不留名地实践着仁爱和诚信，他的善举攀越了人类道德的顶峰。匿名捐款15年，诸多荣誉纷至沓来却未曾现身颁奖台，"兰小草"盛名叫响全国，成为百姓心中的道德模范。"兰小草"仅是他医者行善一生的一个缩影，他的仁爱播撒人间。

（武宇轩）

第**19**章
肌肉、骨关节系统超声

第1节　肌肉、骨关节系统解剖概要

人体运动系统由骨、关节和骨骼肌组成。骨骼按其形态分为长骨、短骨、扁骨及不规则骨4类。在组织学上，骨的主要结构有骨质（骨密质、骨松质）、骨膜及骨髓。

关节为骨与骨之间的连接，有直接连接和间接连接两种类型。直接连接为骨与骨之间以纤维组织、软骨或骨相连，可分为纤维连接、软骨连接和骨性连接三种类型，这类关节基本上不能运动或可轻微运动。间接连接即滑膜关节，由关节面、关节囊和关节腔构成。

骨和关节周围有韧带和骨骼肌附着和包绕。韧带是连于相邻两骨之间的致密纤维结缔组织束，有使关节稳固或限制其过度运动的作用。每一块骨骼肌由肌腹和肌腱构成。肌腹由肌纤维组成，整个肌腹外面包有结缔组织的肌外膜，在肌束外的结缔组织称为肌束膜。每条肌纤维外面，还包有一薄层结缔组织膜，为肌内膜，以供肌肉的神经、血管和淋巴管走行。肌腱一端连于肌腹，另一端连于骨，由平行排列的胶原纤维束组成，不具收缩能力。腱鞘由结缔组织构成，包绕某些长肌腱并伸入腱内，将纤维束分隔。

软组织则主要有皮肤、皮下组织、筋膜、肌肉、周围神经、肌腱等。

第2节　肌肉、骨关节系统超声检查方法及正常超声表现

一、肌肉、骨关节系统超声检查方法

（一）仪器

首先选用实时线阵高频探头，一般采用7.5～12.0MHz，对于较深部位病变辅以3.5～5.0MHz凸阵探头。

（二）检查前准备

检查前一般无须特殊准备，如遇开放性外伤或创面感染的患者，则要根据情况对探头进行消毒或用清洁薄膜套住探头，并采用无菌耦合剂。

（三）检查体位

根据病变的部位和病变观察的需要采取不同体位，可采取仰卧位、侧卧位、俯卧位或坐位等。检查四肢关节需要采取不同的肢体位置，必要时用不同角度的屈伸、内收、外展或内、外旋位。

（四）扫查方法与常用切面

一般采用直接检查法，探头置于检查部位上，对检查部位进行纵切、横切、斜切等多切面探查。

肌肉超声通常先纵切扫查，以辨认肌肉与肌腱的相互关系，在此基础上横切扫查，了解病变的横向特征。骨骼超声通常先横切扫查，观察病变与周围组织的关系，然后行纵切扫查观察病变的上下边界或轴向范围。关节超声通常根据关节的结构选用不同的切面，多采用平行于关节腔的扫查方法。

（五）扫查要点

1. 超声探查包括以下三方面。①骨扫查：观察骨的形态有无改变；骨皮质完整性，有无破坏、缺损等；骨膜的形态，有无增厚、抬高，骨周围软组织内回声有无异常。②关节扫查：观察关节面软骨厚度和软骨下骨皮质连续性；关节腔内有无积液和内部回声特点；关节的宽度，滑膜有无增厚，滑囊有无积液，相邻肌腱及韧带有无异常等。③肌肉、肌腱与其他软组织扫查：观察肌肉内肌纤维的连续性，内部回声形态及有无异常回声；观察肌腱和腱鞘的连续性，内部回声等；观察其他软组织结构，发现病灶后，判断其组织来源，并观察病灶的形态、大小、边界、内部回声以及对邻近结构的影响。

2. 超声扫查时动作要轻柔，并保持探头垂直于所要检查的组织。动态扫查包括探头加压观察病变的可压缩性，主动或被动活动关节观察相应结构的变化以及连续动态观察病变与周围正常组织的延续性。

3. 重视对比扫查，即病变与病变周围正常区域比较，病变侧与健侧比较，有助于发现小病灶或主诉有症状部位的隐匿性病变。

二、正常肌肉、骨关节系统超声表现

（一）皮肤、皮下组织

正常皮肤包括表皮层、真皮层、皮下组织层，厚度一般为2mm，正常超声声像图上，表皮表现为位于人体最浅表的线样强回声，其下为薄层均匀的低回声（真皮层）。皮下脂肪为较均匀的低回声，内可见散在的线状强回声，是为纤维隔，再下方为强回声的筋膜回声（图19-1、图19-2）。

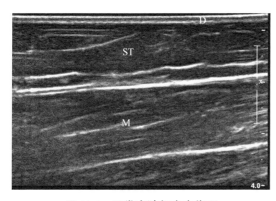
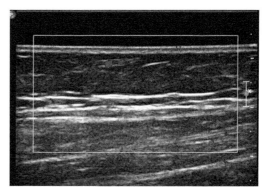

图19-1 正常皮肤超声声像图　　　　　图19-2 正常皮肤彩色多普勒血流图
D：真皮层；ST：皮下组织；M：肌肉

（二）肌肉

肌肉组织层次清晰，肌束呈低回声，纹理呈细线状。纵断面肌纤维呈低回声或中等回声，筋膜、肌束膜及其间的薄层脂肪和结缔组织显示为较强的线状高回声，排列自然有序，呈羽状或梭形（图19-3）。横断面每条肌束呈圆形或类圆形、肌纤维为中等回声，中间可见网状及点状高回声。肌肉中的血管呈管道结构，动脉可见搏动。

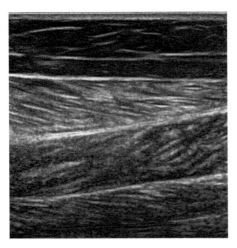

图19-3 肌肉纵断面超声声像图

（三）骨骼

超声不能穿透成人生理状态下的骨骼，因此正常骨骼仅能显示探头侧骨皮质高回声，骨髓腔及骨膜不能显示。长骨纵断面表现为强回声光带，平直光滑，后方为声影，横断面呈现弧形光带，后方伴声影。婴幼儿骨组织未完全发育成熟，骨化不完全，有时可部分显像，骨髓腔为低回声，骨骺端膨大。

（四）肌腱

纵断面上，整个肌腱呈扁带状，肌腱内部为中等回声的线状多层结构，被膜为光滑的线状高回声，腱鞘及腱旁结缔组织为极薄的层状低回声。横断面上，肌腱呈圆形、椭圆形或半月形中强回声，边缘清楚，内部有均匀点状高回声。

（五）周围神经

周围神经纵断面呈条带状中强回声，内部由多条平行的低回声束组成，低回声束之间可见线状的强回声分隔。横断面时为类圆形或椭圆形高回声，内部多发小圆形低回声，周边为强回声线包绕形成的网格样结构。

（六）关节

全身各关节形态各不相同。由于关节面形态不规则，所以关节内其他结构较难显示。组成关节的两个骨端外层骨皮质，超声表现为弧形线状强回声。关节软骨呈边缘光滑锐利的低回声带，厚度一致，成人在大关节如膝、髋关节处厚度为2～3mm，小关节如指关节厚度为0.3～0.4mm，儿童期明显较之厚，关节囊呈带状高回声。中间为无回声的关节腔。关节盘或关节唇横断面呈三角形均匀中高回声，顶部伸向关节腔，底部向外。

第3节　肌肉、骨关节系统常见疾病

一、肌肉、肌腱、韧带病变

（一）肌肉撕裂

1. 病理与临床　开放性损伤常由刀器或锐器直接切割引起，易于诊断。闭合性损伤多由间接暴力所致，相关肌肉强力收缩，致肌肉、肌腱扭伤、撕裂甚至断裂，同时小血管破裂出血形成血肿。

2. 超声表现

（1）受累的肌肉肿大、增厚，回声减低。CDFI显示血流增多。

（2）肌肉断裂时，肌束回声不连续，断端回声增强，并回缩分离。

（3）血肿形成时，在损伤处或断端之间或其周围显示椭圆形或梭形团块，长轴平行于肌束（图19-4）。新鲜血肿呈高回声，有不规则的壁；数小时后呈较均匀低回声；4～6天后血肿逐渐溶解，由实性和液性混合回声到完全呈无回声，边界清楚。肌间血肿还可经钙化然后骨化，称为骨化性肌炎。

3. 鉴别诊断　肌肉撕裂需与肢体静脉血栓、皮下淋巴水肿相鉴别。肢体静脉血栓时，静脉管腔内见实性低回声充填，血流充盈缺损或无血流；皮下淋巴水肿时，肿胀部位的肌肉纹理完整清晰，无缺损，皮下脂肪肿胀、回声增强，淋巴管扩张。副肌的存在有时易误诊为包块和腱鞘炎。如比目鱼肌常有副肌，位于比目鱼肌尾部下方，跟腱与跟骨之间，初学者易将此肌肉误认为包块。

4. 临床价值 高频超声可快速、实时评估肌肉损伤，尤其是运动损伤，并可对肌肉损伤进行分级诊断，这对临床处理和预后评估具有重要价值。

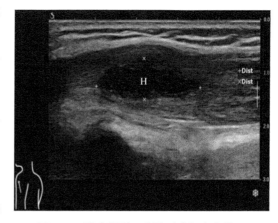

图19-4 肌肉撕裂、血肿形成超声声像图

H：肌间血肿

（二）跟腱损伤

1. 病理与临床 跟腱损伤（achilles tendon injury）是跟腱在各种因素的作用下发生挫伤、断裂、撕裂、切割等形式的损伤，导致跟腱功能障碍。按照损伤后跟腱是否与外界相通，分为闭合性跟腱损伤和开放性跟腱损伤；按跟腱损伤的病因，分为急性跟腱损伤和慢性跟腱损伤；按损伤的程度，分为完全断裂和部分撕裂。损伤后局部肿胀、疼痛和压痛，活动受限。

2. 超声表现 正常跟腱在长轴切面声像图表现为条索样结构，内有多个相互平行的强回声线，之间被纤细的低回声区间隔（图19-5）。一般探头频率越高，肌腱的线状结构越清晰。在短轴切面，正常跟腱为扁椭圆形网状结构，厚度＜6mm（图19-6）。跟腱由扁椭圆形变为圆形时，可能是急、慢性肿胀或跟腱炎的表现；正常跟腱表面呈向外凸起的弧形，若局部向内凹陷则常常是该处有跟腱撕裂导致的间接征象；若跟腱断裂，则显示条索样结构内高回声线连续性中断，断端回缩、增厚，呈不规则高回声，边缘不整齐，断端之间呈无回声，其周围伴有点状和絮状回声。

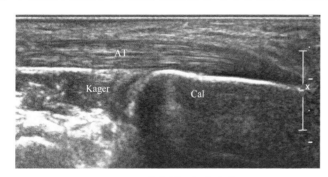

图19-5 跟腱纵断面超声声像图

AT：跟腱；Kager：卡格尔脂肪垫；Cal：跟骨

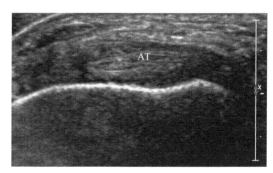

图19-6 跟腱短轴超声声像图

AT：跟腱

3. 鉴别诊断

（1）跟腱止点末端病 跟腱的末端附着于跟骨处，呈尖锐的鸟嘴样或笔尖样（图19-7）。当末端变钝时常常是急性或慢性跟腱炎所致，临床称为跟腱止点"末端病"。出现止点横行骨刺，腱下滑囊炎及腱下跟骨软骨面骨赘形成，跟骨部明显宽大。

（2）类风湿跟腱止点末端病 除指跟腱止点末端病之外，跟骨两侧的骨膜也有反应性炎性化骨，肿胀明显、广泛。

（3）跟骨下骨刺 多同时合并骨刺下滑囊炎，跟下及跟侧均有程度不等的肿胀。

4. 临床价值 超声检查是各类跟腱病变的首选检查

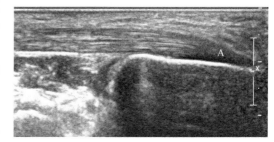

图19-7 跟腱的跟骨附着点处超声声像图

A：跟腱的跟骨附着点

方法，可准确判定撕裂位置、撕裂类型、撕裂程度。

（三）膝关节内侧副韧带损伤

1. 病理与临床 内侧副韧带在运动创伤中最常发生断裂，尤其是在足球运动和滑雪运动中膝关节屈曲、外翻和外旋用力过度时最常见。临床表现为膝关节内侧面的放射性疼痛，伴关节肿胀及功能障碍。

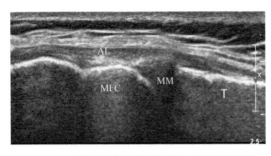

图19-8 正常膝关节内侧副韧带切面超声声像图
AL：副韧带；MFC：股骨内侧髁；MM：内侧半月板；T：胫骨

2. 超声表现 用高频线阵超声探头扫查，正常膝关节内侧副韧带切面声像图表现为三层结构，分别为高回声的深、浅两层和低回声的中间层（图19-8）。浅层为致密结缔组织，中间为疏松结缔组织，最深层与半月板融为一体，为半月板股骨韧带或板股韧带。内侧副韧带损伤的超声表现为韧带增厚，回声减低不均，撕裂时表现为最常受累的副韧带浅层的近端实质部分和深面的半月板股骨韧带实质连续性中断，伴有骨质撕脱时可见附着部的骨骼表面不光滑及附近的碎骨片强回声。

3. 鉴别诊断 韧带的回声与肌腱类似，但前者两端与骨骼相连，后者一端附着在骨骼，另一端与肌腹相延续（如跟腱），或中间是肌腹，两端是肌腱。

4. 临床价值 超声检查可明确其内侧副韧带损伤部位的层次和程度，为临床后续的治疗提供可靠的依据。

二、骨、软骨及关节疾病

（一）滑膜增生

1. 病理与临床 滑膜是关节囊的内层，菲薄、光滑而柔软，由疏松结缔组织组成。关节腔内的所有结构，除关节软骨、半月板以外，即便是通过关节腔的肌腱、韧带等均全部为滑膜所包裹。滑膜分泌滑液，在关节活动中起重要作用。滑膜细胞再生能力强，受损易于修复，且可过度增生形成绒毛、结节，容易形成病变。滑膜增生（synovial hyperplasia）常见于类风湿性关节炎、痛风性关节炎、假性痛风、色素沉着绒毛结节性滑膜炎、滑膜结核等。

2. 超声表现 滑膜呈不均匀性增厚，边界不清，或呈绒毛状突向关节内（图19-9）。疾病处于活动期时，CDFI和彩色多普勒能量图（CDE）可见血管增生，血流信号增多（炎性血管翳形成）。

3. 鉴别诊断 滑膜增生是非特异性的改变，应结合病史、症状、体征及其他检查对类风湿性关节炎、骨性关节炎、痛风、假性痛风、色素沉着绒毛结节性滑膜炎、滑膜结核、创伤性滑膜炎及滑膜性软骨瘤病等疾病做出鉴别诊断。

4. 临床价值 超声检查可提供滑膜增生的程度和范围，通过血流信号的多少判断是否为活动期。

（二）关节积液

1. 病理与临床 关节积液（joint effusion）是关节病变的非特异性表现，常见于炎症、结核、肿瘤或骨坏死等。临床表现主要是关节肿胀。

2. 超声表现 关节囊肿胀，关节腔增宽并出现无回

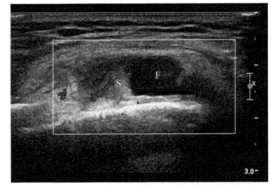

图19-9 膝关节滑膜增生伴积液超声声像图
S：增生的滑膜组织，内见血流信号；F：积液

声区。膝关节少量积液时，液体厚度＞3mm，仅在髌上间隙和骨骼远端前方显示无回声区（图19-10）。膝关节大积液，可见髌上囊扩张，骨上方及股四头肌深面有大范围的无回声区。髋关节积液时，于股骨颈周围出现环状无回声区（图19-11），股骨颈前探查，股骨颈回声带与关节囊回声带间距＞5mm，两侧相差＞2mm。踝关节积液时，在胫骨远端前方显示条状无回声区。肩关节积液时，在肱骨头周围出现无回声区。肘关节积液时，在肱三头肌、滑车和鹰嘴处出现无回声区。若为出血或化脓性积液，无回声区内有散在点状回声。关节滑膜增厚，内壁不光滑，有时呈结节状隆起。关节囊内游离体呈孤立的强回声，后方可有声影。

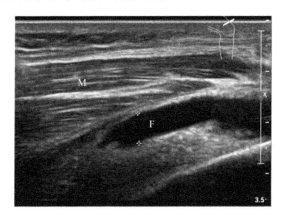

图19-10 膝关节积液超声声像图

M：肌肉；F：膝关节积液

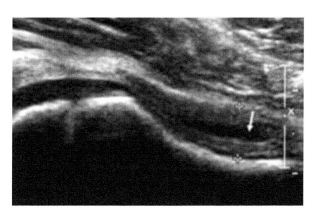

图19-11 髋关节积液超声声像图

箭头：髋关节积液

3. 鉴别诊断 关节积液应与滑膜增生鉴别，按压超声探头，积液会被挤压流走变薄，而滑膜的厚度不会改变，彩色多普勒扫查滑膜上可见血流信号，而液体内无血流信号。

4. 临床价值 超声检查对滑膜增生和关节积液的区分有很高的敏感性。

（三）骨骼侵蚀及皮质骨折

1. 病理与临床 各种长期慢性关节炎，如类风湿性关节炎、痛风性关节炎，滑膜不规则增厚，关节软骨被侵蚀变薄、破坏，进一步发展骨质被侵蚀而缺损。

2. 超声表现 关节软骨继发性被侵蚀变薄、断裂、缺损，表面回声凹凸不平；软骨下的骨组织可被侵蚀、破坏，出现骨皮质回声中断或凹陷；关节腔变窄。

3. 鉴别诊断 骨骼侵蚀及皮质骨折是非特异性的改变，应结合病史、症状、体征及其他检查对类风湿性关节炎、骨性关节炎、痛风、关节结核等疾病做出鉴别诊断。

4. 临床价值 超声检查对骨质侵蚀及皮质骨折有一定的临床价值。

（四）发育性髋关节脱位

1. 病理与临床 发育性髋关节脱位（developmental dislocation of hip joint）是小儿最常见的髋关节疾病。主要是髋臼缘发育不良变浅，朝向异常，不能完全覆盖股骨头。包括关节不稳定、半脱位和全脱位。女孩多见。患儿表现为大腿、腹股沟、臀部的皮纹不对称，双下肢不等长，髋关节活动及外展受限等。对小于6个月婴儿的髋关节检查，超声优于X线。

2. 超声表现 髋关节冠状切面，髋关节下方的强回声为股骨颈骺板，髋关节中央为股骨头，表现为内部散在点状中等回声的卵圆形低回声区，股骨头外侧由偏高回声的滑膜皱襞、关节囊、盂唇和低回声的软骨性髋臼依次包绕，并在股骨头上方逐渐延伸为强回声的骨性髋臼缘。

完全脱位表现为股骨头与髋臼完全分离，股骨头向后或后上方移位，髋臼内空虚变浅或模糊不清。

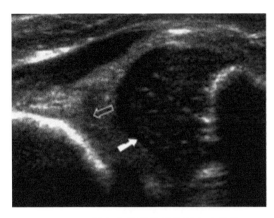

图 19-12 新生儿髋关节脱位超声声像图
空心箭头：髋臼；白箭头：软骨

骨性髋臼缘平直，软骨顶插入股骨头与髋臼之间。半脱位表现为股骨头从髋臼向外移位，但股骨头未完全脱出髋臼，与髋臼间出现较宽的间隙，骨性髋臼缘变平直，软骨顶的盂唇向上偏离（图 19-12）。骨性髋臼发育不良表现为股骨头与髋臼间隙增亮，骨性髋臼缘变圆或平直。

3. 鉴别诊断 发育性髋关节脱位和髋关节积液相鉴别，后者关节腔增宽并出现无回声区，但髋关节的解剖结构正常。

4. 临床价值 超声检查成为发育性髋关节发育不良早期诊断最重要的影像学检查技术。对隐匿性或临界性病变具有重要诊断价值。

三、常见外周神经系统疾病

（一）腕管综合征

1. 病理与临床 腕管综合征（carpal tunnel syndrome）是临床最常见的周围神经卡压综合征。多种原因导致腕管内压力增加，致使正中神经受压，引起正中神经功能障碍。多为单侧。临床表现为腕部及正中神经支配区疼痛，腕部压痛及叩击痛、桡侧三个半手指掌侧麻木等。

2. 超声表现 正中神经在豌豆骨水平肿大，回声减低，内部束状回声显示不清。由于病因不同，腕管内可出现引起正中神经受压移位的病变。最常见为急性屈肌肌腱滑膜炎，腱周滑膜增厚，横断面在肌腱周围出现回声环。CDFI：增厚的滑膜内见增多的血流信号。源于正中神经肿瘤者，显示为与神经干相连的椭圆形或梭形实质性肿块。

3. 鉴别诊断 腕部综合征和多发性神经炎相鉴别，后者常是双侧发病，不限于正中神经，尺、桡神经也受累，呈手套状的感觉麻木区，通过辅助检查即可鉴别。

4. 临床价值 超声检查与 MRI 有很好的一致性，且操作简便，价格低廉，早期诊断的应用价值大。

（二）神经鞘瘤

 案例 19-1

患者，男，45 岁。因发现下肢浅表肿物，压痛、有麻木感半年就诊。超声检查显示下肢皮下见椭圆形肿物，有包膜，边界清楚，内部呈均匀低回声（图 19-13）。CDFI 显示肿块内未见血流信号。

问题：请根据声像图特点做出初步诊断并给出诊断依据。

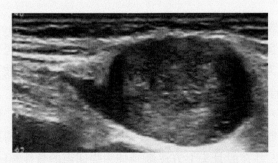

案例图 19-1 下肢神经鞘瘤超声声像图

1. 病理与临床 神经鞘瘤（schwannoma）来源于神经髓鞘 Schwann 细胞的良性肿瘤，是周围神性肿瘤中最常见的一种。多见于中年人，其发生部位与神经走行有关。临床表现主要为出现肿物，感觉局部麻痛、无力等。

2. 超声表现 多单发，呈梭形，边界清晰光滑，有包膜，内部呈均匀的低回声，可伴有囊性变。肿瘤可在一端或两端发现与之相连的神经组织，呈"鼠尾征"表现（图19-13）。CDFI：肿瘤内可见点状或短线状稀疏分布的血流信号，部分可见较丰富血流信号（图19-14）。

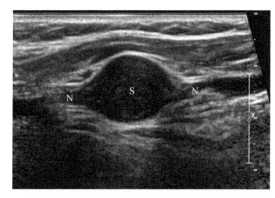

图19-13 神经鞘瘤超声声像图

N：神经；S：神经鞘瘤

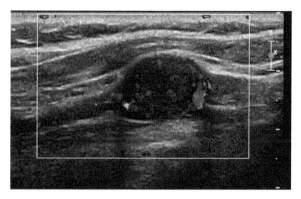

图19-14 神经鞘瘤彩色多普勒血流图

3. 鉴别诊断 神经鞘瘤与神经纤维瘤相鉴别，鉴别点包括神经鞘瘤一般推移相邻神经束呈偏心性生长，尤其出现囊性变及"鼠尾征"时准确性更高。

4. 临床价值 神经鞘瘤有其特征性超声表现，超声检查对神经鞘瘤的诊断符合率较高。

（张玉艳）

实　　训

实训一　超声诊断仪的使用

超声诊断仪是精密电子仪器，超声医师应熟练掌握仪器各种旋钮的分布与功能，正确规范使用，充分发挥仪器的各项性能。

【实训目的】

1. 掌握　超声诊断仪的操作规范和仪器主要功能键名称及作用。

2. 熟悉　超声诊断仪的基本构造和仪器调节。

3. 了解　超声医学科工作流程。

【实训准备】

1. 仪器　多功能彩色多普勒超声诊断仪、凸阵探头、相控阵探头、线阵探头、腔内探头。

2. 材料　超声耦合剂、检查用纸等。

【实训内容与步骤】

1. 带教老师介绍超声医学科的设备配置，讲解超声医学科的工作流程，并带领学生参观科室。

2. 带教老师演示超声诊断仪的操作流程，包括开关机、探头切换及使用、检查模式的切换、仪器图像的调节、超声工作站和打印机的使用等，重点演示如何使用超声诊断仪的常用功能键，同时强调应严格遵守超声诊断仪操作规范及注意事项。

3. 利用播放幻灯或录像片讲解常用超声诊断仪的种类，超声诊断仪主要部件名称、作用及工作原理，重点介绍超声探头的种类及用途，并简要剖析其内部结构及工作原理。

4. 学生阅读几种类型的超声诊断仪使用说明书或产品介绍书，了解常见超声诊断仪的型号。

5. 学生分组进行仪器使用练习，利用超声诊断仪对人体进行简单超声检查。

【实训评价】　通过见习，培养学生正确规范使用超声诊断仪，并掌握常用功能键操作。培养学生爱护仪器设备的职业素养。培养学生辩证思维能力，科学严谨、积极进取的工作态度。

【注意事项】

1. 进入超声诊断室须严格遵守工作规程。

2. 练习过程中应轻拿轻放探头，不得过度扭曲和牵拉电缆线。更换探头时，应先按冻结键。按压仪器面板键钮时，操作动作需轻柔，严禁暴力操作。

3. 操作过程中如发现超声仪异常，如出现异常声响、异味等，应立即关闭主机并切断电源。排查异常后登记备案，经管理员同意方可再次使用。

4. 每次扫查结束时，应冻结图像，停止探头工作，用软纸将探头擦拭干净，清洁消毒备用。

【实训作业】

1. 为提高超声图像质量，练习调节超声诊断仪总增益和时间增强补偿键。

2. 超声检查时，如何正确选择探头？

（赵汉学）

实训二　正常心脏超声检查

心脏超声检查技术是临床心血管疾病诊断和治疗的重要手段之一，常规超声心动图检查包括心脏二维切面心动图、M型超声心动图、多普勒超声心动图。

【实训目的】

1. 掌握　1～4区M型超声心动图扫查方法和正常声像图表现、心脏常用基本二维切面、仪器条件、心电图连接、体位与呼吸、检查前的准备及检查方法。

2. 熟悉　心脏各瓣膜彩色多普勒血流图像特点及频谱多普勒表现，心脏超声检查基本步骤及心脏功能的超声测量。

3. 了解　心脏的解剖。

【实训准备】

1. 仪器　多功能彩色多普勒超声诊断仪，2.5～3.5MHz相控阵探头。

2. 材料　耦合剂、检查用纸、检查床。

【实训内容与步骤】

1. 正确开启超声诊断仪　将仪器各功能键调试至最佳状态，根据被检查者的胸壁厚薄选用频率2.5～3.5MHz的心脏探头，扇扫角度60°～90°。

2. 探测体位　一般采取仰卧位或左侧卧位。由带教老师选择一位体型适中的学生为模特进行演示讲解。

3. 二维超声　正确手持探头，反复扫查练习，能够通过选择不同透声窗扫查出心脏常用标准切面：①左心室长轴切面；②心底短轴切面；③二尖瓣水平短轴切面；④心尖四腔心切面及心尖五腔心切面；⑤剑突下四腔心切面；⑥主动脉弓长轴切面等。观察各切面正常结构的超声表现。

4. M型超声　在左心室长轴切面基础上获得1～4区M型超声，重点观察2b区、3区、4区M型曲线特征。

5. 多普勒超声　观察各瓣膜彩色多普勒血流图像特点及频谱多普勒的正常波形，重点观察二尖瓣及主动脉瓣。

6. 正常超声心动图报告书写　①二维及M型超声心动图描述：包括各心房、心室腔的大小；大血管的管腔内径与结构；室间隔及左心室后壁的厚度、运动情况；房、室间隔连续性；各瓣膜的形态、结构、运动情况。②多普勒超声心动图描述：各心脏瓣膜彩色多普勒血流的颜色，有无反流；频谱多普勒检测各瓣口血流的速度及血流方向是否正常。

【实训评价】　通过实训练习，学生掌握1～4区M型超声心动图扫查方法和正常声像图表现、心脏常用基本二维切面、仪器条件、心电图连接、体位与呼吸、检查前的准备及检查方法。熟悉心脏各瓣膜彩色多普勒血流图像特点及频谱多普勒表现，心脏超声检查基本步骤及心脏功能的超声测量。

【注意事项】

1. 图像增益一般在60%～70%，速度调节通常应高于60cm/s，以出现单纯的红、蓝色彩且彩色信号不溢出心腔外为原则。

2. 检查时力度适当，切忌用力按压。

3. 检查时根据实际情况灵活变化，如遇到胸廓畸形或肺气肿的患者，要适当调整受检者检查体位以获得最佳切面。

【实训作业】

1. 心脏超声心动图检查常用的探测部位有哪些？

2.试述二尖瓣水平短轴切面、心尖四腔心切面的图像特征及临床应用价值。

（张　君）

实训三　心脏常见疾病的超声检查

超声心动图对心脏疾病的诊断有着重要的临床意义。学习中要掌握心脏常用扫查切面，常见疾病的超声诊断及鉴别诊断，分析疾病的性质、程度和评估预后。检查时要注意不同检查体位与检查途径对疾病探查的影响，合理应用操作方法。

【案例设计】 患者，女，50岁。既往有风湿性关节炎疼痛病史，活动后心慌、气短20余年，加重2周，入院就诊。听诊心尖区闻及舒张期杂音。超声心动图见二尖瓣瓣叶增厚，回声增强，瓣口减小，M型超声见"城墙波"。

超声提示：风湿性心脏病二尖瓣狭窄。

【实训目的】

1.掌握 各种心脏常见疾病的超声诊断及鉴别诊断，如心脏瓣膜病、冠心病、原发性心肌病、心包积液、心脏肿瘤及心腔内血栓等后天获得性心脏病，以及房间隔缺损、室间隔缺损、动脉导管未闭、肺动脉狭窄、法洛四联症等先天性心脏病。

2.熟悉 心脏常见疾病的病理基础及临床表现。

3.了解 超声心动图对心脏常见疾病的临床价值。

【实训准备】

1.仪器 多功能彩色多普勒超声诊断仪，相控阵探头（2.5～5.0MHz）。

2.材料 耦合剂、检查用纸、检查床。

【实训内容与步骤】

1.带教老师选择一位体型适中的同学为模特进行正常心脏超声检查的演示讲解，包括心脏的检查前准备、检查体位、探测手法和图像方位等。

2.带教老师讲解二尖瓣狭窄与关闭不全、主动脉瓣狭窄与关闭不全、冠心病、心包积液、室间隔缺损、房间隔缺损、动脉导管未闭等心脏常见疾病的超声表现，演示不同检查途径、检查手法对心脏病变超声声像图的影响。

3.带教老师演示改变透声窗部位扫查，对心脏方位与结构的变化关系。

4.学生分组上机操作实践，同学之间相互检查，熟悉探头放置位置、探头方位及标准切面的识别，体会操作技法，感受操作过程中图像变化与操作技能的关系。

5.教师巡回辅导纠错、答疑，在同学相互检查的过程中进行巡视，及时发现探头操作手法、标准切面识别方面的问题及错误，并讲解纠正，使学生在操作过程中真正掌握正确的操作方法和技巧。

【实训评价】 通过实训基本能够独立对心脏疾病进行超声检查，能够对常见的心脏疾病有诊断及鉴别诊断的能力，掌握正确的操作方法和临床案例分析思路。培养学生独立思维能力和科学严谨、实事求是的工作作风。

【注意事项】

1.注意不同检查体位、检查途径对标准切面的影响，识别假阳性的征象。

2.为提高心脏超声显示率和诊断准确性，需调节超声仪器相关参数至最佳状态。

3.对比观察心脏不同时相内部结构的声像图变化，进一步理解心脏收缩和舒张功能的意义。选择合适时相及清晰切面进行规范测量。

【实训作业】

1. 如何识别假性房间隔缺损？

2. 简述心腔内黏液瘤的超声特征及与血栓的超声鉴别要点。

（李文一）

实训四　肝脏超声检查

【案例设计】　患者，女，26岁。无不适，甲胎蛋白（AFP）（－），肝功能检查正常。肝脏超声检查时肝左外叶见一45mm×58mm弱回声肿块，轮廓清楚，有细强回声包膜，内部见小片状弱回声区，其间可见强回声细分隔。

超声提示：肝血管瘤。

【实训目的】

掌握肝常规标准切面的扫查技巧，具备观察与分析正常及异常超声图像的能力。肝解剖结构、超声检查前的准备、超声检查方法、正常超声图像特点。

【实训准备】

1. 仪器　多功能彩色多普勒超声诊断仪，凸阵探头（3.0～3.5MHz）。

2. 材料　耦合剂、检查用纸、检查床。

【实训内容与步骤】

1. 带教老师选择一位体型适中的同学为模特进行正常肝超声检查演示讲解，包括检查前准备、检查体位、探测手法和图像方位等。

2. 按顺序进行肝脏扫查。

3. 结合肝脏超声声像图，讲述分析肝脏各切面超声图像特点。

4. 对照扫查的超声声像图讲述肝左叶、肝右叶的超声测量标准，演示肝脏超声标准测量。

5. 学生分组上机操作实践，同学之间相互检查，熟悉探头放置位置、探头方位及标准切面的识别，体会操作技法，感受操作过程中图像变化与操作技能的关系。

6. 教师巡回辅导纠错、答疑，在同学相互检查的过程中进行巡视，及时发现探头操作手法、标准切面识别方面的问题及错误，并讲解纠正，使学生在操作过程中真正掌握正确的操作方法和技巧。

【实训评价】　通过实训基本能够独立对肝脏进行超声检查，能够测量肝脏大小，辨认肝内血管。培养学生独立思维能力和科学严谨、实事求是的工作作风。

【注意事项】

1. 扫查时注意采取连续、系统的滑行扫查，切忌跳跃式地扫查，对每一个切面进行最大范围的摆动扫查，最大限度减少遗漏区。在扫查肝脏膈顶部时，为了减少扫查的盲区，可嘱受检者深吸气，探头尽量上翘扫查；对于肥胖或肺气干扰明显时，可让受检者深呼气后再屏气扫查。

2. 肝右后叶和肝门部扫查可辅以左侧卧位。

【实训作业】

1. 如何识别肝脏超声声像图中的五叶八段？

2. 简述肝的超声测量方法及正常值。

（陈雨娜）

实训五　胆道超声检查

【案例设计】 患者，男，65岁。右上腹剧烈疼痛2天，Murphy征阳性，伴发热、白细胞计数增高。超声检查显示：胆囊增大，大小约10cm×6cm，胆囊壁弥漫性增厚，呈双边结构，轮廓线模糊，胆囊腔内充满密集细小的点状回声。

超声提示：急性化脓性胆囊炎。

【实训目的】

1. 掌握 胆系超声检查的操作规范和技巧。胆系回声的描述和正常超声声像图特点。

2. 熟悉 胆囊的超声测量方法及测量标准。

【实训准备】

1. 仪器 多功能彩色多普勒超声诊断仪，凸阵探头（3.0～3.5MHz）。

2. 材料 耦合剂、检查用纸、检查床。

【实训内容与步骤】

1. 带教老师选择一位体型适中的同学为模特进行正常胆囊及肝内外胆管的超声检查演示讲解，包括检查前准备、检查体位、探测手法和图像方位等。

2. 按顺序进行胆囊及胆管扫查。

3. 结合胆囊及胆管声像图，讲述分析胆道各切面超声声像图特点。

4. 对照扫查的超声声像图讲述胆囊的超声测量标准，演示胆囊超声标准测量。

5. 学生分组上机操作实践，同学之间相互检查，熟悉探头放置位置、探头方位及标准切面的识别，体会操作技法，感受操作过程中图像变化与操作技能的关系。

6. 教师巡回辅导纠错、答疑，在同学相互检查的过程中进行巡视，及时发现探头操作手法、标准切面识别方面的问题及错误，并讲解纠正，使学生在操作过程中真正掌握正确的操作方法和技巧。

【实训评价】 通过实训基本能够独立对胆道进行超声检查，能够测量胆囊大小，辨认肝外胆管。培养学生独立思维能力和科学严谨、实事求是的工作作风。

【注意事项】

1. 扫查过程中要密切配合呼吸、体位改变，正常情况下，胆囊因呼吸及断面的不同可有位置、形态、大小的变化。

2. 常见的胆囊伪像如混响伪像、旁瓣伪像、声束厚度伪像，均可影响胆囊病灶的显示或被误诊为病灶，可通过改变体位或扫查方向，调节仪器条件、组织谐波等方法辨别。

【实训作业】

1. 如何提高胆道的超声识别率？

2. 简述胆囊的超声测量方法及正常值。

（陈雨娜）

实训六　胰腺超声检查

胰腺易受胃肠气体干扰，影响检查效果，是超声检查较困难的腹腔脏器之一。熟悉胰腺与毗邻组织的解剖关系及超声声像图解剖标志，有利于胰腺显示，其中重要的是胰腺后方的脾静脉。

【案例设计】 患者，男，46岁。肥胖，既往超声检查提示重度脂肪肝，胆囊结石、胆囊炎。以突发上腹部疼痛就诊，急诊超声检查显示胰腺肿大。

超声提示：急性胰腺炎。

【实训目的】

1.掌握 胰腺的超声探测方法和正常超声表现。

2.熟悉 胰腺与周围脏器及血管的位置关系。

3.了解 胰腺的探测要点及超声测量。

【实训准备】

1.仪器 多功能彩色多普勒超声诊断仪，凸阵探头（3.0～3.5MHz）。

2.材料 耦合剂、检查用纸、检查床。

【实训内容与步骤】

1. 带教老师选择一体型适中的同学为模特进行正常胰腺超声检查的演示讲解，包括胰腺的检查前准备、检查体位、探测手法和图像方位等。

2. 按顺序进行胰腺纵断和横断扫查，确定胰腺位置，特别是确定胰腺周围的解剖标志；认识下腔静脉、腹主动脉、肠系膜上动脉及脾静脉对胰腺识别的重要性。

3.结合胰腺超声声像图讲述分析胰腺各切面超声声像图特点。

4.对照胰腺超声声像图讲述胰腺的超声测量标准，演示胰腺超声标准测量。

5.学生分组上机操作实践，同学之间相互检查，熟悉探头放置位置、探头方位及标准切面的识别，体会操作技法，感受操作过程中图像变化与操作技能的关系。

6.教师巡回辅导纠错、答疑，在同学相互检查的过程中进行巡视，及时发现探头操作手法、标准切面识别方面的问题及错误，并讲解纠正，使学生在操作过程中真正掌握正确的操作方法和技巧。

【实训评价】 通过实训基本能够独立对胰腺进行超声检查，能够辨认胰腺周围正常解剖学关系。培养学生独立思维能力和科学严谨、实事求是的工作作风。

【注意事项】

1.胰腺位于腹膜后，位置深在，超声检查容易受到胃肠气体干扰和腹壁厚度影响。

2.为提高胰腺超声显示率和诊断准确性，需调节超声仪器相关参数至最佳状态。

3.即使有经验的超声检查医生，也仍有约30%的胰腺超声检查显示不满意，故胰腺诸多疾病需结合超声、CT、MRI等及实验室检查综合分析。

【实训作业】

1.如何提高胰腺的超声识别率？

2.简述胰腺的超声测量方法及正常值。

（范秀萍）

实训七 脾脏超声检查

如何避开肺气及肋骨对脾脏显示的干扰是超声上清晰显示脾脏的关键点。

【案例设计】 患者，男，35岁。高空坠落2小时就诊，左季肋区痛。急诊超声检查显示脾包膜下月牙形不均质回声，未见明显血流。

超声提示：脾破裂。

【实训目的】

1. 掌握　脾脏的超声扫查方法、测量方法和正常超声表现。

2. 熟悉　脾脏与周围脏器的位置关系。

3. 了解　脾脏常见疾病的超声诊断。

【实训准备】

1. 仪器　多功能彩色多普勒超声诊断仪，凸阵探头（3.0～3.5MHz）。

2. 材料　耦合剂、检查用纸、检查床。

【实训内容与步骤】

1. 带教老师选择一体型适中的同学为模特进行正常脾脏超声检查的演示讲解，包括检查前准备、检查体位、扫查手法和图像方位等。

2. 在超声图像上辨认脾脏解剖结构：上、下极，前、后缘，脾门，脾动脉，脾静脉。

3. 脾脏测量方法。

4. 认识脾脏周围结构：胃底、胰尾、结肠脾曲、左肾。

5. 学生分组上机操作实践，同学之间相互检查，熟悉探头放置位置、探头方位及标准切面的识别，体会操作技法，感受操作过程中图像变化与操作技能的关系。

6. 教师巡回辅导纠错、答疑，在同学相互检查的过程中进行巡视，及时发现探头操作手法、标准切面识别方面的问题及错误，并讲解纠正，使学生在操作过程中真正掌握正确的操作方法和技巧。

【实训评价】　通过实训基本能够独立对脾脏进行超声检查，能够辨认脾脏周围正常解剖学关系。培养学生独立思维能力和科学严谨、实事求是的工作作风。

【注意事项】

1. 无论何种体位下扫查脾脏，均可让受检者左手上举，此动作可以使肋间隙增宽，以避开肋骨的遮挡。

2. 注意移动探头全面扫查整个脾脏，无法完整扫查时取其他体位进行补充。

【实训作业】

1. 如何提高脾脏超声显示率？

2. 简述脾脏的超声测量方法及正常值。

（范秀萍）

实训八　胃肠超声检查

【案例设计】　患者，男，76岁。大便习惯改变2年，伴大便发黑3个月。超声检查：降结肠局部管壁非均匀性增厚，分层消失，管腔狭窄。超声提示：降结肠管壁增厚，结肠癌可能。

【实训目的】

1. 掌握　胃肠超声检查前准备、基本扫查方法。

2. 熟悉　胃肠道正常超声表现。

3. 了解　胃肠周围结构（肠系膜、大网膜等）的超声表现。

【实训准备】

1. 仪器　多功能彩色多普勒超声诊断仪，凸阵探头（频率2.0～6.0MHz）与线阵探头（频率3.0～10.0MHz）。

2. 材料　耦合剂、检查用纸、检查床。

【实训内容与步骤】

1. 带教老师选择一体型适中的同学为模特进行正常胃肠超声检查的演示讲解，包括检查前准备、检查体位、整个扫查流程等。

2. 扫查胃。先认识贲门、胃窦这两个超声上易辨认且容易扫查的部位，饮用350ml温水后，在找到贲门或胃窦后连续扫查全胃，观察胃壁、胃腔及胃蠕动。换用高频探头观察胃壁及其分层。

3. 扫查结肠。找到回盲部后向远侧连续追踪扫查，或找到乙状结肠后向近侧连续扫查。认识结肠袋这一特征性结构。换用高频探头观察肠壁及分层。

4. 扫查小肠。从回盲部开始，先尽量向小肠近端追踪扫查，至无法追踪后，再行从左到右、从上到下割草坪式扫查。观察肠壁、肠腔情况及肠蠕动。同时注意肠系膜、大网膜的识别。

5. 学生分组上机操作实践，同学之间相互检查，熟悉探头放置位置、探头方位及标准切面的识别，体会操作技法，感受操作过程中图像变化与操作技能的关系。

6. 教师巡回辅导纠错、答疑，在同学相互检查的过程中进行巡视，及时发现探头操作手法、标准切面识别方面的问题及错误，并讲解纠正，使学生在操作过程中真正掌握正确的操作方法和技巧。

【实训评价】　通过实训能了解胃肠超声扫查方法，能够在腹部超声检查中辨认胃肠道。

【注意事项】　采取各种方法减少气体对检查的影响。

【实训作业】

1. 如何减少胃肠道气体对超声检查的影响？

2. 胃肠超声的主要临床应用。

（范秀萍）

实训九　腹膜后间隙、肾上腺超声检查

腹膜后间隙是腹后壁的壁腹膜和腹内筋膜之间区域的总称，其为一潜在的腔隙，超声无法直接显示，可依靠腹膜后脏器和血管定位进行观察。

【案例设计】　患者，男，43岁。高血压2年。高血压呈阵发性，发作时收缩压常达200mmHg以上，常伴有头晕、心悸、呕吐和视物模糊。超声特征：右肾上腺区可见一直径3cm大小的边界清楚的低回声肿块。

【实训目的】

1. 掌握　腹膜后间隙、肾上腺常见病的超声声像图表现。

2. 熟悉　熟悉腹膜后间隙、肾上腺超声扫查方法。

3. 了解　腹膜后间隙、肾上腺超声测量方法。

【实训准备】

1. 用物准备　实时超声诊断仪，3.0～3.5MHz凸阵探头和线阵探头；医用超声耦合剂。

2. 操作者准备　学生分成小组互相检查。

3. 患者准备　患者平卧，充分暴露检查部位。

【实训内容】

1. 教师示教实训内容及方法

（1）演示法　有条件学校可选用超声体模示教。腹膜后间隙为一潜在腔隙，位置深在且受胃肠道气体的影响，超声无法直接显示，可通过显示腹膜后脏器（胰腺、肾、肾上腺等）、腹膜后大血管（腹主动脉、下腔静脉、髂总动脉、髂总静脉等）和脊柱、腹后壁肌肉等对腹膜后间隙进行超声解剖定位。

（2）病例教学法（各校根据具体情况操作） 教师提前预约腹膜后间隙或肾上腺患病的患者。在进行上述疾病检查的同时进行示教，让学生对不同疾病超声声像图的表现及特点有一真实感受，但需注意对患者的尊重和保护，融关爱患者的理念于教学实践中，也可应用超声体模演示讲解。

（3）影视教学法 根据影视教学资料进行相关腹膜后间隙、肾上腺疾病的超声表现讲解。

2. 学生分小组上机操作实践

（1）同学之间相互检查 观察正常腹膜后间隙、肾上腺超声声像图特征并与病变的超声声像图改变比较。重点观察腹膜后间隙、肾上腺解剖位置，周围脏器的毗邻关系，观察腹膜后间隙、肾上腺内有无占位性病变，如有，应进一步检查病变的位置、大小、范围、形态、数量、内部回声特点及与周边脏器的关系；仔细观察腹膜后间隙内大血管及其周围分支的变化。

（2）教师巡视辅导 在同学相互检查的过程中进行巡视，及时发现探头操作手法标准切面识别方面的问题及错误并讲解纠正。要认识腹膜后间隙、肾上腺的正常解剖位置及与周围毗邻脏器的关系，超声检测腹膜后间隙、肾上腺时，应尽量利用周围脏器及大血管作为超声解剖标志，以便标准化。

（3）播放《超声诊断学》教材课件、多媒体教学 VCD 的资料片 以此识别不同疾病的超声声像图表现。解答学生在影视教学资料片观看过程中及教师为相关腹膜后间隙、肾上腺疾病患者进行检查时所提出的问题。

【实训评价】 通过见习腹膜后间隙、肾上腺超声检查，学生熟悉了腹膜后间隙、肾上腺超声扫查方法，进一步认识了腹膜后间隙、肾上腺正常声像图表现，通过观看学习腹膜后间隙、肾上腺常见病影像学资料，掌握腹膜后间隙、肾上腺常见病的超声声像图表现。

【注意事项】 可通过显示腹膜后脏器（胰腺、肾、肾上腺等）、腹膜后大血管（腹主动脉、下腔静脉、髂总动脉、髂总静脉等）和脊柱、腹后壁肌肉等对腹膜后间隙进行超声解剖定位。

【实训作业】

1. 解释腹膜后间隙的概念。

2. 肾上腺的超声探测体位与途径有哪些？

3. 嗜铬细胞瘤的超声表现有哪些？

（张　君）

实训十　泌尿系统超声检查

超声检查在泌尿系统疾病的诊断与鉴别诊断中得到广泛应用，不仅可实时提供由灰阶超声显示的肾、输尿管、膀胱的结构形态和内部回声等，还可实时提供由多普勒超声显示的其内血流方向、分布和流速等血流动力学信息。

【案例设计】 患者，男，52 岁，因无痛性肉眼血尿 1 个月来诊。请根据患者临床症状进行相关部位超声检查。

【实训目的】

1. 掌握 泌尿系统的超声检查方法，正常超声表现。

2. 熟悉 泌尿系统常见疾病的超声声像图特点与鉴别诊断。

3 了解 泌尿系统检查前准备。

【实训准备】

1. 仪器 多功能彩色多普勒超声诊断仪，3.0～3.5MHz 凸阵探头。

2. 材料 耦合剂、检查用纸、检查床。

3. 检查前准备 被检者检查前 60min 饮水 500ml，憋尿，保持膀胱适当充盈。

【实训内容与步骤】

1. 开机前检查，检查完毕后，接通电源，调试超声设备。

2. 做好检查前准备。

3. 以正常人双肾、膀胱为模型，示教超声扫查方法、常规切面。

4. 观察肾、输尿管、膀胱回声与内部结构，测量双肾、膀胱大小并记录数据。

5. 描述正常肾、输尿管、膀胱超声声像图特征。

6. 书写超声诊断报告，多媒体及病例示教肾肿瘤、肾积水、肾结石、膀胱结石等泌尿系统常见病的超声表现。

7. 正常关机。

【实训评价】 通过本次实训，学生可以掌握泌尿系统超声检查方法及标准切面，识别肾脏内部结构，掌握肾脏径线的测量方法，掌握常见泌尿系统的超声声像图特征及鉴别诊断。

【注意事项】

1. 实训过程中保持实训室清洁，维护实训室秩序。

2. 实训过程中爱护实训设备，避免损伤超声探头及主机。

3. 实训人员服从实训室安排，严格按照实训步骤和内容逐一进行实训。

【实训作业】

1. 简述正常肾脏超声检查方法及标准切面。

2. 简述前列腺的正常超声表现。

（张玉艳）

实训十一 男性生殖系统超声检查

阴囊与精索的位置表浅，临床触诊可以获得一定的诊断信息，但大多数的阴囊与精索疾病表现为局部肿大或肿块，通过触诊或其他简单的检查不易明确诊断。睾丸不适合 CT 检查，MRI 价格昂贵，彩色多普勒超声检查阴囊方便易行，并可对绝大多数的阴囊与精索疾病做出正确诊断。

【案例设计】 患者，男，25 岁。因阴囊肿大，左侧睾丸疼痛来诊，请根据患者临床症状进行相关部位超声检查。

【实训目的】

1. 掌握 前列腺、阴囊的常规超声检查方法和正常超声表现。

2. 熟悉 前列腺、阴囊的常见疾病超声声像图特点。

3. 了解 前列腺、阴囊的特殊超声检查方法。

【实训准备】

1. 用物准备 多功能彩色多普勒超声诊断仪、检查床、耦合剂、卫生纸、避孕套或探头保护套等。

2. 操作者准备 准备检查的环境与设备，初步了解患者的病变情况，做好消毒隔离、无菌操作。

3. 患者准备 无须特殊准备。

【实训内容与步骤】

（一）教师示教实训内容及方法

1. 演示法 有条件的学校可选用超声体模示教。教师示教前列腺、阴囊的长径、厚径的测量方法。边示教边讲解前列腺、阴囊正常超声声像图表现。

2.影视教学法 根据影视教学资料进行正常前列腺及阴囊相关疾病的讲解。

（二）学生分小组上机操作实践

1.同学之间相互检查 观察正常前列腺、阴囊超声声像图特征。

2.教师巡视辅导 在同学相互检查的过程中进行巡视，及时发现探头操作手法标准切面识别方面的问题及错误并讲解纠正。

3.播放《超声诊断学》教材课件、多媒体教学VCD的资料片 以识别不同疾病的超声声像图表现。解答学生在影视教学资料片观看过程中所提出的疑问。

【实训评价】 通过实训学生掌握前列腺、阴囊的常规超声检查方法及标准切面，掌握前列腺、睾丸超声表现及测量方法，熟悉常见生殖系统疾病的超声声像图特征及鉴别诊断。

【注意事项】

1.实验过程中保持实验室清洁，维护实验室秩序，爱护实验室设备。

2.超声探头可使用保护套或避孕套，防止交叉感染，注意保护患者隐私。

3.实验人员服从实验室安排，严格按照实验步骤和内容逐一进行实验。

【实训作业】

1.简述正常阴囊检查方法及标准切面。

2.简述睾丸鞘膜积液的分型及鉴别诊断。

3.试述睾丸扭转的超声表现。

（张　君）

实训十二　子宫及附件超声检查

子宫和附件位于盆腔，位置特殊，主要有三种扫查途径：经腹壁超声扫查、经阴道超声扫查及经会阴超声扫查。教学过程中我们以经腹壁超声扫查为例。子宫、卵巢为妇科超声主要的观察对象，正常输卵管因管腔闭合且细长弯曲，很难被追踪观察其全貌。

子宫为腹膜间位器官，卵巢位于腹膜外，两者都会因为大量肠管遮挡而受影响。需注意经腹壁超声扫查时应适度充盈膀胱。

【案例设计】 患者，女性，46岁，孕1产1。1年前体检发现子宫肌瘤。近期因月经量增多6个月、经期延长6个月就诊，超声显示子宫肌瘤增大，肿瘤内部有囊性低回声区。

超声提示：子宫肌瘤囊性变。

【实训目的】

1.掌握 子宫及附件的超声扫查方法和正常声像图表现。

2.熟悉 子宫及附件与周围脏器及血管的位置关系。

3.了解 子宫及附件的扫查要点及超声测量。

【实训准备】

1.仪器 多功能彩色多普勒超声诊断仪，凸阵探头（2.5～5.0MHz）。

2.材料 耦合剂、检查用纸、检查床。

【实训内容与步骤】

1.带教老师选择一位体型适中的同学为模特进行经腹壁超声扫查的正常子宫及附件超声检查的演示讲解，包括子宫及附件的检查前准备、检查体位、探测手法和图像方位等。

2. 顺序进行子宫和卵巢的纵断、横断扫查，确定子宫的位置分类及卵巢的位置，仔细观察子宫内膜回声并确定其分期，观察卵巢的内部回声。

3. 结合子宫及卵巢声像图，讲述各切面声像图特点。

4. 按照子宫及卵巢声像图讲述子宫及卵巢的超声测量标准，演示子宫及卵巢的超声标准测量。

5. 学生分组上机操作实践，同学之间相互检查，熟悉探头放置位置、探头方位及标准切面的识别，体会操作技法，感受操作过程中图像变化与操作技能的关系。

6. 教师巡回辅导纠错、答疑，在同学相互检查的过程中进行巡视，及时发现探头操作手法、标准切面识别方面的问题及错误，并讲解纠正，使学生在操作过程中真正掌握正确的操作方法和技巧。

【实训评价】　通过实训基本能够独立对子宫及卵巢进行超声检查，能够辨认子宫及卵巢周围正常解剖学关系。培养学生独立思维能力和科学严谨、实事求是的工作作风。

【注意事项】

1. 膀胱充盈过度对盆腔检查的影响较大，充盈过度可造成盆腔脏器移位，影响诊断的准确性。膀胱充盈不佳或无尿液充盈，常看不清盆腔脏器及周围的关系，易造成漏诊和误诊。

2. 不能憋尿者（急诊或年老体弱者）可在常规消毒下插导尿管注入生理盐水300～500ml后检查。口服或注射利尿剂亦可采用，但宜慎用。

3. 提高子宫和卵巢超声显示率和诊断准确性，需调节超声仪器相关参数至最佳状态。

【实训作业】

1. 超声检查子宫及附件可以经哪些途径？检查前准备有何不同？

2. 描述子宫及卵巢的超声测量方法及正常值。

（徐雪莹）

实训十三　产科超声检查

超声检查是现代产前检查和诊断必不可少的重要组成部分。妊娠经历胚胎形成与胎儿生长发育，各阶段有不同的生理和表现。早期妊娠超声对明确妊娠、判定胚胎是否存活以及排除异常妊娠有着重要的价值；中、晚期妊娠超声是评价胎儿生长发育、排查胎儿畸形的重要手段。

【实训目的】

1. 掌握　早期妊娠和中、晚期妊娠的正常超声表现。

2. 熟悉　早期妊娠和中、晚期妊娠的超声扫查技术及注意事项。

3. 了解　产科常见病及胎儿致死性畸形的超声表现。

【实训准备】

1. 仪器　多功能彩色多普勒超声诊断仪，3.0～3.5MHz凸阵探头，录像机、幻灯机、多媒体投影仪等。

2. 材料　耦合剂、检查用纸、检查床等。

3. 产科常见病超声声像图像资料　如录像带、幻灯片、光盘等。

【实训内容与步骤】

1. 演示法　有条件学校可选用超声体模示教。教师演示探头的选择：早期妊娠选择凸阵探头，中、晚期妊娠选用线阵或凸阵探头。教师持探头依次显示胎儿主要脏器及胎盘、羊水、脐带等结构的超声声像图，并讲解断面显示技巧。

2. 病例教学法（各校根据具体情况操作）　教师提前预约中、晚期妊娠的志愿者，在进行相关中、晚期妊娠超声扫查的同时进行示教，让学生对中、晚期妊娠超声表现及特点有一真实感受，理解超声探测注意事项及操作规程。但需注意对患者的尊重和保护，在超声检查过程中，必须坚持最小剂量原则（最小超声强度和最短辐照时间），如对3个月以上胎儿，在脑、心、眼、脊髓等脏器检查时，每一固定切面持续时间不应超过2min。

3. 播放教材课件、多媒体教学VCD的资料片，根据影视教学资料重点进行早、中期妊娠超声表现讲解（妊娠囊、卵黄囊、胚芽、原始心管搏动及胎盘、羊水等）。

【实训评价】 通过实训对产科超声检查技术有正确的认识，基本掌握早期妊娠和中、晚期妊娠的正常超声表现，理解产科超声检查的临床价值和意义。

【注意事项】

1. 早期妊娠期间应减少超声检查，以免发生超声生物学效应。

2. 中、晚期妊娠期间应控制超声检查次数及每次超声检查的持续时间。

3. 产科超声扫查方法可在医院超声科室观摩，但对正常妊娠超声声像图的认识不应在实时超声检查下进行，而应通过阅读已存储的图像资料来完成。

4. 对于常见病理产科，可在图像资料中找出对应的主要超声声像图特征，并注意鉴别诊断。

【实训作业】

1. 常用的判断胎儿生长发育的生物学指标是什么？标准切面有哪些？

2. 超声必须诊断的胎儿六大致死性畸形是什么？

（董　莹）

实训十四　颈部血管超声检查

颈部血管超声检查需要熟悉颈部动、静脉的形态结构、走行，清晰显示并明确区分颈总动脉、颈内动脉、颈外动脉，能够利用椎动脉走行的解剖特点进行椎动脉二维及彩色血流显像。并且还需掌握颈动脉、椎动脉血流多普勒的正确测量方法。

【案例设计】 某患者，男，55岁。有高血压、颈椎病病史。因出现头痛、眩晕来就诊。超声检查显示双侧颈动脉管壁增厚，IMT=1.3mm（右）、1.2mm（左），内膜面欠平滑；右侧椎动脉管径1.9mm、V_{max}=89cm/s，左侧椎动脉管径3.5mm、V_{max}=47cm/s。

超声提示：1. 右侧椎动脉狭窄性疾病；2. 双侧颈动脉粥样硬化。

【实训目的】

1. 掌握 颈动脉、椎动脉的超声检查方法和正常超声表现。

2. 熟悉 颈部血管的解剖特点、体表投影。

3. 了解 颈内静脉的检查方法和正常超声表现。

【实训准备】

1. 仪器 多功能彩色多普勒超声诊断仪，线阵探头（5.0～10MHz）、凸阵探头（2.5～3.5MHz）。

2. 材料 耦合剂、检查用纸、检查床。

【实训内容与步骤】

一、教师示教

1. 带教老师引导学生简单复习颈部血管的解剖要点、超声检查方法和正常超声表现，提出本次实训目标和要求。

2. 选择一位同学为模特由带教老师进行颈部血管超声检查的示教讲解，包括检查体位要求、注意事项、检查方法、检查顺序、正常超声图像显示。

3. 从颈根部开始，由下而上进行纵切面和横切面扫查。

4. 显示颈总动脉、颈内动脉、颈外动脉二维图像，从管径、解剖走行、颅外段有无分支等方面教学生区分颈内动脉、颈外动脉的方法，掌握正常超声表现。

5. 进行颈总动脉IMT测量，讲解正确测量方法。

6. 在二维显像基础上进行颈总动脉彩色多普勒血流成像及频谱多普勒测量，演示频谱测量方法和注意事项。

7. 显示椎动脉二维、彩色血流图像，并进行椎动脉管径及频谱多普勒测量。讲授椎动脉图像特点及扫查技巧。

二、学生实操

1. 学生分组上机操作，模拟超声室检查场景，同学间进行医生和患者的角色扮演、相互轮流检查。按照示教，依次进行颈动脉、椎动脉检查，感受图像采集的过程，体会课堂理论知识在实践操作中的应用。

2. 带教老师进行巡回辅导，纠正学生操作手法上的偏差，解答学生在操作过程中出现的问题，帮助学生运用正确方法采集到标准的图像。

三、课后小结

带教老师用5～10分钟时间，召集学生询问本次实训体验，简单总结本次实训过程中存在的共性和个性的问题，引导学生理论联系实际发现问题、解决问题。

【实训评价】 学生们基本能够独立完成对颈部血管的超声检查，初步掌握操作技巧，认识颈部血管正常超声表现。通过实训，培养了学生实际动手能力，独立思考问题和解决问题的能力。

【注意事项】

1. 颈总动脉与颈内、外动脉容易区分，但颈内动脉与颈外动脉区分有一定难度，需掌握区别点。

2. 椎动脉显像较颈动脉难度更大，尤其对于初学者，建议在颈动脉显像基础上按照解剖关系把探头往外后倾斜寻找椎动脉。

3. 颈动脉彩色多普勒血流成像，注意调节彩色增益，以血流信号不外溢为度。

4. 颈动脉频谱多普勒采样需考虑入射超声与血流角度问题，以及取样门大小对血流测量的影响。

5. 根据不同体型特点动态调节仪器按键是难点，需在以后实践过程中不断学习。

【实训作业】

1. 如何快速识别颈内动脉和颈外动脉？

2. 试述椎动脉检查技巧，椎动脉狭窄的影响因素有哪些？

3. 简述颈动脉IMT的测量方法。

4. 进行颈动脉彩色多普勒血流成像及频谱多普勒测量。

（何彩云）

实训十五　甲状腺及浅表淋巴结超声检查

【案例设计】 患者，女，40岁。心悸，多汗，消瘦半年。查体：面色潮红，眼球外凸，双手震颤，颈部触诊示甲状腺增大明显，未触及明显结节。

超声提示：甲状腺功能亢进。

【实训目的】

1. 掌握 甲状腺及浅表淋巴结的超声探测方法、探测体位和标准切面超声声像图表现。

2. 熟悉 超声仪调节使用和常见声像图表现。

3. 了解 多功能彩色多普勒超声在甲状腺及浅表淋巴结中的应用。

【实训准备】

1. 仪器 多功能彩色多普勒超声诊断仪，线阵探头（5～10MHz）。

2. 材料 耦合剂、检查用纸、检查床等。

【实验内容与步骤】

1. 带教老师选择一体型适中的同学为模特进行正常甲状腺及浅表淋巴结超声检查的演示讲解，包括甲状腺及浅表淋巴结的检查前准备、检查体位、探测手法和图像方位等。

2. 按顺序逐一演示甲状腺横切、纵切，颈部淋巴结横切、纵切扫查方法。

3. 讲解甲状腺、浅表淋巴结标准切面显示要点及各切面声像图特点。

4. 对照甲状腺及浅表淋巴结声像图讲述甲状腺与周围颈部血管的毗邻关系，演示甲状腺及浅表淋巴结超声标准测量。

5. 学生分组上机操作实践，同学之间相互检查，熟悉探头放置位置、探头方位及标准切面的识别，体会操作技法，感受操作过程中图像变化与操作技能的关系。

6. 教师巡回辅导纠错、答疑，在同学相互检查的过程中进行巡视，及时发现探头操作手法、标准切面识别方面的问题及错误，并讲解纠正，使学生在操作过程中真正掌握正确的操作方法和技巧。

【实训评价】 通过实训基本能够独立对甲状腺及浅表淋巴结进行超声检查，能够辨认甲状腺、颈部淋巴结周围正常解剖学关系。总体达标率达80%。培养学生独立思维能力和科学严谨、实事求是的工作作风。

【注意事项】

1. 注意体位、吞咽动作等因素对甲状腺超声扫查效果的影响。

2. 为提高甲状腺及浅表淋巴结超声显示率和诊断准确性，需调节超声仪器相关参数至最佳状态。

【实训作业】

1. 如何识别甲状腺和颈部淋巴结？

2. 简述甲状腺和颈部淋巴结的超声测量方法及正常值。

（武宇轩）

实训十六　肌肉、骨关节超声检查

【实训目的】

1. 掌握 正常肌肉、骨关节系统超声声像图特征。

2. 熟悉 正常肌肉、骨关节系统超声检查方法。

3. 了解 肌肉、骨骼系统常见疾病的超声声像图表现。

【实训准备】

1. 仪器 实时超声诊断仪，选用7.5～10.0MHz高频线阵探头。

2. 材料 耦合剂、检查用纸、检查床。

【实验内容与步骤】

1. 教师示教实训内容及方法

（1）演示法　以解剖模型演示操作步骤和要点，演示肌肉、骨关节系统超声检查的常用切面探测方法，边示教边讲解骨、关节及软组织的正常超声声像图表现。解释肌肉超声为何通常先行纵切面扫查；骨骼超声通常先行横切面扫查；关节超声通常根据关节结构选用不同的切面，多采用平行于关节腔的超声扫查方法的意义，并说明有时需要配合探头加压、相关肢体作自主或被动动作检查的机制。

（2）病例教学法　教师可提前预约相关骨关节及软组织疾病的患者，在进行上述疾病检查的同时进行示教，让学生对不同疾病声像图的表现及特点有一真实感受，需注意对患者的尊重和保护，融关爱患者的理念于教学实践中，也可应用超声体模演示讲解。

（3）影视教学法　根据影视教学资料进行正常肌肉 - 骨关节系统超声检查方法及临床常见疾病的超声表现讲解。

2. 学生分小组上机操作实践

（1）同学之间相互检查　观察正常肌肉、骨关节系统超声声像图特征。重点观察：①观察骨的形态有无改变；骨皮质完整性，有无破坏、缺损等；骨膜的形态，有无增厚、抬高，骨周围软组织内回声有无异常。②观察关节面软骨厚度和软骨下骨皮质连续性；关节腔内有无积液和内部回声特点；关节的宽度，滑膜厚度，滑囊有无积液，相邻肌腱及韧带有无异常等。③观察肌肉内肌纤维的连续性，内部回声、形态及有无异常回声；观察肌腱和腱鞘的连续性、内部回声等；观察其他软组织结构，发现病灶后，判断其组织来源，并观察病灶的形态、大小、边界、内部回声及对邻近结构的影响。④体会关节腔超声扫查时探头加压、相关肢体作自主或被动动作运动对图像变化的影响。

（2）教师巡视辅导　在同学相互检查的过程中教师进行巡视，及时发现探头操作手法、基本切面图像识别方面的问题及错误，指导操作训练并总结声像图观察的基本内容。

【实训评价】　通过实训基本能够独立对骨骼、肌肉进行超声检查，能够辨认骨骼、肌肉周围正常解剖学关系。培养学生独立思维能力和科学严谨、实事求是的工作作风。

【注意事项】

1. 肌肉、骨关节系统超声诊断需要密切联系临床，检查前应详细询问病史，包括发病的原因、时间和主要症状，以及发展过程，是否手术及手术经过。必要时可参考既往 X 线、CT 或 MRI 等影像资料。

2. 超声扫查要全面，仔细观察病灶处的软组织层次，有助于明确病变的组织来源，病变的边界内部结构特征及病灶与周围组织的关系均有助于病变的准确诊断。

3. 超声扫查动作要轻柔，必要时进行探头加压、患侧肢体进行自主或被动运动、患侧肌肉作收缩舒张运动等，可了解病变的活动性、可压缩性和硬度等信息，还可以将患侧与健侧进行对比，了解病变情况和程度。

4. 超声检查关节时，应根据关节的特征进行不同体位的扫查，并随时根据显示病变的需要，及时调整关节的屈度，必要时也可与健侧进行对比扫查。

【实训作业】

1. 试述人体软组织的正常超声声像图表现。

2. 简述神经鞘瘤超声声像图表现。

（张玉艳）

主要参考文献

国家卫生计生委能力建设和继续教育中心，2016.超声医学专科能力建设专用初级教材：基础分册.北京：人民卫生出版社.

侯秀昆，陶冶，2021.超声医学.2版.北京：中国协和医科大学出版社.

刘红霞，郑燕芬，2022.超声检查技术实训与考核.郑州：郑州大学出版社.

周进祝，吕国荣，2020.超声检查技术.北京：人民卫生出版社.